그림으로 이해하는 인체 이야기

뇌 · 신경 구조

이시우라 쇼이치 감수 윤관현 감역 윤경희 옮김

BM (주)도서출판 성안당

들어가며

21세기는 뇌의 시대라고 선언한 후 상당히 오랜 시간이 지났다. 세상에는 '뇌·신경'에 관련된 서적이 넘쳐나고 뇌의 기능을 측정하는 기기도 눈부시게 진보했으니 확실히 뇌의 시대가 온 듯하다.

하지만 우리는 정말로 뇌에 대해 제대로 알고 있는 걸까? 신경과 뉴런은 같은 것일까? 글리아의 기능은? 우뇌와 좌뇌는 정말로 차이가 있을까? 대뇌기저핵이란 뭘까? 이러한 질문에 대답할 수 있는 사람은 솔직히 말해 많지 않을 것 같다. 이 책은 뇌에 관한 지식을 다시 공부해 보고 싶은 사람들을 위해 편집했다. 예전에는 어려운 한자로 적힌 명칭이 나오기 때문에 뇌 공부를 싫어하는 사람이 많았다. 그런데 최근에 젊은이들 사이에서 뇌 공부가 인기를 끌고 있다. 그 이유를 살펴보면 몇 가지가 눈에 띈다. 우선 고등학교 생명과학 교과서에서 뇌·신경에 관한 지식이 많이 다뤄지게 되었다. 우울증·자폐 스펙트럼 장애·알츠하이머 같은 말은 더 이상 우리의 일상과 동떨어진 단어가 아니며 다른 사람의 일처럼 여길 수만도 없게 되었다. 매스컴에서 다뤄지는 횟수가 많아졌다는 것도 뇌 공부 인기에 한몫하고 있다.

이것은 과학의 발달 덕분에 지금까지는 블랙박스와 같았던 뇌의 기능이 점점 명백하게 밝혀지기 시작했다는 것과 무관하지 않다. 뇌졸중이 일어나 뇌 일부분이 손상되고 각종 기능을 잃은 환자를 통해 그 부위가 무슨 기능을 하는지 확인된 것은 20세기 초의 일이었다. 기억이 해마와 밀접한 관련이 있다는 것도 이미 밝혀졌지만 해마절제의 최초 사례인 H.M 씨가 사망한 것은 2008년의 일이었다. 사람의 뇌에 있는 신경세포가 새로 생성된다는 게 인정되고 세상에 알려진 것도 21세기에 들어선 후의 일이다. 이처럼 뇌과학은 현재 진행형의 학문인 것이다.

이 책에서는 가장 먼저 복잡하게 보이는 뇌의 각 부분이 하는 일을 그림과 함께 알기 쉽게 설명한다. 그리고 나서 감각, 운동을 비롯한 각종 중요한 생명기능의 조절 방식을 밝힌다. 마지막으로는 언어·의식·감정·기억 등의 고차원적인 뇌기능에 대해서 설명한다. 이 한 권이 여러분의 뇌·신경에 관한 지식을 풍부하게 할 뿐 아니라 인생을 풍요롭게 하는 데 도움이 되길 바란다.

이시우라 쇼이치

6장_생명기능의 조절 -------------------125

1장~4장까지는 뇌와 신경의 기본/대뇌와 사이뇌/뇌줄기와 척수, 소뇌/말초신경계의 4개 부분으로 나눈 뒤 뇌의 각 부위 명칭과 위치관계를 나타냈고 기본적인 구조와 방식, 역할 등에 대해 설명한다. 5장~11장까지는 감각/생명기능의 조절/운동기능/고차뇌기능의 4개 부분으로 나눴고 일러스트도 활용해 설명한다.

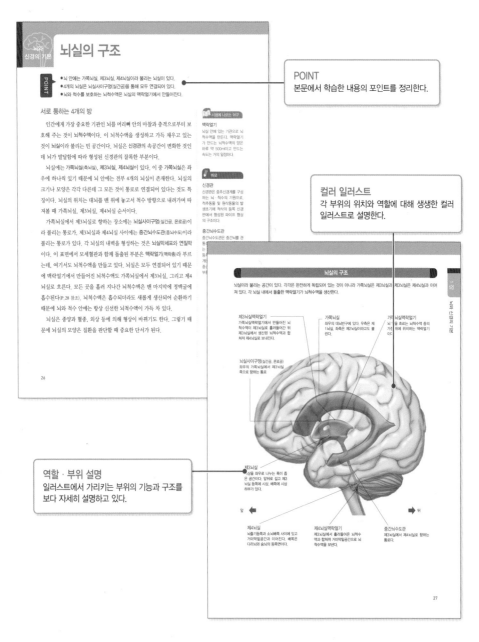

POINT
본문에서 학습한 내용의 포인트를 정리한다.

컬러 일러스트
각 부위의 위치와 역할에 대해 생생한 컬러 일러스트로 설명한다.

역할 · 부위 설명
일러스트에서 가리키는 부위의 기능과 구조를 보다 자세히 설명하고 있다.

3종류의 주석

 시험에 나오는 어구

각종 자격증 시험에 출제 빈도가 높은 어구를 선별해서 정리해 두고 있다.

 키워드

본문 중에서 중요한 용어나 어려운 용어를 설명하고 있다.

 메모

본문에 관련된 정보와 보충을 덧붙여 보다 자세히 설명하고 있다.

고차뇌기능
(1) 종류
언어기능

언어를 말하고 · 적는 기능

POINT
- 언어를 적고 말하는 '운동' 기능을 담당하는 운동성언어영역은 운동영역 인근에 있다.
- 운동성실어가 되면 말하는 게 어렵다.

언어를 말하고 적는 기능의 중추

자신의 생각을 언어로 말하거나 문자로 적는 활동의 중추를 운동성언어영역이라고 한다. 운동성언어영역을 발견한 의사의 이름에서 브로카 영역이라고도 불린다.

예를 들어 무슨 질문을 받았을 때, 우선 그 정보를 감각성언어영역이 받고 연합영역 등과 연계해서 들은 내용을 이해한 뒤 질문의 대답을 내놓는다. 그런 뒤에야 운동성언어영역이 그 대답을 언어나 문장으로 바꿔서 목소리로 내보내거나 문자로 적거나 하는 것이다. 말할 때는 입술과 혀, 뺨의 운동이 적을 때는 손과 눈의 운동이 필요하기 때문에 운동성언어영역은 전신의 근육에 운동명령을 내리는 운동영역 인근에 있는 것이다.

운동성실어의 경우 말을 잘 할 수 없다

운동성언어영역이 하는 역할은 그 부위가 손상됐을 때 발생하는 운동성실어의 사례를 살펴보면 잘 이해할 수 있다.

소리를 내는 기능에는 이상이 없는데도 말을 잘 할 수 들듣거리고 조사나 조동사가 빠져서 마치 전화가 널리 쓰 수단이던 전보 같은 문장이 된다. 또 '사과'가 '시고'나 언어에 몇 글자가 틀리거나 바뀌기도 한다음소말이상증

고 이해하는 기능에는 큰 장애가 없는 경우가 많아서 다 알아듣는다. 따라서 운동성실어를 앓는 당사자가 말을 밖의 말까지 못 알아듣는 건 아닐까 오해하기 쉬운데,

 시험에 나오는 어구

운동성언어영역
언어를 말하거나 적거나 쓰는 기능의 중추라서 발견한 사람의 이름에서 브로카 영역이라고도 불린다. 미약법 (전두엽의 아래이야기의 선두) 부분에 있다.

운동성실어
말을 잘 할 수 없게 된다. 더 듣다는 말하려니 조사 등이 빠져서 마치 전보에 쓰인 문장처럼 된다.

키워드

말이상증(착어)
말이 틀리는 것이다. 운동성실어에는 '사과'가 '시고'로 되는 듯 말이 글자를 바꾸거나 틀리는 음소말이상증이 나타난다.

메모

음소말이상증과 자음말이상증
말이상증에는 크게의 말이를 잘못 말하는 음소말이상증 (음운상의)과 '사과를 '귤'로 말하는 것처럼 언어 자체를 틀리는 자음말이상증 (의미성이상증이 있다. 자음말이상증은 감각성실어에 보인다.

운동성언어영역의 활동

연합영역 등에서 모여진 자신의 생각을 운동영역과 연계해서 목소리로 내가나 문자로 적는다.

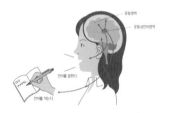

운동영역 / 운동성언어영역 / 언어를 말한다. / 언어를 적는다.

운동언어상실증의 특징

무언가를 말하려고 하지만 말이 나오지 않는다.

못소리를 말을 하지만 '은 - 는 - 에서 율 을'같은 조사가 없다. 잘못 말을 때가 있다음소말이상증.

 Athletics Column

시합이나 훈련의 일지를 적으면 의욕이 생긴다

언어를 손으로 적기 위한 메커니즘은 본문을 통해 이해했을 것이다. 그렇다면 언어를 적으면 어떤 좋은 일이 있을까? 스포츠 멘탈 트레이닝 전문가들은 일지 기록의 중요성을 언제나 강조한다. 훈련이나 시합을 하면 그것으로 끝낼 게 아니라 실제로 했던 활동과 좋았던 점 혹은 깨달은 점, 반성이나 순간 떠올렸던 아이디어 등을 노트에 적어 두는 것이다. 이를 반복하면 자신의 문제점이나 개선방법이 명확해져서 더욱 의욕이 충만해진다.

183

고차뇌기능 (1) 종류 · 언어기능 / 8장

2종류의 칼럼

column

학습 내용과 관련된 보충 정보나 각 부위에서 일어나기 쉬운 질병 등을 소개하여 본문의 이해를 돕고 있다.

Athletics Column

뇌의 작용과 질병 중에서 운동과 관련된 지식을 선별하여 소개하고 있다.

1장

뇌와
신경의 기본

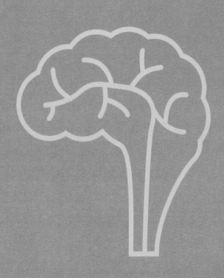

뇌 · 신경계 *brain-nervous system*

POINT

- 뇌와 척수로 구성되는 중추신경계는 정보 분석과 명령을 담당한다.
- 뇌신경과 척수신경으로 구성되는 말초신경계는 통신 케이블 같은 일을 한다. 기능적으로는 감각신경, 운동신경, 자율신경으로 나뉜다.

중추신경계와 말초신경계가 하는 일

신경계는 인간에게 일어나는 모든 기능을 컨트롤한다. 신경계는 뇌와 척수로 구성되는 **중추신경계**와 중추신경계를 피부, 근육, 내장, 혈관벽과 연결하는 **말초신경계**로 나눈다.

중추신경계에는 뇌와 척수가 포함된다. 뇌는 머리뼈 안에 들어 있고 대뇌, 사이뇌(간뇌), 뇌줄기(뇌간), 소뇌로 구분된다. 척수는 뇌줄기 아래와 이어진 기둥모양이고 척추뼈 안의 척주관을 따라 아래로 내려간다.

중추신경계는 온몸에서 들어오는 다양한 정보를 집약해 분류하고 판단해서 운동 명령과 내장 기능을 조절하기 위한 명령을 말초신경으로 보낸다.

뇌신경과 척수신경으로 구성된 말초신경계

말초신경계는 데이터 통신에 사용되는 통신 케이블에 빗댈 수 있다. 피부와 내장, 눈, 귀 등으로 들어온 정보를 중추신경계에 보내고 또한 중추신경계가 보낸 명령을 온몸으로 전송한다.

말초신경계를 구조적으로 분류하면, 뇌를 드나드는 **뇌신경**(P.82 참조)과 척수를 드나드는 **척수신경**(P.84 참조)으로 나눌 수 있다. 또한 기능적으로 분류하면 중추신경계에서 받은 운동 명령을 근육에 보내는 **운동신경**(P.86 참조)과 온몸에서 받은 감각을 중추신경계에 보내는 **감각신경**(P.88 참조), 내장기능을 조절하는 **자율신경계**(교감신경과 부교감신경, P.90 참조)로 나눌 수 있다.

시험에 나오는 어구

뇌
대뇌, 사이뇌, 뇌줄기, 소뇌를 말하며 머리뼈 안에 있다.

뇌줄기
사이뇌 아래에서 척수로 연결되는 부분이다. 위에서부터 순서대로 중간뇌(중뇌), 다리뇌(뇌교), 숨뇌(연수)로 세분된다. 넓은 의미에서 사이뇌도 뇌줄기의 일부로 볼 때도 있지만 대뇌와 유사한 기능을 하는 사이뇌를 별도로 구분할 경우가 더 많다.

키워드

중추신경계
뇌와 척수를 말한다. 뇌는 온몸에서 들어온 정보를 집약하거나 각종 명령을 내린다. 척수는 이것을 중계한다.

말초신경계
중추신경계와 온몸을 연결하는 통신케이블이라 할 수 있다. 구조적으로는 뇌신경과 척수신경으로, 기능적으로는 감각신경, 운동신경, 자율신경으로 구분한다.

메모

뇌신경
뇌로 드나드는 말초신경으로 12쌍이다. 중추신경계와 말초신경계를 합쳐서 '뇌신경계(뇌 · 신경계)'라 부르므로 이 둘을 혼동하지 말아야 한다.

전신 신경계 구조

신경계는 뇌(대뇌, 사이뇌, 뇌줄기, 소뇌)와 척수로 구성되는 중추신경계와 뇌신경과 척수신경으로 구성되는 말초신경계로 나뉜다.

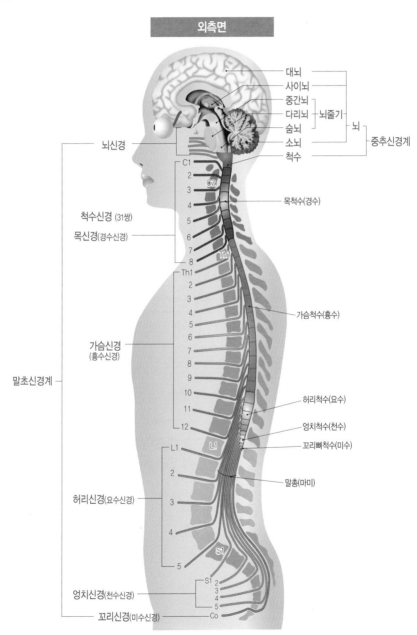

외측면

대뇌
사이뇌
중간뇌
다리뇌 ┐뇌줄기
숨뇌
소뇌 ┘ 뇌
척수 ┘ 중추신경계

뇌신경

C1
2
C2
3
4 — 목척수(경수)
5
6
7
8
Th1

척수신경 (31쌍)
목신경(경수신경)

Th1
2
3
4 — 가슴척수(흉수)
5
6
7
가슴신경
(흉수신경)
8
9
10
11 — 허리척수(요수)
12 — 엉치척수(천수)
— 꼬리뼈척수(미수)

말초신경계

L1
2 — 말총(마미)
허리신경(요수신경)
3
4
S1
5

엉치신경(천수신경)
S1 2
3
4
5
꼬리신경(미수신경)
Co

뉴런 *neuron*

- 뇌의 기능 중에서 정보처리에 해당하는 부분의 근간이다.
- 뉴런은 세포체와 돌기로 구성된다.
- 돌기를 3개 이상 갖는 다극성 뉴런이 대다수를 차지한다.

신경계의 기본 단위

뇌를 구성하는 세포에는 신경세포라 불리는 뉴런과 글리아세포(신경아교세포)의 두 종류가 있다. 글리아세포가 전체의 90%를 차지하고 나머지 10%를 뉴런이 차지하며 뉴런이 뇌의 정보처리기능을 담당하는 주요세포라 여겨지고 있다.

뉴런은 중심이 되는 **세포체**와 거기에서 뻗어 나온 **돌기**로 이루어진다.

세포체는 동그란 구체에 가까운 모양이고, DNA(디옥시리보핵산)를 포함한 핵 주변을 세포질이 감싸고 있다. 세포체가 밀집한 부위가 대뇌겉질 같은 회색질이다. 세포질은 **미토콘드리아, 골지기관**처럼 뇌 이외의 세포와 서로 연결된 **세포소기관**을 갖고 있다. 돌기는 세포체와 축삭의 종말에서 가늘고 길게 뻗어 나와 다른 뉴런과 결합하는데, 이 부위가 **시냅스**이다(P.18 참조).

뇌에서 다극성 뉴런이 대다수를 차지한다

뉴런은 돌기의 구조에 따라 몇 가지 종류로 나눌 수 있다.

돌기가 하나인 것은 **단극성 뉴런**, 세포체를 중심으로 돌기가 양 갈래로 뻗어 나온 것은 **양극성 뉴런**, 원래 한 개였던 돌기가 중간에 갈라져 두 개가 된 것은 **위(僞)단극성 뉴런**, 돌기가 세 개 이상인 것은 **다극성 뉴런**으로 구분한다.

다극성 뉴런은 **운동 명령**을 전달하는 뉴런에 많고 뇌의 대부분을 차지한다. 또 양극성 혹은 위단극성 뉴런은 **감각 정보**를 전달한다.

시험에 나오는 어구

미토콘드리아
끈 모양이거나 또는 둥글고 작은 입자 모양을 한 세포소기관이다. 모든 진핵생물(핵막으로 둘러싸인 핵을 가지며, 세포질 속에 여러 세포 내 소기관을 지니고 있고 유사 분열을 하는 세포로 이루어진 생물. 세균 및 바이러스를 제외한 모든 생물이 이에 속한다-역주)의 세포질 안에 존재하며 세포의 호흡기능을 담당한다. 길이는 약 1~2μm이다.

골지기관
진핵생물의 세포에서 볼 수 있는 세포소기관이다. 납작한 주머니 모양의 막구조이며 세포 밖으로 분비된 단백질의 당쇄(포도당 같은 단당류가 연쇄상으로 다수 결합된 분자-역주) 변형이나 리포솜을 구성하는 단백질의 프로세싱(절단반응) 등이 일어나는 곳이다.

키워드

축삭
세포체에서 나온 돌기 중 가장 길게 뻗어 있는 신경섬유를 축삭이라 한다. 긴 것은 1m 이상인 것도 있다.

뉴런의 기본 구조

뉴런은 중추신경과 말초신경 사이에서 정보를 중계한다. 핵이 있는 세포체, 마치 나무의 가지처럼 뻗은 가지돌기, 다른 신경세포와 연결하는 축삭으로 구성된다.

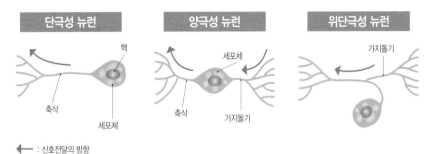

: 신호전달의 방향

세포체의 구조

세포체란 신경세포에서 세포핵을 비롯한 세포소기관이 모여 있고 가지돌기와 축삭이 부착되는 부위를 말한다. 핵 주변을 둘러싼 세포질은 세포의 호흡기능을 담당하는 미토콘드리아, 단백질을 처리하는 골지기관 등을 갖추고 있다.

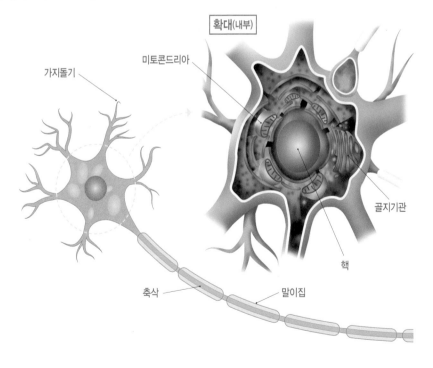

뉴런에서의 정보전달 방식

POINT

- 뉴런은 외부에서 들어오는 감각정보를 뇌로 보내고 뇌가 보낸 운동명령을 말초기관으로 전달한다.
- 뉴런을 통해 전달된 정보는 전기신호가 되어 축삭을 지나 신경종말로 전달된다.

신경섬유는 정보를 전달하는 전선

뉴런은 외부에서 들어오는 감각정보를 뇌에 전달하고 뇌가 보낸 운동명령을 말초기관인 신경종말에 전달하는 정보전달의 역할을 맡고 있다.

이러한 정보는 뉴런에서 돌출된 축삭과 가지돌기를 통해 전달된다. 길게 뻗어 있는 것은 신경섬유인데 이 신경섬유 중 지질로 된 막(말이집)이 있는 것은 유수섬유라고 한다. 이 막은 전기를 차단하는 역할을 하며(절연피막), 막이 없는 것은 무수섬유이다.

전기신호는 화학물질에 의한 신호로 변화

뉴런을 통한 정보전달은 전기신호(활동전위)로 이루어진다.

세포막의 전위가 순간적으로 플러스로 바뀌고 다시 순식간에 원래로 되돌아오는 과정을 통해 전기신호가 전송되는 것이다. 전위 변화가 일어나는 원인에는 두 가지가 있다. 다른 신경세포로부터의 신호를 받은 경우와 외부로부터의 물리적 혹은 화학적 자극에 의한 경우이다. 두 경우 다 세포 바깥으로부터 급속하게 나트륨이 유입되고 이어서 세포 내에서는 칼륨 유출이 일어나 전위가 변화한다. 축삭에서의 활동전위 전달 방법은 유수신경과 무수신경이 다른데 유수신경의 전달속도가 빠르다.

신경종말까지 전달된 전기신호는 화학물질(신경전달물질)의 방출을 촉진시켜 다른 뉴런과 근섬유 같은 몸을 구성하고 있는 체조직에 전달한다 (P.20 참조).

시험에 나오는 어구

말이집(수초)
축삭을 여러 겹 감싼 피복 같은 것이다. 글리아세포의 일종인 희소돌기아교세포와 슈반세포에 의해 만들어진다.

활동전위
세포막의 전위가 역전하는 것이다. 1회 활동전위에 필요한 시간은 1,000분의 1 이하로, 매우 짧다.

키워드

신경종말
신경섬유의 종말 부분이다. 이 중 특별한 종말장치 없이 점차 가늘어지다가 끝나는 것을 특히 자유종말이라고도 한다. 신경종말이 다른 뉴런과 연결되는 부위는 시냅스라 한다 (P.18 참조).

메모

유수섬유 · 무수섬유
무수섬유에서는 이웃한 막에 순차적으로 막전위 변화가 전달되기 때문에 전도에 시간이 걸린다. 유수섬유는 랑비에 결절에서 도약전도가 일어나기 때문에 속도가 빠르다.

축삭과 말이집의 구조

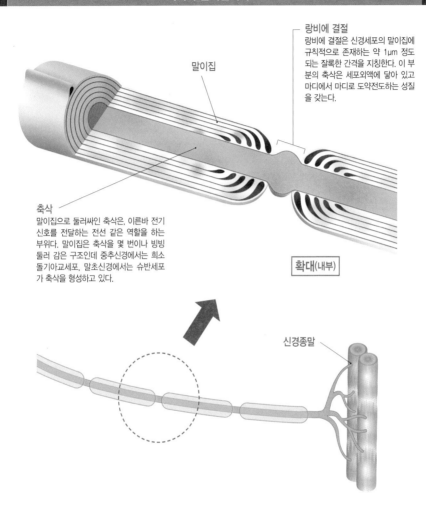

말이집

랑비에 결절
랑비에 결절은 신경세포의 말이집에 규칙적으로 존재하는 약 1μm 정도 되는 잘록한 간격을 지칭한다. 이 부분의 축삭은 세포외액에 닿아 있고 마디에서 마디로 도약전도하는 성질을 갖는다.

축삭
말이집으로 둘러싸인 축삭은, 이른바 전기 신호를 전달하는 전선 같은 역할을 하는 부위다. 말이집은 축삭을 몇 번이나 빙빙 둘러 감은 구조인데 중추신경에서는 희소돌기아교세포, 말초신경에서는 슈반세포가 축삭을 형성하고 있다.

확대(내부)

신경종말

시냅스의 구조와 활동

POINT

- ●신경세포와 신경세포 사이에 형성되며 정보전달에 관여하는 연결부분이다.
- ●전달받는 정보에는 흥분성 시냅스와 억제성 시냅스가 있다.
- ●신호를 전하는 시냅스전신경세포와 신호를 받는 시냅스후신경세포가 있다.

엄청난 수의 시냅스가 무수히 처리한다

신경세포와 신경세포의 연결부분을 **시냅스**라고 한다. 신경종말로 보내진 전기신호는 정보 송신원 세포(시냅스전신경세포)에서 송신처 세포(시냅스후신경세포)로 전달된다. 하나의 뉴런에는 무수한 시냅스가 존재하고 시냅스들의 네트워크가 형성되어 엄청난 양의 신호들을 주고받기 때문에 뇌의 복잡한 처리가 가능하다.

시냅스를 지나는 정보에는 두 종류가 있는데 **흥분성 시냅스와 억제성 시냅스**이다. 대부분의 시냅스는 시냅스전신경세포 안에 있는 직경 40nm 정도의 주머니(시냅스 소포)에서 시냅스후신경세포 쪽으로 **신경전달물질**을 방출해 시냅스후 세포를 자극하는 방식으로 신호를 전달한다.

전기신호는 시냅스에서 화학물질이 되어 전달된다

시냅스는 다른 신경세포와 밀착해 있는 게 아니라 수만 분의 1mm 정도의 틈(시냅스 틈)을 두고 떨어져 있다. 축삭으로 들어온 전기신호는 시냅스 틈을 건너 뛸 수 없다. 대신 시냅스는 전기신호를 화학물질 신호로 바꾸어 다음에 올 신경세포에 정보를 전달한다.

시냅스전신경세포의 신경말단에 활동전위가 도달하면 칼슘이온이 드나들 수 있는 개구부분(칼슘채널)이 열려 신경전달물질이 방출된다. 신호를 받아들이는 수신기인 시냅스 후막에는 시냅스 틈으로 방출된 신경전달물질을 받아들이는 수용체가 많이 존재한다. 수용체는 **이온채널형 수용체와 대사조절형 수용체**로 크게 나눌 수 있다.

시험에 나오는 어구

흥분성 시냅스 · 억제성 시냅스
흥분성 시냅스란 시냅스후신경세포의 활동전위 발생을 촉진시키는 시냅스이다. 흥분성 시냅스 전달에 의해 시냅스후신경세포가 탈분극해 막전위가 일정한 수치를 넘으면 활동전위가 발생한다. 반대로 억제성 시냅스는 활동전위의 발생을 억제하는 작용을 한다.
흥분성 시냅스를 이루는 시냅스전신경세포는 흥분성 뉴런. 억제성 시냅스를 이루는 시냅스전신경세포는 억제성 뉴런이라 불린다.

키워드

칼슘채널
평소에는 닫혀 있지만 활동전위가 신경말단까지 전달되면 열리는 성질이 있다. 이것을 개구분비라고 한다.

이온채널형 수용체
이온채널과 신경전달물질이 일체화되어 있다. 즉 신경전달물질 수용체가 결합할 때 이온채널이 열린다.

대사조절형 수용체
이온채널형과 달리 간접적으로 열리는 방식을 가진 수용체이다. 신경전달물질이 결합하면 시냅스후 세포 안을 이동할 수 있는 G단백질의 작용에 의해 열린다.

18

시냅스의 구조

시냅스전신경세포의 시냅스 소포에 저장되어 있는 신경전달물질이 활동전위에 의해 시냅스 틈에 방출된다. 방출된 신경전달물질은 시냅스후신경세포에 있는 수용체와 결합해서 시냅스후신경세포로 신호를 전달한다.

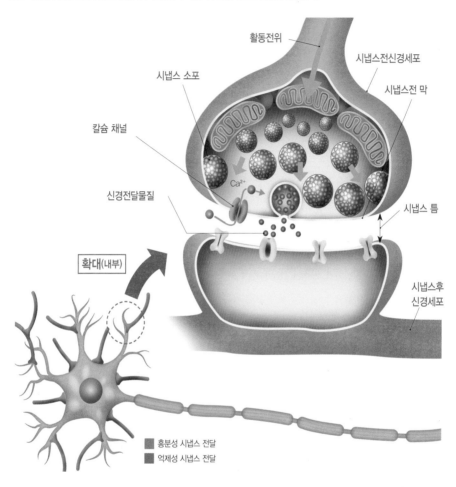

활동전위
시냅스전신경세포
시냅스전 막
시냅스 소포
칼슘 채널
Ca²⁺
신경전달물질
시냅스 틈
시냅스후
신경세포
확대(내부)

■ 흥분성 시냅스 전달
■ 억제성 시냅스 전달

column 흥분성 시냅스와 억제성 시냅스

흥분성 시냅스는 신호를 받으면 흥분성 시냅스후 전위(EPSP: Excitatory Post Synaptic Potential)라 불리는 신호를 낸다. EPSP는 신경세포의 분극상태가 붕괴되는 전위(탈분극)이다. 한편 억제성 시냅스는 신호를 받으면 억제성 시냅스후 전위(IPSP: Inhibitory Post Synaptic Potential)라 불리는 신호를 낸다. IPSP는 신경세포의 분극상태가 강화되는 전위(과분극)이다. 흥분성이든 억제성이든, 신호를 많이 받은 쪽의 반응이 발생하는 것은 당연할 것이다.

신경전달물질의 종류

POINT
- 신경전달물질은 시냅스 전달에서 매개기능을 맡는다.
- 뇌 안에는 60종류 이상의 신경전달물질이 있다.
- 신경전달물질은 크게 4종류로 나눌 수 있다.

전달물질에는 소분자와 대분자가 있다

시냅스를 통해 방출되는 **신경전달물질**이 뇌에 무수히 존재한다는 사실은 이미 유명한데 그 수가 무려 60종류 이상에 달한다. 이들 대부분은 소분자 전달 물질인 **모노아민 류, 아미노산, 아세틸콜린**, 그리고 아미노산이 결합된 대분자인 **신경펩티드**의 크게 4종류로 분류할 수 있다.

모노아민류는 아미노기를 1개만 갖는 신경전달물질의 총칭이다. 아미노산으로 만들어지는 **세로토닌, 노르아드레날린, 아드레날린, 히스타민, 도파민** 등이 여기에 포함된다. 그중 노르아드레날린, 아드레날린, 도파민은 **카테콜기**라 불리는 화학구조를 갖기 때문에 **카테콜아민**이라고도 불린다. 이것을 전달물질로 사용하는 뉴런은 **기분과 운동, 자율신경계** 등의 조정에 관여한다.

단백질의 기본물질인 **아미노산**도 뇌 내의 신경전달물질로써 중요한 역할을 한다. 아미노산에는 **흥분성 시냅스 전달**을 촉진하는 것과 **억제성 시냅스 전달**을 촉진하는 것이 있는데, 전자의 대표로는 **글루탐산**, 후자의 대표로는 **GABA**가 있다.

아세틸콜린은 척수나 뇌줄기(뇌간) 같은 운동뉴런에서 생성되는 물질이다. 이것을 전달물질로 하는 뉴런은 **콜린작동성 뉴런**이라 불리며 뇌줄기와 척수에서 각 근육 부위로 방출된다.

흥분의 전달이나 억제에 작용하는 뇌 내 물질인 **신경펩티드**는 단백질과 같은 종류인 아미노산이 결합된 것인데 시냅스 소포보다도 사이즈가 큰 **분비과립**에 저장되어 있다.

 키워드

아미노산
분자 내에 아미노기와 카르복시기를 갖는 유기화합물이다. 동식물에서 발견되는 약 80종류의 아미노산 중 단백질을 구성하는 α(알파)아미노산은 약 20종류이다.

카테콜기
벤젠에서, 이웃한 두 개의 수소가 수산기로 치환된 화합물이다. 산화되기 쉬운 성질을 갖는다.

 메모

분비과립
중추신경계 시냅스의 일부에 존재하며 시냅스 소포보다도 큰(직경 100~300nm) 유심과립(有芯顆粒)이다. 시냅스 소포에 글루탐산, GABA, 글리신, 아세틸콜린이 포함되어 있는 것에 비해 분비과립에는 신경펩티드 등이 포함된다.

주요 신경전달물질

신경전달물질은 모노아민류, 아미노산, 아세틸콜린, 신경펩티드로 크게 분류할 수 있다.

모노아민류	
세로토닌 (Serotonin)	뇌 내의 신경전달물질로 작용하는 세로토닌은 뇌줄기의 솔기핵(봉선핵, 척추동물의 뇌줄기에 있는 신경핵의 하나)에서 합성되는데 주로 생체리듬ㆍ신경내분비ㆍ수면ㆍ체온조절ㆍ섭식 등에 관련한다.
아드레날린 (Adrenaline)	부신속질에서 분비되는 호르몬으로, 신경절과 뇌신경계에서 신경전달물질로 작용한다. 분자식은 $C_9H_{13}NO_3$이다. 스트레스 반응의 중심적 역할을 하며 혈액으로 방출되면 심박수와 혈압의 상승, 동공산대(눈동자가 보통 때보다 커지는 상태-역주), 통각마비, 혈당치 상승 등을 일으킨다.
히스타민 (Histamine)	식물에서 직접 체내로 들어올 뿐 아니라 생체 내에서도 합성된다. 신경조직에서는 시상하부에서 뇌 내로 광범위하게 방출되며 통각의 전달, 염증반응, 각성상태의 유지, 식욕억제 등의 생리기능을 촉진한다.
도파민 (Dopamine)	중추신경계에 존재하는 신경전달물질로, 아드레날린, 노르아드레날린의 전구물질이다. 도파민 작동성 뉴런은 중추의 흑색질과 배쪽피개영역에 많이 포함되며 운동조절, 호르몬 조절, 상쾌한 감정, 의욕, 학습, 보상 회로 등에 관여하고 있다. (배쪽피개영역, P.198 참조-역주)
아미노산	
GABA (Gamma amino butyric acid)	주로 해마, 소뇌, 척수 등에 존재하는 신경전달물질이다. 시냅스 앞막(전막)에서 방출되며 뒤막(후막)의 막 위에 있는 GABA 수용체 단백질과 결합해서 작용한다. 억제성 신경전달물질이고 정동과 수면, 각성 등에 관여한다. (정동, P.58, 194 참조-역주)
글루탐산 (Glutamic acid)	단백질 구성 아미노산의 하나로 비필수 아미노산이다. 동물의 체내에서는 신경전달물질로써 기능하는데 글루탐산 수용체를 거쳐 신경전달이 일어난다. 흥분성 신경전달물질이고 기억ㆍ학습 등의 뇌 고차기능에 중요한 역할을 담당한다.
아세틸콜린	
아세틸콜린 (Acetylcholine)	콜린의 초산 에스테르 화합물(화학식: $CH_3COOCH_2CH_2N^+(CH_3)_3$)이다. 부교감신경과 운동신경의 말단에서 방출되며 골격근과 심장근(심근), 내장근의 근섬유 아세틸콜린 수용체에 작용해 수축을 촉진한다.
신경펩티드	
뉴로펩티드 Y	뇌와 자율신경계에서 발견된 36개의 아미노산에서 만들어진 펩티드 신경전달물질이다. 에너지 사용과 보급의 조절, 기억과 학습 등 뇌의 다양한 생리학적 과정에 관여한다.
콜레시스토키닌 (CCK-8: Cholecystokinin8)	뇌와 소장에 있는 펩티드 신경전달물질이다. 담낭을 수축시켜 담즙 분비를 촉진하고 또한 소화효소가 풍부한 이자액 분비를 촉진하는 등 식욕을 억제하는 작용을 한다.

글리아세포 *neuroglia(glial cells)*

- 뇌를 구성하는 세포 중 90%나 차지한다.
- 신경세포를 뒷받침하는 역할을 한다고 알려져 있다.
- 최근에 글리아세포에도 정보처리의 기능이 있다는 의견이 발표되었다.

글리아세포의 종류와 작용

글리아세포는 신경아교세포라고도 불린다. '아교'는 전통적인 접착제로써 젤라틴을 주성분으로 하는 물질이다. 뇌의 세포 중에서도 글리아세포는 뇌를 공간적으로 지탱하고 영양을 공급하는 보조적인 활동을 한다. 뇌 안에서 정보를 전달하는 뉴런과 비교할 때 글리아세포의 수는 약 10배나 된다.

글리아세포는 크게 4종류로 분류할 수 있다. 즉 **별아교세포**(아스트로사이트), **희소돌기아교세포**(올리고덴드로사이트), **미세아교세포**(미크로글리아), **뇌실막세포**(상의세포)이다.

별아교세포는 별 모양의 돌기를 갖는 게 특징이며 크고 짧은 돌기를 갖는 **형질성 별아교세포**와 가늘고 긴 돌기를 갖는 **섬유성 별아교세포**로 나뉜다. 그 돌기가 뉴런의 각 부위 또는 뇌 안의 모세혈관과 접합해 뉴런의 입체구조를 유지시키는 동시에 신경 영양인자를 분비하고 있다. 또한 신경전달물질이 시냅스 틈의 바깥으로 확산하는 것을 막고 있다.

희소돌기아교세포는 중추신경계의 축삭을 여러 겹 감싸는 말이집의 막을 만든다. 또 한 개의 세포가 여러 개의 축삭을 감고 있는 점이 특징이다.

미세아교세포는 변성하거나 염증을 일으킨 뉴런을 활성화시키는 세포이다.

이것들은 모두 예전부터 알려졌던 글리아세포의 작용이다. 최근의 연구에 의하면, 별아교세포에 신경전달물질을 받아들이는 수용체가 존재해 정보전달에도 적극적으로 관여하고 있다는 사실이 밝혀졌다.

뇌실막세포
중추신경계에 존재하는 글리아세포이다. 뇌실계(후뇌실(嗅腦室), 가쪽뇌실(측뇌실), 제3뇌실, 중간뇌수도관(중뇌수도), 제4뇌실, 척수중심관)의 벽을 구성하고 있다. 표면에는 다수의 섬모가 있고 뇌실 안에서 뇌척수액의 순환, 뇌실에서 뇌세포 쪽으로 물질의 수송 등의 역할을 맡는다.

글리아세포(신경아교세포)
글리아는 '접착제'라는 의미이고 '아교'와 같은 뜻이다. 뉴런과 뉴런 사이를 메우고 뇌의 구조를 안정시키고 있다는 의미가 담겨 있다.

정보전달에도 적극적으로 관여
시냅스 앞막에서 방출된 글루탐산이 별아교세포의 수용체와 결합하면서 세포 내의 칼슘 이온이 상승한다. 이것은 뉴런의 흥분과 같은 작용인데, 에너지 대사에 관여한다.

글리아세포의 종류와 구조

글리아세포는 뉴런과 뉴런의 간격을 메우고 뇌의 구조를 안정시키며 동시에 다양한 역할을 맡는다. 글리아세포 안에서 가장 많은 것이 별아교세포이며 최근의 연구에 의하면 정보전달에도 관여하고 있음이 밝혀졌다.

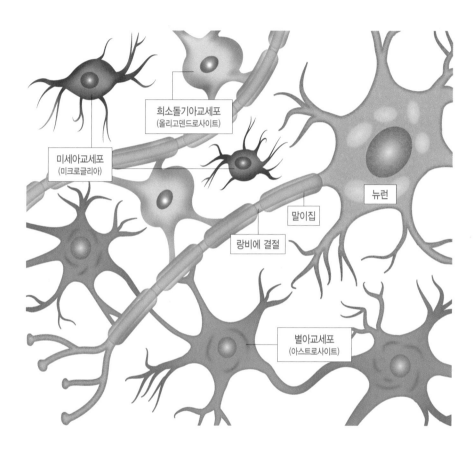

희소돌기아교세포
(올리고덴드로사이트)

미세아교세포
(미크로글리아)

말이집

랑비에 결절

뉴런

별아교세포
(아스트로사이트)

새롭게 주목받는 별아교세포의 작용

　뉴런 주변의 환경을 유지하는 '별아교세포'. 최근의 연구에서 별아교세포가 정보전달에도 적극적으로 관여하고 있다는 사실이 밝혀졌다. 별아교세포의 세포막에 존재하는 신경전달물질의 '수용체'가 그 근거이다. 시냅스 앞막에서 방출된 글루탐산은 이 수용체와 결합해 세포 내의 Ca^{2+}를 상승시킨다. 이것은 뉴런의 흥분과 같은 작용을 일컫는 것이다. 이뿐만이 아니다. 흥분한 별아교세포는 에너지 대사에 필요한 물질을 방출해 다른 별아교세포에 작용한다.

중추신경계를 보호하는 뼈와 막

- 중추신경계(뇌와 척수)는 견고한 뼈와 튼튼한 막으로 보호된다.
- 뇌를 보호하는 뇌머리뼈(뇌두개)는 6종 8개의 뼈로 구성된다.
- 뼈와 뇌 사이에는 3중의 막이 존재하고 쿠션 역할을 한다.

머리뼈의 구조와 역할

뇌는 두부에 비유할 수 있을 정도로 말랑말랑한 조직이다. 그렇기 때문에 적은 충격이나 압력에도 견딜 수 있도록 보호 장비가 몇 겹으로 감싸보호하고 있다.

가장 바깥쪽에 있는 것이 머리뼈(두개골)이다. 머리뼈는 뇌를 담는 뇌머리뼈(뇌두개)와 눈확(안와)보다 아래에 있는 얼굴부분을 보호하는 얼굴머리뼈(안면두개)로 구분된다. 뇌머리뼈는 천장부분에 해당하는 머리덮개뼈(두개관)와 그 아랫부분인 머리뼈바닥(두개저)으로 구성되고 그 사이의 머리안(두개강)에 뇌가 들어 있는 것이다. 뇌머리뼈는 이마뼈(전두골), 마루뼈(두정골), 뒤통수뼈(후두골), 관자뼈(측두골), 나비뼈(접형골), 벌집뼈(사골)의 6종류, 합 8개의 뼈이다. 얼굴머리뼈는 위턱뼈(상악골), 입천장뼈(구개골), 광대뼈(협골), 아래턱뼈(하악골), 목뿔뼈(설골), 코뼈(비골), 보습뼈(서골), 눈물뼈(누골), 코선반뼈(하비갑개)의 9종, 합 15개로 구성된다.

3겹의 뇌척수막으로 뇌와 척수를 보호

머리뼈 아래는 뇌척수막(수막)이라 불리는 3겹의 피막이 뇌를 보호하고 있다.

3겹의 피막 중에서 가장 딱딱한 경질막(경막)은 머리뼈 내부의 뼈막과 유착해 가장 바깥쪽을 덮고 있다.

거미줄이 쳐진 것 같이 생긴 거미막(지주막)은 경막과 밀착한다. 그러나 연질막과는 밀착하지 않고 약간의 공간(거미막밑공간(지주막하강))을 떼고 있는데 그 사이를 뇌척수액이 가득 채우고 있다. 뇌를 마치 물에 둥둥 뜬 것같은 상태에 있게 하는 뇌척수액은 쿠션 역할을 하고 있다.

가장 안쪽에 있는 연질막(연막)은 뇌의 표면과 밀착해 피질의 고랑(구)까지 밀고 들어온 구조이다. 또 거미막과 연질막 사이를 콜라겐에서 만들어진 교원섬유인 거미막잔기둥(지주막소주)이 연결하고 있다.

 키워드

거미막밑공간

거미막밑공간에 있는 작은 기둥은 무수하게 얽히고설켜서 연질막과 거미막을 연결하고 있다. 모양이 거미줄과 닮아서 거미막이라고 부른다.

 메모

뇌머리뼈

마루뼈와 관자뼈가 좌우로 1쌍씩 있기 때문에 뇌머리뼈를 구성하는 6종류의 뼈는 합계 8개가 된다.

얼굴머리뼈

위턱뼈, 입천장뼈, 광대뼈, 코뼈, 눈물뼈, 코선반뼈는 좌우에 1쌍씩 있기 때문에 얼굴머리뼈를 구성하는 9종류의 뼈는 합계 15개가 된다.

머리뼈 (측면)

뇌머리뼈와 얼굴머리뼈를 합한 머리뼈는 합 23개의 뼈로 구성되어 있다. 아래턱뼈를 제외한 모든 뼈가 봉합에 의해 서로 연결되어 있어서 거의 움직이지 않는다.

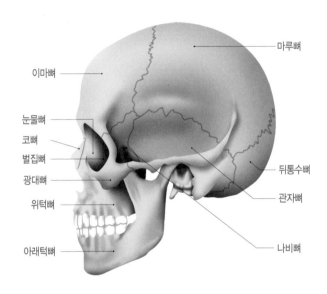

뇌를 감싼 골격과 막 (단면)

뇌는 3겹의 막이 감싸고 있다. 경질막은 3겹 중에서 가장 딱딱하고 연질막은 뇌의 표면과 직접 밀착한 매우 연한 막이다.

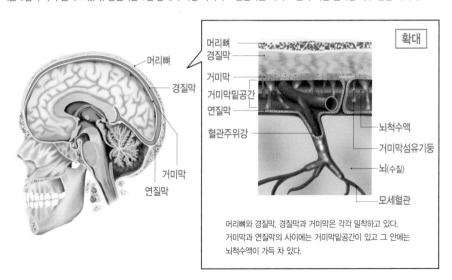

머리뼈와 경질막, 경질막과 거미막은 각각 밀착하고 있다.
거미막과 연질막의 사이에는 거미막밑공간이 있고 그 안에는
뇌척수액이 가득 차 있다.

뇌실의 구조

POINT

- 뇌 안에는 가쪽뇌실, 제3뇌실, 제4뇌실이라 불리는 뇌실이 있다.
- 4개의 뇌실은 뇌실사이구멍(실간공)을 통해 모두 연결되어 있다.
- 뇌와 척수를 보호하는 뇌척수액은 뇌실의 맥락얼기에서 만들어진다.

서로 통하는 4개의 방

인간에게 가장 중요한 기관인 뇌를 머리뼈 안의 마찰과 충격으로부터 보호해 주는 것이 뇌척수액이다. 이 뇌척수액을 생성하고 가득 채우고 있는 것이 뇌실이라 불리는 빈 공간이다. 뇌실은 신경관의 속공간이 변화한 것인데 뇌가 발달함에 따라 형성된 신경관의 잘록한 부분이다.

뇌실에는 가쪽뇌실(측뇌실), 제3뇌실, 제4뇌실이 있다. 이 중 가쪽뇌실은 좌우에 하나씩 있기 때문에 뇌 안에는 전부 4개의 뇌실이 존재한다. 뇌실의 크기나 모양은 각각 다른데 그 모든 것이 통로로 연결되어 있다는 것도 특징이다. 뇌실의 위치는 대뇌를 맨 위에 놓고서 척수 방향으로 내려가며 따져볼 때 가쪽뇌실, 제3뇌실, 제4뇌실 순서이다.

가쪽뇌실에서 제3뇌실로 향하는 장소에는 뇌실사이구멍(실간공, 몬로공)이라 불리는 통로가, 제3뇌실과 제4뇌실 사이에는 중간뇌수도관(중뇌수도)이라 불리는 통로가 있다. 각 뇌실의 내벽을 형성하는 것은 뇌실막세포와 연질막이다. 이 표면에서 모세혈관과 함께 돌출된 부분은 맥락얼기(맥락총)라 부르는데, 여기서도 뇌척수액을 만들고 있다. 뇌실은 모두 연결되어 있기 때문에 맥락얼기에서 만들어진 뇌척수액도 가쪽뇌실에서 제3뇌실, 그리고 제4뇌실로 흐른다. 모든 곳을 흘러 지나간 뇌척수액은 맨 마지막에 정맥굴에 흡수된다(P.28 참조). 뇌척수액은 흡수되더라도 새롭게 생산되어 순환하기 때문에 뇌와 척수 안에는 항상 신선한 뇌척수액이 가득 차 있다.

뇌실은 종양과 혈종, 외상 등에 의해 형상이 바뀌기도 한다. 그렇기 때문에 뇌실의 모양은 질환을 판단할 때 중요한 단서가 된다.

시험에 나오는 어구

맥락얼기
뇌실 안에 있는 기관으로 뇌척수액을 만든다. 맥락얼기가 만드는 뇌척수액의 양은 하루 약 500ml이고 만드는 속도는 거의 일정하다.

메모

신경관
신경관은 중추신경계를 구성하는 뇌·척수의 기원으로, 척추동물 및 원삭동물의 발생초기에 척삭의 등쪽 신경판에서 형성된 파이프 형상의 구조이다.

중간뇌수도관
중간뇌수도관은 중간뇌를 관통하고 있고 그 횡단면에서는 중간뇌수도관을 경계로 등쪽(단면상측)을 중간뇌덮개(중뇌개), 배쪽(단면하측)을 중간뇌뒤판(중뇌피개)이라고 부른다.

뇌실의 구조

뇌실이라 불리는 공간이 있다. 각각은 완전하게 독립되어 있는 것이 아니라 가쪽뇌실은 제3뇌실과, 제3뇌실은 제4뇌실과 이어져 있다. 각 뇌실 내에서 돌출한 맥락얼기가 뇌척수액을 생산한다.

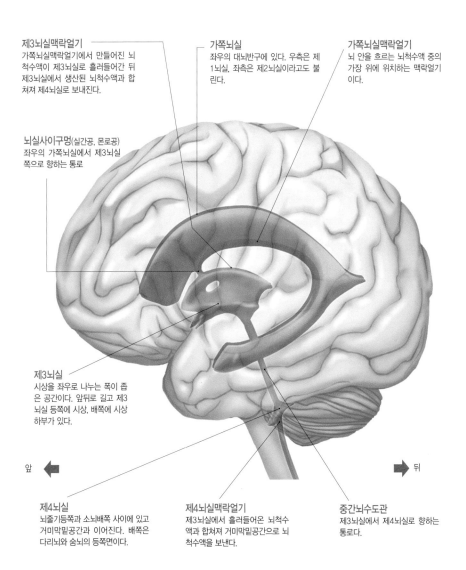

제3뇌실맥락얼기
가쪽뇌실맥락얼기에서 만들어진 뇌척수액이 제3뇌실로 흘러들어간 뒤 제3뇌실에서 생산된 뇌척수액과 합쳐져 제4뇌실로 보내진다.

가쪽뇌실
좌우의 대뇌반구에 있다. 우측은 제1뇌실, 좌측은 제2뇌실이라고도 불린다.

가쪽뇌실맥락얼기
뇌 안을 흐르는 뇌척수액 중의 가장 위에 위치하는 맥락얼기이다.

뇌실사이구멍(실간공, 몬로공)
좌우의 가쪽뇌실에서 제3뇌실 쪽으로 향하는 통로

제3뇌실
시상을 좌우로 나누는 폭이 좁은 공간이다. 앞뒤로 길고 제3뇌실 등쪽에 시상, 배쪽에 시상하부가 있다.

앞 ⬅   ➡ 뒤

제4뇌실
뇌줄기등쪽과 소뇌배쪽 사이에 있고 거미막밑공간과 이어진다. 배쪽은 다리뇌와 숨뇌의 등쪽면이다.

제4뇌실맥락얼기
제3뇌실에서 흘러들어온 뇌척수액과 합쳐져 거미막밑공간으로 뇌척수액을 보낸다.

중간뇌수도관
제3뇌실에서 제4뇌실로 향하는 통로다.

뇌척수액과 순환 *cerebrospinal fluid and circulation*

POINT

● 뇌실과 척수를 가득 채우고 있는 뇌척수액은 하루 약 500㎖ 만들어진다.
● 뇌척수액은 뇌 안을 항상 순환하고 마지막에는 정맥굴에 흡수된다.
● 뇌와 척수의 질병진단을 위해 뇌척수액검사가 활용된다.

항상 순환하고 있는 무색 투명한 액체

뇌실과 척수를 흐르고 있는 뇌척수액은 무색, 투명, 무취이고 화학 조성은 혈장과 비슷하다. 하지만 혈장과는 달리 단백질은 거의 포함되어 있지 않다. 뇌척수액은 언제나 순환하면서 이곳저곳의 공간을 채우고 있는데 그중 뇌실 안에는 약 30㎖, 거미막밑공간(거미막하강)에는 약 110㎖의 뇌척수액이 언제나 있다. 맥락얼기(맥락총)에서 만들어진 뇌척수액의 양은 하루에 약 500㎖이기 때문에 뇌 안의 뇌척수액은 하루에 3~4회 꼴로 교체된다.

뇌척수액은 뇌실에서 **거미막밑공간**으로 그리고 **정맥굴(정맥동)**로, 즉 한쪽 방향으로 흐르고 역류하지 않는다. 뇌 안에 유해한 물질이 생겨도 정맥굴로 흡수시켜 금방 제거하기 위해서이다. 순환을 끝낸 뇌척수액은 **거미막과립(지주막과립)**이라 불리는 배출장치를 통과해 **정맥굴**의 **정맥혈**과 합류한 뒤 **속목정맥(내경정맥)**으로 보내진다. 또 전신의 혈액과 뇌척수액의 사이에는 **혈액뇌척수액관문**이 있어서 혈액에서 뇌척수액으로 유입될 수 있는 물질도 제한된다. 그렇기 때문에 혈액의 조성에 변화가 일어나더라도 뇌는 영향을 받기 어려운 것이다.

하지만 뇌와 척수에 종양이나 출혈 등의 이상이 발생했을 때는 뇌척수액이 변할 수 있다. 이 점을 이용해 뇌와 척수의 질병을 알아보기 위한 **척수검사**가 발달했다. 뇌척수액을 채취하는 방법에는 **허리천자(요추천자)**, **뒤통수밑천자(후두하천자)**, **뇌실천자** 등이 있는데 가장 일반적인 것은 **허리천자법**이다. 뇌척수액의 이상 사례 중 **수두증** 등에 의한 머리속압력의 상승이 많다. 머리속압력이 상승하면 뇌 자체도 압박되어 두통, 구역질, 신경 마비 등 여러 증상이 나타날 위험이 있다.

뇌척수액의 순환 방식

뇌척수액은 뇌실의 맥락얼기에서 생산되어 가쪽뇌실→몬로공→제3뇌실→중간뇌수도관→제4뇌실→루시카공 · 마장디공→거미막밑공간으로 순환해 최후에는 정맥굴로 흡수된다.

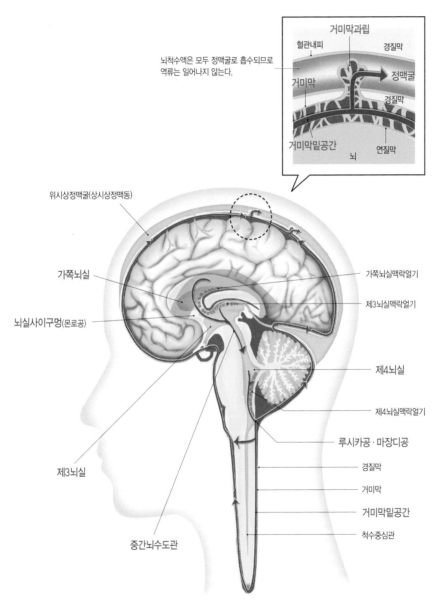

뇌척수액은 모두 정맥굴로 흡수되므로 역류는 일어나지 않는다.

거미막과립
혈관내피
경질막
정맥굴
거미막
경질막
거미막밑공간
연질막
뇌

위시상정맥굴(상시상정맥동)
가쪽뇌실
뇌실사이구멍(몬로공)
제3뇌실
중간뇌수도관

가쪽뇌실맥락얼기
제3뇌실맥락얼기
제4뇌실
제4뇌실맥락얼기
루시카공 · 마장디공
경질막
거미막
거미막밑공간
척수중심관

뇌와
신경의 기본

뇌에 영양을 공급하는 혈관

POINT

- 다른 부위처럼 혈액이 뇌에도 산소와 영양을 공급하고 있다.
- 무수하게 많은 세포가 모인 뇌는 대량의 산소와 영양이 필요하다.
- 혈액 공급은 온목동맥과 빗장밑동맥이 하고 있다.

뇌의 각 부위에 영양을 공급하는 동맥이 복잡하게 주행

뇌에 혈액을 공급하는 혈관은 **온목동맥**(총경동맥)과 **빗장밑동맥**(쇄골하동맥)이고 목 부위에서 머리 쪽으로 상행한다. 또한 온목동맥은 목 부위에서 속**목동맥**(내경동맥)과 **바깥목동맥**(외경동맥)으로 갈라지면서 상행한다.

바깥목동맥은 얼굴의 각 부위, 머리 부위의 피부밑, 경질막 등에 분포한다. 반면 속목동맥은 관자뼈에 있는 **목동맥관**(경동맥관)을 경유해 머리안(두개강)으로 들어간다. 그리고서 눈확(안와)의 **눈동맥**(안동맥)을 나온 후 **앞대뇌동맥**(전대뇌동맥)과 **중간대뇌동맥**(중대뇌동맥)으로 갈라지면서 분포한다.

한편 빗장밑동맥에서는 **척추동맥**(추골동맥)이 갈라진다. 그리고서 머리뼈 아래에 있는 **큰구멍**(대후두공)에서 머리안으로 들어가고 좌우의 척추동맥과 다시 합류하면서 **뇌바닥동맥**(뇌저동맥)이 된다. 뇌바닥동맥은 **숨뇌**와 **다리뇌**로 혈관 가지를 뻗고 한편으로는 다리뇌와 중간뇌의 경계에서 다시 갈라져 좌우의 **뒤대뇌동맥**이 된다. 뇌 표면에 분포하는 혈관은 **피질가지**(피질지)라 불리는 혈관으로 갈라지고 거미막밑공간을 지나 피질 안으로 들어간다.

혈관 일부가 손상되더라도 혈류를 유지하는 동그란 구조

뇌의 밑바닥면은 동맥이 뇌하수체와 시각교차를 감싸는 듯한 동그란 모양이 특징인데 이것을 **윌리스고리**(대뇌동맥륜)라 부른다. 뒤대뇌동맥과 속목동맥 사이를 연결하는 것은 **뒤교통동맥**(후교통동맥)이다. 좌우의 앞대뇌동맥은 **앞교통동맥**(전교통동맥)이 연결하고, 전체적으로 동그란 형상이다.

뇌의 밑바닥면에 있는 동맥이 동그란 모양을 하고 있는 이유는 일부의 동맥이 손상이나 폐색 등을 일으켜도 다른 동맥에 의해 혈류를 보전하기 위해서이다. 한편 뇌 바닥부위에서 뇌로 직접 들어가 사이뇌와 뇌기저핵에 혈액을 보내는 혈관은 **중심가지**(중심지)이다.

 시험에 나오는 어구

앞대뇌동맥
머리뼈의 밑바닥에서 속목동맥으로부터 갈라져 이마엽과 마루엽 등 대뇌 앞부분에 혈액을 공급한다. 좌우 한 쌍이고 앞교통동맥에 의해 연결된다.

중간대뇌동맥
윌리스고리에서 갈라진 가지이다. 대뇌의 관자엽 영역에 영양을 보낸다. 앞대뇌동맥과 함께 속목동맥에서 바로 갈라진 가지이고 뒤대뇌동맥과는 뒤교통동맥으로 연결된다.

뒤교통동맥
윌리스고리를 형성하는 혈관의 하나로 속목동맥과 뒤대뇌동맥을 연결하고 있다.

척추동맥
왼쪽 척추동맥은 왼쪽 빗장밑동맥에서, 오른쪽 척추동맥은 오른쪽 빗장밑동맥에서 나왔으며 제6목뼈(경추)에서 제1목뼈에 걸쳐 존재하는 좌우 가로구멍(횡돌공) 안을 아래에서 위로 관통한다. 척추동맥이 영양을 보내는 기관에는 숨뇌, 다리뇌, 소뇌, 중간뇌, 사이뇌후부, 대뇌의 뒤통수엽 및 관자엽 등이 있다.

목에서부터 뇌까지 펼쳐진 동맥

속목동맥은 심장혈관인 오름대동맥에서 갈라져 만들어진 좌우의 온목동맥에서 또다시 갈라진 동맥이다. 속목동맥에서 분할된 혈관으로는 눈동맥, 뒤교통동맥, 앞맥락얼기동맥, 앞대뇌동맥, 중간대뇌동맥이 있다.

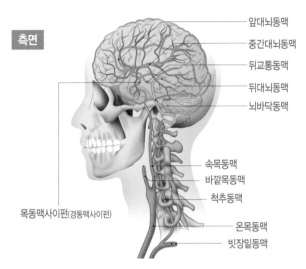

측면

앞대뇌동맥
중간대뇌동맥
뒤교통동맥
뒤대뇌동맥
뇌바닥동맥

속목동맥
바깥목동맥
척추동맥

목동맥사이편(경동맥사이편)

온목동맥
빗장밑동맥

뇌 밑바닥의 동맥분포

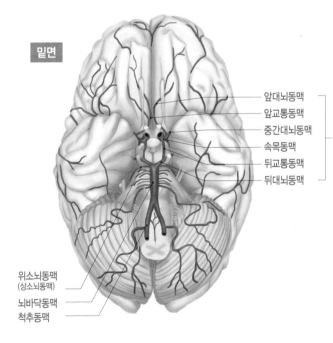

밑면

앞대뇌동맥
앞교통동맥
중간대뇌동맥
속목동맥
뒤교통동맥
뒤대뇌동맥

윌리스고리
속목동맥과 척추동맥의 가지가
연결되어 형성된 동그란 모양
의 혈관그물이다. 뒤대뇌동맥-
뒤교통동맥-속목동맥 그리고
앞교통동맥이 연결되어 있다.

위소뇌동맥
(상소뇌동맥)
뇌바닥동맥
척추동맥

혈액뇌관문 *blood brain barrier*

- 혈액뇌관문은 혈액과 뇌척수액 사이에서 일어나는 물질교환을 제한하는 방어시스템이다.
- 신경세포를 유해물질로부터 보호하고 필요한 물질은 적극적으로 통과시킨다.
- 물질의 선별은 혈관 안 세포표면에 있는 단백질이 한다.

내피세포의 치밀이음부에 의한 필터링 기능

영양과 산소를 비롯해 다양한 물질이 혈액을 통해 뇌로 들어간다. 이때 뇌에 유해한 물질이 들어가는 것을 막는 혈관의 기능이 **혈액뇌관문**이다.

혈액뇌관문은 뇌 모세혈관이 갖춘 기능이라고도 할 수 있다. 이 기능은 **내피세포** 간의 치밀이음부와 글리아세포에서 일어나며 이 기능 부위의 결합조직은 **클라우딘**(cloudin), **오클루딘**(occludin) 같은 단백질이 구성하고 있다. 또 일부의 **내피세포**에는 **혈관주위세포**(주피세포)가 붙어 있고 그 대부분을 **별아교세포**(astrocyte)의 돌기가 덮고 있다. 모세혈관 내피세포의 기능을 컨트롤 하고 있는 것은 **림프구**와 **대식세포**(macrophage) 그리고 신경아교세포에서 방출된 **사이토카인**(cytokine, 면역 시스템의 세포에서 분비된 단백질)이다.

혈액뇌관문의 이러한 구조와 기능적 특징 덕분에 적합하지 않은 물질이 중추신경으로 들어오는 것을 효과적으로 막고 있다. 예를 들면 **아미노산**이나 **글루코스** 같은 신경활동에 유익한 영양소는 뇌 안으로 선택적으로 들여보내지만 대다수의 물질은 뇌 안쪽으로 자유롭게 드나들 수 없다. 한편 내피세포 안에 들어가 버린 독성물질·약물은 뇌 모세혈관 내피세포에서 발현하는 **P당단백질** 등의 **배출 트랜스포터**가 혈액으로 되돌려 보냄으로써 뇌 안으로의 침입을 막는다. 단, 알코올이나 카페인, 니코틴, 항우울제 등은 들어갈 수 있다.

최근의 연구에서 단순히 이상한 물질의 침입을 막는 것만이 아니라, 혈액뇌관문이 필요한 물질을 혈액 속에서 선택해 뇌로 공급하고 반대로 뇌 안에서 만들어진 물질을 혈액으로 배출하는 **인터페이스**(상호적인 교환장치)라는 유력한 견해가 발표되었다.

키워드

P당단백질
분자량 약 18만의 인산화 단백질이다. 세포막 상에 존재하고 세포독성을 갖는 화합물을 세포외로 배출하는 역할을 한다(배출트랜스포터). 혈액뇌관문의 모세혈관 내피세포 외에도, 장과 간, 신장의 근위세뇨관 등에도 있다.

내피세포
혈관의 안쪽 표면을 구성하는 편평하고 얇은 세포층을 말한다. 혈액이 순환하는 안쪽 면과 접하고 있어서 혈관 수축과 혈관확장을 통한 혈압 컨트롤, 혈액응고를 돕는다. 다른 기관에서는 고도로 분화되어 필터링 기능에 특화된 것도 있는데 혈액뇌관문도 이런 경우 중 하나이다.

메모

클라우딘, 오클루딘
둘 다 세포간결합의 하나인 치밀이음부(tight junction) 주요 단백질이다. 치밀이음부란 서로 이웃한 상피세포를 연결해 다양한 분자가 세포 사이를 통과하는 것을 막는 세포간결합의 하나다.

혈액뇌관문의 방식과 역할

혈액뇌관문은 이상한 물질이 뇌 안에 침입하지 못하게 할 뿐만 아니라 혈액 중의 영양물질을 뇌 안으로 공급하고 뇌 안에서 만들어진 불필요한 물질을 혈액으로 내보내는 기능도 맡고 있다.

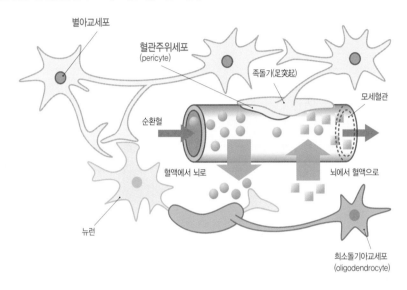

혈액뇌관문의 해부적인 구조

혈액뇌관문의 해부학적 실체는 뇌 모세혈관이고 내피세포들이 밀착 결합한 구조이다.

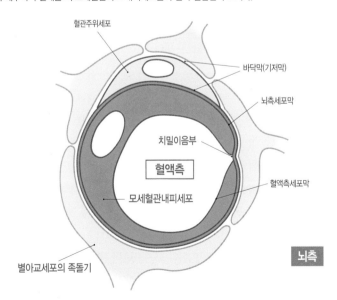

뇌의 진화

　생명유지 활동의 고도화로 복잡한 기능을 담당하는 중추신경계(뇌와 척수)도 그 근원을 따져보면 원삭동물(미삭류의 해조류나 두삭류의 창고기류 등)에 있는 신경관이 그 기원이다. 발생초기의 신경관은 한 개의 단순한 신경강(神經腔)만이 개체 중심에 있는 구조였지만 생물이 진화하면서 뇌로 발달했다. 특히 변화가 큰 신경관의 상부는 뇌(종뇌, 간뇌, 중뇌, 후뇌, 수뇌)가 되었고 하부는 원형을 유지하는 형태로 척수가 되었다.

　그런데 고도의 정보처리가 가능한 인간의 뇌는 어떤 진화의 과정을 거쳐 왔을까? 신경계의 기본적인 구조는 모든 척추동물들에게서 매우 닮아 있다. 즉 뇌줄기(뇌간), 소뇌, 대뇌로 구성은 되어 있으나 각각에서 큰 차이가 보인다. 포유류보다도 기원이 오래된 어류, 양서류, 파충류의 뇌에서 대부분을 차지하고 있는 것은 뇌줄기이며 반사와 먹이활동, 짝짓기 같은 본능적인 행동을 관장한다. 그런 만큼 소뇌와 대뇌의 크기는 작은데 어류와 양서류에 한정해 설명하면 대뇌변연계밖에 갖고 있지 않다. 대뇌변연계가 진화적인 관점에서 옛겉질(고피질)로 불리는 것은 이 때문이다. 한편 파충류에서는 새겉질(신피질)을 아주 조금 볼 수 있다.

　이에 비하면 조류와 포유류는 소뇌와 대뇌가 큰 것이 특징이다. 특히 대뇌의 신피질이 발달해 감각영역, 운동영역 같은 새로운 기능이 발달해 있다. 더욱이 영장류는 신피질이 비대화되었고 연합영역도 나타나 고도의 인지활동이 가능하다. 영장류가 나무 위에서 생활을 하면서 시각정보를 심층적으로 처리해야 할 필요가 있었던 게 발달 요인이라 한다.

　이렇게 해서 영장류 중에서도 가장 진화한 존재인 인간은 대뇌겉질의 비율이 더욱 커졌고 특히 종합적인 판단과 사고를 하는 전두엽 연합영역이 발달하게 되었다. 그 비율은 대뇌 전체의 약 30%를 차지하고 신체 표면 전체에 대한 뇌중량의 비율을 따져보면 쥐의 15~20배나 된다. 또 비대화된 뇌를 효율적으로 수납하기 위해 다른 동물보다 많아진 것도 특징이다.

2장

대뇌와
사이뇌

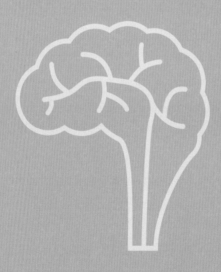

대뇌와
사이뇌

대뇌의 겉모습과 각부의 명칭

POINT
- 대뇌는 대뇌종열을 기준으로 왼쪽반구와 오른쪽반구로 나눠진다.
- 대뇌반구는 모두 4개의 엽으로 구분된다.
- 대뇌 표면의 회색질은 뉴런의 세포체 집합이다.

중추신경계에서 넓은 비율을 차지하는 뇌

대뇌는 중추신경계 중에서도 가장 높은 곳에 위치한다. 특히 사람의 뇌는 다른 동물보다 크게 발달했는데, 성인의 대뇌 무게는 1,300~1,400g 정도 된다.

외견상 특징은 좌우로 딱 들어맞는 반구의 형태와 표면에 있는 많은 주름이다. 반구는 **대뇌세로틈새**(대뇌종열)라 불리는 깊은 홈을 경계로 좌우로 나뉜 것으로, 뇌 안쪽 깊은 곳에서 다시 연결되고 있으며 각각의 반구는 이마엽(전두엽), 관자엽(측두엽), 마루엽(두정엽), 뒤통수엽(후두엽)이라는 4개의 '엽(葉)'으로 구분된다. 표면의 회색질은 **대뇌겉질**(대뇌피질)이라고도 불리고 지각, 수의운동, 사고, 추리, 기억 등 뇌의 고차기능을 컨트롤한다.

이마엽이 운동이나 언어에 관계되는 영역이고 관자엽이 **청각**에 관계되는 영역인 것처럼 각각의 엽은 역할분담이 잘 되어 있다. 마루엽에는 **통증**이나 온도 등의 피부감각(체성감각)에 관계된 영역이 있고 뒤통수엽에는 시각에 관계된 영역(시각영역)이 있다.

우리가 보통 뇌주름이라 부르는 것 중에는 **틈새**(열)나 **고랑**(구)말고도 이랑(회)이라 불리는 부위가 있다. 이랑은 고랑과 고랑 사이의 불룩하게 융기한 부분을 말한다. 뇌주름이 어떤 패턴을 그리는지는 개체에 따라 차이가 있고 동일 개체라도 좌반구와 우반구가 미묘하게 다른 게 일반적이다. 주름의 상태와 지능과는 관계가 없다. 전두엽은 위에서 순서대로 **위이마이랑**(상전두회)과 **중간이마이랑**(중전두회), **아래이마이랑**(하전두회)으로 구분되고 이마엽과 마루엽의 경계(중심고랑(중심구))를 가운데 놓고 좌우로 불룩한 이랑은 **중심앞이랑**(중심전회), **중심뒤이랑**(중심후회)이라고 한다.

시험에 나오는 어구

중심고랑
대뇌의 마루부위에서 앞쪽을 향해 난 깊은 홈이다. 이 홈보다 앞부분을 중심앞이랑, 뒷부분을 중심뒤이랑이라고 부른다.

가쪽고랑(외측구)
대뇌 측면에서 뒤통수 방향으로 비스듬히 난 깊은 홈이다. 이마엽, 마루엽, 관자엽을 위아래로 나눈다.

키워드

엽
뇌를 해부학적으로 구분한 영역단위의 하나이다. 뇌고랑을 경계로 크게 이마엽, 관자엽, 마루엽, 뒤통수엽의 4개로 나눈다.

이랑
대뇌겉질에 있는 주름에서 불룩하게 융기한 부분을 말한다. 개체발생 과정에서 성장하고 일정한 규칙성을 갖는다.

고랑
뇌 표면의 '주름' 중 오목한 부분을 고랑이라고 하고 특히 더 깊은 것은 틈새라고 한다. 마루엽과 이마엽의 경계는 중심고랑, 이마엽 및 마루엽과 관자엽을 비스듬히 위아래로 가르고 있는 고랑은 가쪽고랑(외측구)이라고 한다.

대뇌반구의 겉모습

아래 3개의 그림은 각각 대뇌반구를 옆에서, 위에서, 뇌줄기(뇌간)와 소뇌를 제외한 아래에서 본 모습이다. 아래에서 본 그림을 보면, 대뇌에 감싸인 채 중앙에 위치한 대뇌변연계를 확인할 수 있다.

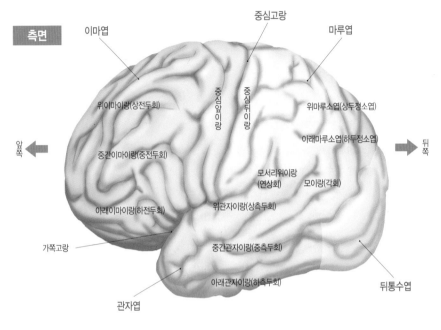

측면

이마엽
중심고랑
마루엽
위이마이랑(상전두회)
중심앞이랑
중심뒤이랑
위마루소엽(상두정소엽)
아래마루소엽(하두정소엽)
중간이마이랑(중전두회)
모서리위이랑(연상회)
모이랑(각회)
아래이마이랑(하전두회)
위관자이랑(상측두회)
가쪽고랑
중간관자이랑(중측두회)
뒤통수엽
아래관자이랑(하측두회)
관자엽
앞쪽
뒤쪽

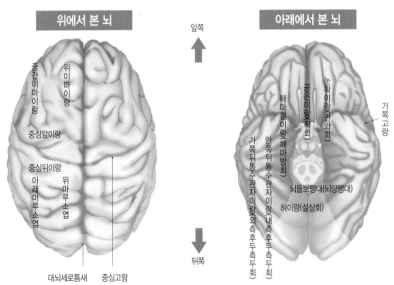

위에서 본 뇌

앞쪽

중간이마이랑
위이마이랑
중심앞이랑
중심뒤이랑
아래마루소엽
위마루소엽
대뇌세로틈새
중심고랑

뒤쪽

아래에서 본 뇌

눈확이랑(안와회)
곧은이랑(직회)
해마곁이랑(해마방회)
가쪽고랑
가쪽뒤통수관자이랑(외측후두측두회)
안쪽뒤통수관자이랑(내측후두측두회)
뇌들보팽대(뇌량팽대)
혀이랑(설상회)

37

대뇌의 내부와 단면

POINT

- 대뇌 안에도 회색질이 있으며 고도의 지적활동을 담당한다.
- 대뇌의 더 안쪽에 있는 백색질에는 신경섬유의 다발이 지나간다.
- 외측구 내부에는 감정에 관여하는 뇌섬엽이 파묻혀 있다.

대뇌겉질 전체의 3분의 1을 차지하는 전두엽

좌우의 대뇌반구를 신체의 한 가운데에 딱 맞게, 즉 **정중시상면**으로 자르면 대뇌의 안쪽면이 나타난다(오른쪽의 상단 그림).

안쪽면 윗부분에서 가장 큰 면적을 차지하는 것은, 대뇌겉질(대뇌피질) 전체의 3분의 1을 차지하는 **이마엽**의 **안쪽이마이랑**(내측전두회)과 모서리고랑, 마루뒤통수고랑(두정후두구), 마루밑고랑(두정하구)으로 둘러싸인 이랑인 **쐐기앞소엽**(설전부)이다. 쐐기앞소엽은 뒤통수엽의 일부인 쐐기소엽(설부)의 앞의 위쪽, 뇌들보(뇌량)의 둘레(변연)를 전후방향으로 지나는 **뇌이랑**인데 대뇌변연계의 각 부위를 연결한다.

이렇게 이랑에 둘러싸여 안쪽면의 중심근처에서 보이는 것이 **대뇌변연계**이다. 대뇌변연계는 기억을 담당하는 해마, 자율신경기능에 관여하는 뇌들보 등이 속한 부위의 총칭이다. **띠이랑**(대상회)은 뇌의 시상면에서 뇌들보 옆에 위치하며 **앞띠이랑겉질**(전부대상회), **뒤띠이랑겉질**(후부대상회), **해마곁이랑**(해마방회)을 연결하고 있다. 또 엽 이외에도 **뇌섬엽**(뇌섬)이라 불리는 겉질 영역이 가쪽고랑 속에 있다.

회색질에는 뉴런이 모여 있다

대뇌의 단면을 보면, 색이 짙은 부분과 옅은 부분을 볼 수 있다. 색이 짙은 부분이 **회색질**이고 뉴런의 세포체가 모여 있다. 따라서 대뇌표면인 대뇌겉질도 회색질이다. 대뇌 회색질의 두께는 위치에 따라 다른데 1.5~4.0mm 정도이며 전체적으로 보면 얇은 층이다. 이 세포체는 규칙적인 층 구조를 이루며 늘어서 있고, 발생학적인 관점에서 봤을 때 **옛겉질**(고피질)과 **새겉질**(신피질)로 구분된다. 색이 옅은 부분은 **백색질**이라 부르며 신경섬유의 다발이 지나고 있다.

시험에 나오는 어구

대뇌겉질
대뇌반구의 겉질면에 모여 있는 회백색의 신경세포이다. 회색질이라고도 부르며 100억 개가 넘는 신경세포가 층을 이루며 배열되어 있다.

백색질
뇌의 회색질 안쪽에 있는 유수섬유의 집합이다. 대뇌겉질이 회색질이라고 하듯, 백색질은 대뇌수질이라고도 한다.

키워드

뇌들보
대뇌반구 안쪽면에서 좌우의 반구를 연결하는 신경섬유다발이다. 백색의 두꺼운 판 모양이며 앞쪽부터 뇌들보무릎(뇌량슬부), 뇌들보줄기(뇌량 간부), 뇌들보팽대부(뇌량팽대부)로 이루어진다.

띠이랑
대뇌변연계의 각 부위를 연결하며 감정의 형성이나 처리, 학습과 기억에 관여한다.

해마곁이랑
관자엽의 안쪽에 위치하고 해마로 정보를 전달할 때 중계로가 된다.

38

대뇌의 내측면 (정중 시상면)

뇌를 정중앙에서 절단하면 뇌의 안쪽면을 볼 수 있다. 주요 부위가 모두 보이기 때문에 뇌 전체 구조를 알아보기 쉽다.

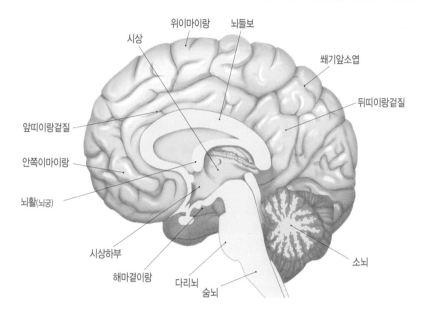

시상
위이마이랑
뇌들보
쐐기앞소엽
앞띠이랑겉질
뒤띠이랑겉질
안쪽이마이랑
뇌활(뇌궁)
시상하부
해마곁이랑
다리뇌
숨뇌
소뇌

대뇌반구 깊은 곳에 있는 뇌섬엽

이마엽과 관자엽의 경계가 되는 가쪽고랑을 열어젖히면 대뇌반구에 매몰되어 있는 뇌섬엽도 볼 수 있다.

뇌의 관상단면

신경세포의 회색질이 표면에서 얇은 층을 이루고 더 깊은 안쪽에 신경섬유다발인 백색질이 있다.

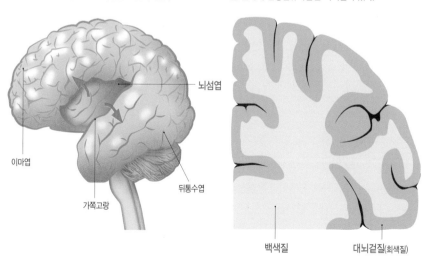

뇌섬엽
이마엽
뒤통수엽
가쪽고랑
백색질
대뇌겉질(회색질)

뇌와 척수의 회색질과 백색질

POINT
- 회색질은 신경세포의 세포체가 있는 부위다.
- 백색질에는 세포체가 없고 유수신경섬유만 모여 있다.
- 뇌와 척수의 신경조직은 신경세포와 글리아세포 등으로 구성되어 있다.

대뇌의 표면이 지적활동의 근본이다

대뇌 중에서도 지적활동을 하는 데 가장 중요한 부위가 **대뇌겉질(대뇌피질)**이다. 대뇌겉질을 구성하고 신경세포가 밀집한 부분이 **회색질**이다.

대뇌겉질은 **원시겉질(원피질)**, **옛겉질(고피질)**, **새겉질(신피질)**로 나눌 수 있다. 이 중 새겉질은 제Ⅰ~Ⅵ층이라 불리는 6개의 층으로 구성되어 있다. 이러한 층은 세로로 나란히 세워 놓은 원기둥 모양이고 다수의 원기둥이 한 그룹이 되어 각각 정보처리를 한다. 대뇌새겉질에 있는 원기둥의 직경은 약 0.5~1mm 정도이다.

회색질 아래에 신경섬유가 밀집한 부분을 **백색질**이라고 부른다. 백색질에는 말이집(수초)을 갖는 **유수신경섬유**와 말이집을 갖지 않는 **무수신경섬유**가 있는데, 유수신경섬유가 많은 수를 차지한다. 또 정보를 내보내는 출력부에 해당하는 **축삭**이 백색질에 풍부하게 존재한다.

한편 척수에도 **회색질과 백색질**이 있다. 단 안쪽에 회색질이 많고 주변을 백색질이 둘러싸는 형태로, 뇌와 정반대다. 척수의 회색질 영역에는 서로 다른 기능이 구분되어 있는데 각각 **앞뿔(전각)**, **뒤뿔(후각)**, **가쪽뿔(측각)**이라 부른다. 앞뿔은 주로 **운동뉴런**, 뒤뿔은 **감각뉴런**, 가쪽뿔은 **자율신경**이 모여 있는 부분이다.

척수의 백색질은 위에 있는 중추와 아래에 있는 말초 사이에서 정보 전달을 이어주는 역할을 한다. 정보를 중추로 올려 보내는 백색질은 **상행성섬유**, 말초로 정보를 전달하는 백색질은 **하행성섬유**가 지나는 길이다. 척수를 상·하행하는 긴 축삭에도 부위마다 **앞섬유단(전삭)**, **등쪽섬유단(후삭)**, **가쪽섬유단(측삭)**이라는 이름이 붙었다.

대뇌새겉질의 원기둥 구조

대뇌의 표면은 대뇌겉질이라 불리는 두께 3mm 정도의 회색질로 덮여 있는데 이들은 다시 원시겉질, 옛겉질, 새겉질로 구분된다. 대뇌새겉질은 6개의 층을 하나의 단위로 하는 원기둥 구조이고 각각 전문적인 정보처리를 실행한다.

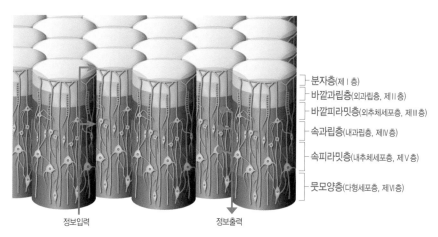

분자층(제 I 층)
바깥과립층(외과립층, 제 II 층)
바깥피라밋층(외추체세포층, 제 III 층)
속과립층(내과립층, 제 IV 층)
속피라밋층(내추체세포층, 제 V 층)
뭇모양층(다형세포층, 제 VI 층)

정보입력　　　　정보출력

척수의 회색질과 백색질

척수 중심부는 신경세포로 구성된 회색질이다. 대뇌의 회색질·백색질과는 반대 구조다.

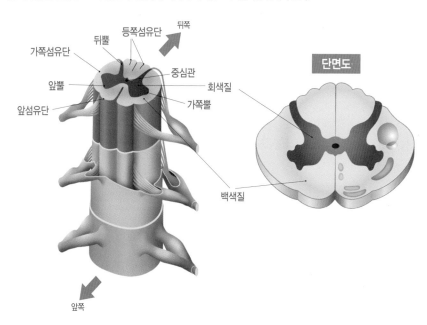

뒤쪽
등쪽섬유단
뒤뿔
가쪽섬유단
앞뿔
중심관
앞섬유단
회색질
가쪽뿔
백색질

단면도

앞쪽

대뇌와
사이뇌

좌우의 대뇌반구는 비대칭성

POINT
- 우반신의 말초신경은 좌반구로, 좌반신의 말초신경은 우반구로 들어온다.
- 일반적으로 좌반구는 언어와 계산 같은 이론적 사고를 담당한다.
- 우반구는 비언어적인 기능을 담당한다고 여겨진다.

좌우의 대뇌에서 각각의 기능을 담당한다

인간의 몸은 대체로 좌우대칭이지만, 뇌는 대뇌세로틈새(대뇌종열)를 경계로 좌우로 분할되고 좌우 각각 다른 역할을 맡고 있다. 또 많은 경우, 우반신의 말초신경은 **좌반구**로, 좌반신의 말초신경은 **우반구**로 들어온다는 것도 이미 알려져 있다.

뇌 중에서 특히 좌우의 기능차가 명백한 것이 대뇌이다. 대뇌는 좌우의 반구로 나뉘고 나아가 **이마엽(전두엽)**, **마루엽(두정엽)**, **관자엽(측두엽)**, **뒤통수엽(후두엽)**으로 나누며 각 엽이 다양한 기능을 책임지고 있다. 좌우 양측 뇌에 존재하면서 각각 몸의 반대쪽을 지배하고 있는 것으로는 **운동신경**과 **감각신경**이 있다.

이에 비해 좌우 어느 한쪽에만 존재하는 것이 **언어중추**다. 언어중추는 오른손잡이의 90% 이상이 **좌측**에, 왼손잡이에서도 약 60%가 **좌측**에 존재한다고 한다.

우성대뇌반구는 논리적 사고를 잘한다

이처럼 언어중추를 갖는 쪽을 일반적으로 우성대뇌반구라고 불린다. 따라서 많은 사람들에게 우성대뇌반구는 **좌반구**를 의미한다. 우성대뇌반구는 계산과 언어처럼 주로 논리적 사고를 하는 중추가 모여 있다. 이에 비해 우반구는, 감성에 관한 일을 하는 중추가 모여 있는데 예를 들어 공간이나 인간의 얼굴을 인식하는 처리가 이에 해당한다.

그러나 실제로는 뇌의 좌우가 독립해서 활동하는 게 아니라 **뇌들보(뇌량)**라 불리는 굵은 교차섬유를 통해 반대측에 있는 뇌와 긴밀하게 연락하면서 복잡한 처리를 하고 있다.

 시험에 나오는 어구

언어중추
언어의 이해와 생성을 담당하는 대뇌 부위이다. 주로 대뇌의 좌반구에 있고 말을 하기 위한 근육운동을 종합하는 전언어영역과 상언어영역. 언어이해를 담당하는 후언어영역으로 구분하고 있다.

 메모

우성대뇌반구
언어중추가 있는 쪽의 반구를 말한다. 이때 반대쪽에 있는 뇌를 열성대뇌반구라 부르기도 한다.

감성에 관계하는 처리
열성대뇌반구에서 일어난다. 감성에 관한 처리에는 음악적 능력도 포함된다.

대뇌의 비대칭성

대뇌반구의 기능에는 좌우 차이가 있는데 언어적, 논리적 사고를 담당하는 쪽은 우성대뇌반구, 그렇지 않은 반대쪽은 열성대뇌반구라 불린다. 일반적으로는 좌반구가 우성대뇌반구일 경우가 많다. 또 좌우 양쪽 모두에 존재하는 운동신경과 감각신경도 좌우의 뇌에서 교차해 서로 반대쪽 몸을 조종한다.

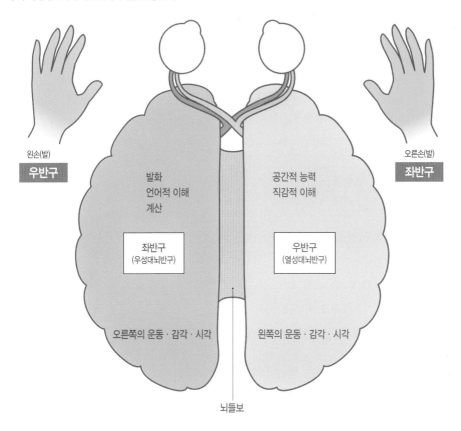

왼손(발)
우반구

오른손(발)
좌반구

발화
언어적 이해
계산

공간적 능력
직감적 이해

좌반구
(우성대뇌반구)

우반구
(열성대뇌반구)

오른쪽의 운동 · 감각 · 시각

왼쪽의 운동 · 감각 · 시각

뇌들보

---

column **원래 쓰던 손을 바꿔서 써도 '우성대뇌반구'는 바뀌지 않는다**

오른손잡이의 약 90%는 좌측 대뇌를 우성대뇌반구로 쓴다고 한다. 이에 비해 왼손잡이의 우성대뇌반구는 우측과 좌측의 비율이 거의 같다. 왼손잡이의 비율은 전체의 10% 전후라 알려졌으므로 대다수의 우성대뇌반구가 좌측임은 명백하다. 그런데 어렸을 때 왼손잡이였는데 오른손잡이로 교정된 사람은 어떻게 되는 걸까? 우성대뇌반구는 태어났을 때의 모습 그대로라 변하지 않는다. 훈련에 의해 왼손으로 들고 있던 것을 오른손으로 바꿔 들게 되었다 해도 본질적으로는 왼손잡이인 상태 그대로인 것이다. 즉 신체 습관은 우성대뇌반구 위치와 별개이다.

사이뇌

대뇌겉질의 기능성국재

(중추신경계의 특정부위가 특정 기능을 담당하는 것을 말한다. 질병 등으로 운동영역, 언어영역, 시각영역 등이 손상되면 그 부위에 따른 증후가 나타난다-역주)

POINT
- 대뇌겉질은 부분마다 각각 다른 기능을 담당하고 '영역'이라는 단위로 분류된다.
- 대뇌겉질의 기능은 크게 운동영역, 감각영역, 시각영역, 청각영역, 연합영역으로 나뉜다.

운동영역과 감각영역이 평행 상태로 나란히 있다

대뇌겉질(대뇌피질)이 모든 운동과 감각에 똑같이 관여하는 것이 아니다. 운동의 계획이나 실행을 관장하는 **운동영역**, 피부에서의 자극을 받아 감각을 느끼는 **감각영역**, 청각에 관여하는 **청각영역**, 시각에 관여하는 **시각영역**, 이들을 제외한 고차기능을 관장하는 **연합영역**처럼 대뇌겉질은 몇 개의 영역으로 나뉘어 있다. 게다가 운동영역과 감각영역은 그 세세한 각각의 영역마다 신체 각 부분의 기능을 담당한다. 이러한 기능별 분포를 대뇌겉질에서의 **기능성국재**라고 부르며 이것을 그림으로 나타낸 것이 **펜필드맵**(Penfield map, 오른쪽 상단 그림)이다.

이 그림에서 운동영역과 감각영역은 얼굴, 팔, 다리, 몸통 같은 각 영역이 뇌의 중심구를 가운데 놓고 좌우로 나란히 있음을 알 수 있다. 따라서 발 운동에 해당하는 대뇌겉질이 손상되면 발 움직임에 장애가 발생한다.

인간의 고차 기능을 관장하는 연합영역

연합영역은 인간 특유의 인지와 사고에 관여하는 영역으로 발달했다. 운동영역과 감각영역에서 정보를 처리한 뒤 판단과 치밀한 운동 같은 고도한 기능을 종합한다고 보면 된다. 이마엽(전두엽)에 있는 **이마연합영역**은 이마엽의 **운동영역**보다 앞쪽에 있는 영역이며 행동의 결정, 결과의 예측, 추상적인 사고를 담당한다. 마루엽(두정엽)의 감각영역 뒤쪽부터 뒤통수엽(후두엽)의 시각영역 앞쪽에 걸친 넓은 영역인 **마루연합영역**은 공간과 신체의 인지에 관여한다. 관자엽(측두엽)의 청각영역을 제외한 **관자연합영역**은 물체의 인지, 시간과 공간, 그 때 당시의 감정을 포함한 에피소드기억 등에 관여한다.

시험에 나오는 어구

운동영역
골격근에 수의운동 명령을 보내는 대뇌겉질의 영역이다. 주로 관자엽의 중심고랑(중심구) 앞쪽에 위치한 부위다.

감각영역
피부에서 온 자극을 감각신경을 통해 받아들이고 감각을 느끼는 대뇌겉질의 영역이다. 마루엽의 중심고랑 뒤쪽에 위치한다.

메모

물체의 인지
신체 외부에서 얻은 시각정보를 자신 안에 있는 기억에 비춰가며 그것이 과연 무엇인가를 인식하는 처리 프로세스다.

에피소드기억
에피소드기억은 개인적이고 한 번뿐인 경험에 기반한 뇌의 학습시스템이다. 이에 비해 사물과 개념에 관한 기억을 의미기억이라 하며 이 역시 뇌의 학습시스템이다.

운동영역과 감각영역의 기능성국재 (펜필드맵)

캐나다의 뇌신경 외과의사인 와일더 펜필드(Wilder Penfield)가 만든 대뇌겉질의 상세한 그림이다. 뇌에 직접 전기 자극을 주는 방법으로 각각의 기능을 특정했다.

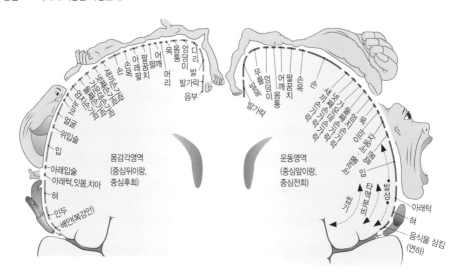

고차기능을 지배하는 3개 연합영역

대뇌겉질 중 감각영역과 운동영역 이외의 영역이 연합영역이다. 인지와 판단, 기억, 치밀한 운동 등 인간 특유의 고도한 기능을 종합한다.

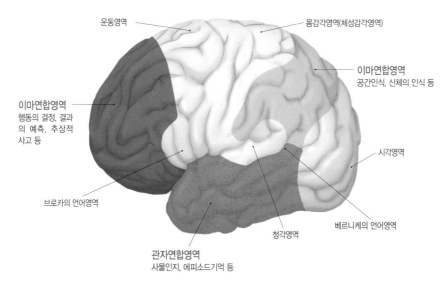

대뇌와 사이뇌

대뇌의 각 부를 연결하는 섬유

POINT

- 좌우의 대뇌반구를 연결하는 신경섬유군을 맞교차섬유라고 한다.
- 좌우 반구의 같은 부위 안쪽에서 여러 영역을 두루 연결하는 신경섬유 다발을 연합섬유라고 한다.
- 연합섬유에는 짧은 섬유와 긴 섬유가 있다.

대뇌의 각 영역을 잇는 신경섬유의 다발

중추는 대뇌를 중심으로 각 부위가 서로 연락하고 협력하며 제 역할을 다 하고 있다. 그 연락 역할을 신경섬유가 맡고 있으며 신경섬유에는 중추에서 말단으로 정보를 전하는 원심성섬유와 말단에서 중추로 전달하는 구심성섬유로 크게 구분한다. 또 좌우 대뇌반구의 겉질(피질) 사이를 연락하는 신경섬유는 **맞교차섬유**(교련섬유), 반구에서 같은 부위의 겉질을 연결하는 신경섬유는 **연합섬유**라고 한다.

맞교차섬유는 각각의 반구가 받아들인 정보를 서로 교환하면서 심적 통일을 유지하는 역할을 한다. 가장 큰 맞교차섬유는 대뇌세로틈새(대뇌종열) 밑바닥에 있는 뇌들보(뇌량)이며 좌우의 대뇌반구에서 주로 새겉질(신피질)을 서로 연결하고 있다. 또 **앞맞교차**(전교련)는 좌우의 변연피질 및 관자엽겉질(측두엽피질)을 연결하고 있다.

연합섬유는 같은 반구 내 신경세포들을 연결해 정보를 모아 정리하거나 과거의 기억에 비추어 판단을 내리는 등 종합적 기능을 한다. 인접한 뇌이랑(뇌회)을 잇는 짧은 섬유와 다른 영역에까지 뻗어 있는 긴 섬유 2종류가 있고 긴 섬유에는 위세로다발(상종속), **활신경다발**(궁상속), 갈고리섬유다발(구상속) 등이 있다. 위세로다발은 한 쌍의 쌍방향성 신경다발이고 대뇌의 앞쪽과 뒤쪽을 연결한다. 각각의 연합섬유다발은 대뇌반구의 타원형 쪽인 측면을 통과해 이마엽, 뒤통수엽, 관자엽, 마루엽을 연결하고 있다. 활신경다발은 위관자이랑(상측두회)의 꼬리쪽과 위관자고랑(상측두구)에서 가쪽고랑(외측구)의 꼬리쪽 부근을 지나 등쪽 이마엽앞겉질(전두전피질)로 들어온다. 위관자이랑과 이마옆앞겉질을 연결하는 것에서 음성정보의 전송에 관여하고 있다고 추정한다. 갈고리섬유다발은 가쪽고랑의 아래를 횡단해 이마엽의 뇌이랑과 관자엽의 앞쪽을 연결하고 있다.

 시험에 나오는 어구

맞교차섬유(교련섬유)
좌우의 뇌를 잇는 섬유군이다. 뇌들보와 앞맞교차 외에 뇌활맞교차(뇌궁교련), 해마맞교차(해마교련), 뒤맞교차(후교련) 등이 있다.

연합섬유
같은 쪽 대뇌반구의 상이한 영역을 연결하는 섬유이다. 인접하는 뇌이랑을 연결하는 짧은 연합섬유와 다른 영역에까지 뻗어 있는 긴 연합섬유가 있다.

 메모

활신경다발
관자이마연합부의 뒤쪽과 뇌의 이마겉질을 연결하는 활신경다발은 위세로다발의 일부로 여겨지고 있다.

대뇌 각 부를 잇는 섬유

맞교차섬유는 좌우반구의 겉질들을 연결하는 섬유이다. 연합섬유는 같은 반구내의 겉질들을 연결하는 섬유로 다른 영역까지 길게 뻗은 섬유도 있고 인접한 뇌이랑을 잇는 짧은 섬유도 있다.

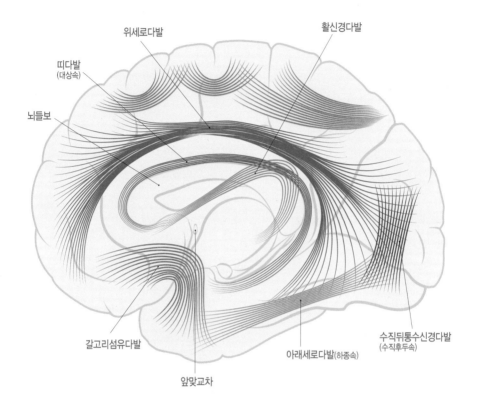

위세로다발

활신경다발

띠다발
(대상속)

뇌들보

갈고리섬유다발

앞맞교차

아래세로다발(하종속)

수직뒤통수신경다발
(수직후두속)

---

column **활신경다발 장애와 실어증**

고차뇌기능 장애의 하나이며 언어를 이해하지도 못하고 말도 못하게 되는 실어증이 있다. 뇌출혈이나 뇌경색 같은 뇌혈관 장애에 의한 언어영역의 손상이 주요 원인으로 여겨지며 이밖에 활신경다발에 발생한 장애 때문에 일어나기도 한다. 이것은 활신경다발이 운동성 언어중추인 브로카 영역과 언어의 이해에 관련하는 베르니케 영역을 연결하고 있기 때문이다. 이렇게 정보 전달 경로에서 발생한 장애로 생긴 실어증을 전도언어상실이라고 부르며 들은 내용의 이해나 자발적인 발화는 가능하지만 들은 말을 똑같이 따라하기는 어렵다.

손상된 기능을 보완하는 기능

대뇌와 사이뇌

POINT

- 뇌의 신경회로가 손상되면 운동기능의 일부를 잃는다. 그러는 한편 반대쪽의 신경회로가 잃어버린 기능을 보완한다.
- 겉질척수로에 생긴 장애는 적색척수로가 기능을 대신한다.

재활치료를 통해 천천히 운동기능이 회복한다

감각기에서 들어온 복잡한 정보를 처리하고 신체의 고차기능을 제어하는 뇌, 이 뇌에 장애가 생겨 신경회로가 파괴되면 손발 마비를 비롯한 심각한 후유증이 일어날 우려가 크다. 대뇌반구는 각각의 위치와는 반대되는 쪽의 신체 운동기능을 관장하기 때문에 좌우 중 한쪽 뇌가 손상되면 그곳과 반대되는 쪽 신체에 장애가 발생하는 특징이 있다. 또 일반적으로 뇌와 척수는 한 번 손상되면 재생되지 않는다고 한다.

그런데 이런 장애가 **재활치료**(치료적 훈련)에 의해 어느 정도 회복하는 케이스도 적지 않다. 이를 통해 장애를 입지 않은 신경회로가 장애를 입은 부분을 보완한다는 추정을 할 수 있는데 이것을 **뇌의 가소성**이라고 부른다.

예를 들면 뇌종양이나 뇌졸중으로 뇌 일부의 기능을 잃게 된 사람이 회복하는 사례를 들 수 있겠다. 잃게 된 기능을 뇌의 어느 부분이 대신 보완하는지는 아직 해명되지 않았다. 한편 기능을 보완하고 있는 부분을 손상시키면 회복됐던 기능까지 다시 잃어버린다는 사실도 실험을 통해 밝혔다. 원숭이 실험에서 **겉질척수로**(피질척수로)의 손상 때문에 잃었던 운동기능이 뇌의 가소성 덕분에 회복된 경우라도, **적색척수로**(적핵척수로)를 동시에 손상시키면(재손상) 기능이 회복되지 않았던 것이다. 이것은 적색척수로가 겉질척수로의 기능을 부분적으로 보완하고 있을 가능성을 시사한다.

 시험에 나오는 어구

겉질척수로
대뇌겉질에서 척수에 걸쳐 뻗어 있는 축삭(신경섬유)의 굵은 다발(전도로)이다. 피라밋로(추체로)라고도 한다.

적색척수로
대뇌에서 뇌줄기의 운동신경핵을 거쳐 척수로 하행하는 신경경로의 하나이다. 척수 앞뿔(전각)의 α(알파) 및 γ(감마) 운동뉴런에 흥분 또는 억제성 작용을 한다.

뇌의 가소성
뇌를 구성하는 신경과 그 정보 전달 경로는 고정된 게 아니라 상황에 따라 변화하는 기능을 갖고 있다. 한쪽 뇌에 뇌경색이 발병해도 심각한 마비가 일어나지 않았다는 사례는, 다시 말해 건강한 쪽의 대뇌반구와 발병한 대뇌반구 옆에 위치한 소뇌반구가 뇌경색을 일으킨 발병 대뇌반구의 활동을 대신 떠맡고 있기 때문이다.

운동기능의 보완을 보여주는 실험

오사카대학대학원 산하 교수들의 연구에 의하면, 쥐의 대뇌겉질 운동영역 중 한쪽의 겉질척수로를 손상시키면 손상된 뇌 부위와 좌우가 반대되는 쪽 발에 중증도의 운동장애가 나타났다고 한다. 그런데 수주일 후, 뇌 손상부위와는 반대쪽의 겉질척수로가 새로운 신경회로를 형성했고 쥐의 운동기능은 회복되었다.

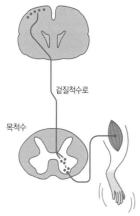

① 건강한 평상시: 겉질척수로가 대뇌 반구와는 반대쪽 신체의 운동기능을 제어한다.

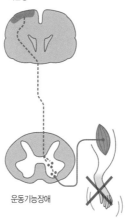

② 뇌손상직후: 겉질척수로와 연락이 끊어져 대응하는 운동기능에 장애가 일어난다.

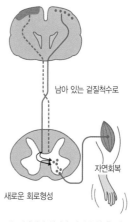

③ 뇌장애가 일어난 뒤 수주일 후: 손상된 쪽이 아닌 반대쪽 뇌에서 새로운 겉질척수회로가 형성되었고 운동기능이 회복됐다.

대뇌겉질 운동영역 · 뇌손상 · 겉질척수로 · 목척수 · 남아 있는 겉질척수로 · 운동기능장애 · 새로운 회로형성 · 자연회복

---

column 뇌경색을 일으킨 쥐 실험 사례

최근의 뇌과학 연구에 의하면 뇌경색 등으로 인해 기능을 잃은 뇌가 효과적인 재활치료를 받으면 회복할 가능성이 있다고 한다.

쥐 실험에서, 뇌 우반구의 표면인 체성감각영역의 대뇌겉질에 뇌경색을 일으켰을 때 어떤 일이 일어나는지 반대쪽 좌반구의 같은 부위에 해당하는 신경을 연구했다. 그 결과 우반구의 뇌경색 때문에 잃은 기능을 좌반구가 대신한다는 것을 알아냈다. 병이 나지 않은 좌반구에서 옛 기능을 대체하기 위해 새로운 신경회로가 생겼고 실험 자극에 반응하면서 최적의 기능회복이 촉진되었다는 것이다.

단, 뇌의 신경 연결 변환이 실제로 실현되는 것은 뇌 장애 후 1주일부터 2주일이라는 짧은 기간에 한정되었다. 또한 기능이 회복될 때까지는 뇌 장애 발병에서 4주까지의 기간 동안 지속적인 자극이 필요하다는 것도 알게 되었다. 신경회로의 재편과 기능회복이 일어날 가능성을 시사하는 이 실험은 그만큼 개별적이고 적정한 재활치료가 매우 중요하다는 반증이다. 따라서 뇌 장애 후 조속한 시기에 장애 부위와는 반대인 뇌를 자극할 수 있는 적절한 방법 개발이 필요하다.

대뇌와
사이뇌

뇌의 대사

POINT

- 뇌 활동의 에너지원은 글루코스이다.
- 뇌로 들어가는 영양소는 동맥에서 혈액을 통해 공급된다.
- 정상적인 뇌는 혈류량을 일정하게 유지하는 방법을 이미 활용하고 있다.

뇌는 에너지 대사를 가장 활발히 하는 장기

뇌의 질량은 전체 체중의 2% 정도이다. 그러나 혈액의 순환량은 심박출량의 약 15%를 차지하고 산소 소비량은 전신의 약 20%, 글루코스(포도당) 소비량은 전신의 약 25%로, 모두 다 뇌 질량에 비해 매우 크다. 뇌가 온 몸의 장기 중에서 가장 에너지 대사를 활발하게 하고 있기 때문이다. 뇌는 에너지 생산의 기초물질을 글루코스에 거의 일임하고 있는데 그렇다고 해서 글루코스를 따로 저장할 수 있는 것도 아니다. 따라서 뇌는 이러한 에너지원을 언제나 공급받을 필요가 있다.

뇌로 들어가는 영양소는 주로 속목동맥(내경동맥)과 척추동맥(추골동맥)에서 나오는 혈류로 공급받는다. 속목동맥과 척추동맥은 크고 작은 가지를 뻗어 뇌의 각 부위에 영양을 공급하고 윌리스고리라 부르는 동그란 접합을 형성하며 서로 연락한다. 따라서 만약 속목동맥에 혈류 장애가 일어나도 척추동맥 덕분에 혈액은 뇌 전체를 잘 순환한다.

한편 뇌에 분포하는 많은 정맥은 동맥과 나란히 있는 게 아니라 경질막정맥굴(경막정맥동)에 모여 속목정맥으로 빠져나간다. 그리고 사용한 뇌척수액은 앞에서 설명했듯이, 뇌실계의 맥락얼기(맥락총)에서 뇌척수액으로 생산되고 거미막밑공간(지주막하강)을 흘러 결국 거미막과립 또는 척주관의 정맥그물(정맥총)에서 정맥혈로 흡수된다.

만일, 뇌조직의 혈류가 감소되면 뇌는 너무나 쉽게 손상되고 만다. 뇌는 혈류가 부족한 허혈 상태를 될 수 있으면 회피하기 위해 혈압변동일 때라도 혈류량을 일정하게 유지할 방법을 이미 갖추고 있다. 이것이 뇌순환 자동조절기능이다. 자동조절기능이 정상인 뇌에서는 평균 혈압이 60~160mmHg의 범위에 있도록 뇌혈류량이 일정하게 유지되고 있다.

시험에 나오는 어구

D글루코스
포도당과 동의어이다. 대표적인 단당으로 덱스트로스라고도 한다. 혈액에 의해 각 조직으로 운반되어 에너지가 되는 물질의 하나이다.

뇌순환 자동조절기능
정상상태의 뇌에서 혈압이 급격히 변해도 뇌혈류가 일정하게 유지되도록 한다.

키워드

대사
생체 내에서 생명유지활동에 필요한 물질이 화학적으로 변화되어 흡수되고 배출되는 것을 말한다.

허혈
말초조직이나 장기로 들어가는 동맥혈의 공급이 많이 부족한 상태를 말한다. 뇌경색 등이 원인이 되어 뇌에 허혈이 일어나면 뉴런에 불가역적인 변화가 생기고 만다.

뇌의 순환 · 대사

뇌에는 척추동맥과 속목동맥이라는 2쌍의 동맥이 혈액을 공급한다(P.30 참조). 대뇌의 바깥 표면에는 중간대뇌동맥, 대뇌반구의 안쪽 벽에는 주로 앞대뇌동맥이 혈액을 공급하고 있다.

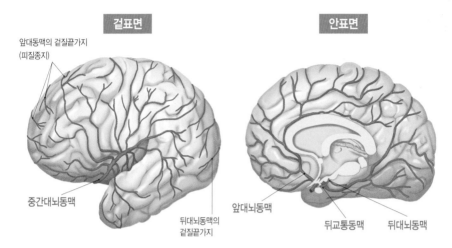

겉표면

앞대동맥의 겉질끝가지
(피질종지)

중간대뇌동맥

뒤대뇌동맥의
겉질끝가지

안표면

앞대뇌동맥

뒤교통동맥

뒤대뇌동맥

뇌순환 자동조절기능

뇌에는 혈압의 변동에 대비해 혈류를 일정하게 유지하는 장치가 있다. 정상일 때 뇌혈류량은 평균혈압 60~160mmHg의 범위에서 일정하게 유지된다. 장애가 일어났을 경우 혈압의 저하 정도에 따라 뇌혈류량도 저하한다.

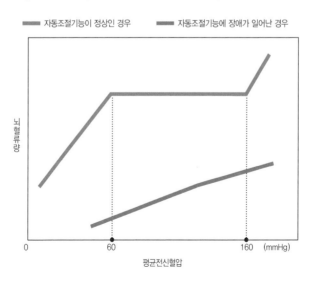

자동조절기능이 정상인 경우 　　　자동조절기능에 장애가 일어난 경우

뇌혈류량

0　　　　　60　　　　　　　　160　(mmHg)

평균전신혈압

사이뇌의 구조

POINT

- 사이뇌는 대뇌반구와 중간뇌 사이에 있는 자율신경의 중추이다.
- 사이뇌는 2개의 대뇌반구에 감싸여 있고 대뇌반구를 서로 연결한다.
- 사이뇌는 시상, 시상상부, 시상하부로 이루어져 있다.

시상은 중추신경계 중에서 최대의 신경핵

대뇌와 중간뇌(중뇌)의 사이에 위치하는 사이뇌(간뇌)는 **자율신경과 내분비계**의 활동을 조절하는 뇌의 일부다. 대뇌변연계와 대뇌기저핵, 뇌줄기(뇌간) 등과 신경섬유로 연락하고 다양한 **감각**의 정보를 중계한다. 사이뇌를 구성하고 있는 것은 **시상, 시상상부, 시상하부**이다.

사이뇌에서 가장 넓은 부분은 **시상**이며 사이뇌 전체의 약 80%를 차지한다. 시상은 제3뇌실을 가운데 끼고 좌우에 위치하는 신경핵의 집합이고 시상에 있는 신경핵을 **시상핵**이라 한다. 좌우의 시상은 **시상사이붙음**(시상간교)으로 연결되어 있다.

시상핵은 백색질로 구성된 **속섬유판**(시상수질판)에 의해 전방, 내측, 외측을 Y자로 분할되고 있다. Y자의 앞부분은 **전핵군**, 안쪽 부분은 **내측핵군**, 바깥 부분은 **외측핵군**, 시상 배쪽 부분은 **복측핵군**으로 세세하게 분류되며 각각 다른 일을 담당하고 있다. 중추신경계에서 가장 큰 신경핵 집합체인 시상으로 **후각** 이외의 모든 감각정보가 모여든다.

시상하부는 사이뇌의 배쪽에 해당하고 제3뇌실의 옆면과 밑바닥을 형성하는 작은 부위이다. 이곳은 **자율신경계와 내분비계**에 관여하고 있다.

시상상부는 시상의 뒤쪽 등부위에 위치하고 제3뇌실의 뒷벽을 형성한다. 여기에는 **고삐**(수망(手綱))라고 불리는 **후각계섬유**가 끝나는 백색질이 포함된다. 시상을 뒤쪽에서 보면 제3뇌실에 걸린 고삐처럼 보이기 때문에 여기에서 이런 이름이 붙었다. 또한 시상상부에 있는 **솔방울샘**(송과체)은 사이뇌의 뒤쪽으로 비죽이 튀어나온 돌출부인데 **수면**에 관여하는 호르몬을 분비하는 내분비선이다. 솔방울과 닮은 모양에서 이름이 유래되었다.

시상

사이뇌의 일부를 차지한 커다란 알 모양의 회색질이다. 중간뇌와 줄무늬체(선조체) 사이에 위치하며 후각 이외의 흥분전도를 대뇌겉질로 중계한다.

시상상부

제3뇌실의 뒷벽을 형성하고 넓은 의미에서 시상의 일부이다. 솔방울샘, 고삐, 고삐삼각(수망삼각), 고삐핵(수망핵), 뒤맞교차(후교련) 등으로 구성된다.

시상하부

시상의 아래쪽에 위치하고 그 아래는 뇌하수체가 이어져 있다. 자율신경계의 중추이다.

 키워드

시상사이붙음

제3뇌실의 내부를 향해 융기한 시상의 두 안쪽이 뇌실을 좁혀가는 한편 일부가 유착된 부분을 시상사이붙음이라고 한다.

속섬유판

시상의 내부를 Y자로 분할하는 신경섬유의 집합이다. 각각의 빈 공간에는 많은 신경핵이 모여 있다.

사이뇌의 구조

사이뇌는 대뇌변연계와 대뇌기저핵, 뇌줄기 등과 신경섬유를 통해 연락하고 감각·운동·정동 등의 기능과 관계한다.

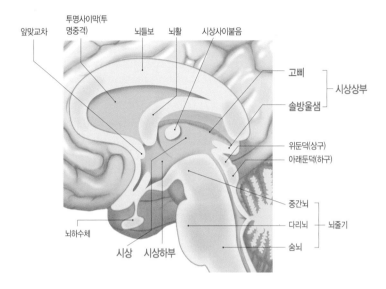

시상의 구조

시상은 사이뇌의 약 80%를 차지하고 있다. 대뇌겉질로 향하는 감각전도로 중계가 주요 역할이다.

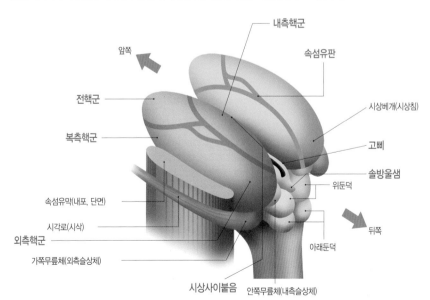

시상하부와 뇌하수체 *hypothalamus and pituitary gland*

POINT

- 시상하부와 뇌하수체는 호르몬 분비에 관여해 신체의 항상성을 유지한다.
- 뇌하수체의 앞엽에서는 부신피질자극호르몬, 성장호르몬 등이 분비된다.
- 뇌하수체의 뒤엽에서는 항이뇨호르몬, 옥시토신 등이 분비된다.

체내환경의 항상성을 유지하는 시상하부

시상하부는 중추 중에서도 매우 작은 기관이다. 하지만 **체내환경의 조정**이라는 중요한 역할을 담당하는데 특히 **자율신경계**의 제어에 관여하고 있다. 시상하부를 구성하는 회색질은 제3뇌실과 접해 있는 **시상하부 뇌실 주위층**, 그 바깥의 **시상하부내측영역**, 시상하부의 가장 겉에 있는 **시상하부외측영역**으로 나뉘며 이들 3개의 영역에 각각 **핵군**이 존재한다.

자율신경계의 제어는 **호르몬계**와의 연동에 의해 유지되고, 호르몬을 분비하는 것은 시상하부에서 작은 자루 형태로 이어져 있는 분비선인 **뇌하수체**이다.

자율신경계는 내장과 혈압 · 혈당치 · 맥박 · 체온 등을 **불수의적**으로 조정한다. 자율신경계와 호르몬 분비의 연동을 통해 체내환경의 밸런스를 유지하는 방식을 **호메오스타시스**(항상성)라고 한다.

시상하부와 뇌하수체가 연동해서 내분비계를 제어

호르몬계의 조정을 중심적으로 하는 것이 시상하부의 **활꼴핵**(궁상핵, 누두핵)이라 불리는 부위이다. 활꼴핵은 뇌하수체의 호르몬 분비를 촉진시키는 **방출호르몬**과 제어하는 **방출억제호르몬**을 분비한다. 이것을 받은 뇌하수체는 성장호르몬, 유선자극호르몬, 갑상샘자극호르몬, 부신피질호르몬, 생식샘자극호르몬(성선자극호르몬) 등 다양한 호르몬의 분비를 촉진하거나 억제한다.

또 내분비 기관인 뇌하수체는 혈관이 매우 발달해 있다. 이것은 분비된 호르몬이 혈류를 타고 효율적으로 전신에 운반하기 위해서라고 여겨진다.

시험에 나오는 어구

뇌하수체
많은 호르몬을 분비하는 내분비 기관으로 뇌의 수직 아래에 존재한다. 뇌의 일부가 늘어나서 대롱대롱 매달려 있는 것처럼 보이는 것에서 이름이 유래했다.

키워드

호메오스타시스
생물체가 갖는 체내 여러 기관이 기온과 온도 같은 외적 환경 그리고 육체적인 변화에 대해 균형을 유지하는 것을 말한다.

활꼴핵
시상하부의 아래쪽에 있고 뇌하수체의 호르몬 분비를 촉진하는 호르몬을 분비하는 기관이다. 그 모양에서 깔때기핵(누두핵)이라고도 불린다.

시상하부의 구조

시상의 아래쪽에 위치한 신경핵군이 시상하부다. 시상하부는 그 아래에 있는 뇌하수체 쪽으로 호르몬을 분비해 뇌하수체를 자극하면서 체내환경도 조정한다.

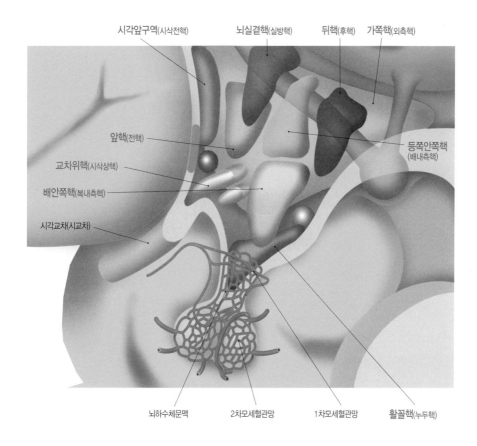

시각앞구역(시삭전핵)　　뇌실곁핵(실방핵)　　뒤핵(후핵)　가쪽핵(외측핵)

앞핵(전핵)

교차위핵(시삭상핵)

배안쪽핵(복내측핵)

시각교차(시교차)

등쪽안쪽핵
(배내측핵)

뇌하수체문맥　　2차모세혈관망　　1차모세혈관망　　활꼴핵(누두핵)

오버트레이닝 증후군

　오버트레이닝 증후군은 '만성피로증후군'이라고도 하며 스포츠 활동을 했을 때 몸에 생긴 피로가 충분히 회복되지 않은 채 축적된 상태를 말한다. 이런 상태가 되면 트레이닝의 효과가 오히려 저하되어 경기 성적에도 악영향을 끼칠 수밖에 없다. 더욱 악화되면 수면장애와 식욕부진, 심박수와 혈압의 급격한 상승 등을 일으킬 위험도 있다. 스트레스에서 오는 시상하부와 뇌하수체(호르몬 밸런스)의 기능저하가 원인인 경우가 많기 때문에 재빠른 대처가 필요하다.

대뇌기저핵 *basal ganglia*

POINT

- 대뇌기저핵은 대뇌겉질과 시상, 뇌줄기를 연결하는 신경핵의 집합체이다.
- 대뇌기저핵의 주요 구성은 줄무늬체와 창백핵이다.
- 운동조절, 인지기능, 감정, 동기, 학습 등의 역할을 담당한다.

대뇌겉질→대뇌기저핵→시상의 회귀적 전달

대뇌기저핵은 대뇌반구의 깊숙한 곳에서 수질에 둘러싸인 신경핵이다. 대뇌기저핵을 구성하는 것은 주로 줄무늬체(선조체)와 창백핵(담창구)이다. 줄무늬체는 꼬리핵(미상핵)과 조가비핵(피각)으로 구성되며 이마엽(전두엽)과 마루엽(두정엽)에서 들어오는 입력을 중계하는 역할을 한다. 창백핵은 조가비핵으로 덮이듯 위치하며 바깥분절(외절)과 속분절(내절)로 구분된다. 둘 다 줄무늬체에서 들어오는 입력을 시상으로 전달하는 출력기관이다.

대뇌기저핵은 복잡한 구조를 하고 있어서 모든 기능이 확실히 알려져 있지 않은데 그나마 운동기능에 관한 것은 해명이 진행되고 있다.

대뇌겉질에서 나온 운동명령은 대뇌기저핵으로 전달된다. 이것을 받은 대뇌기저핵은 자세를 제어해서 부드러운 동작을 하라는 신호를 시상을 경유해 대뇌겉질로 전달한다. 이러한 정보 전달의 서클 구조는 운동을 의도적으로 선택해서 실행하기 위해 만들어진 회로라고 한다. 스스로의 의도에 따라 행하는 운동은 수의운동이라 부르며 대뇌기저핵의 중요한 역할 중의 하나이다. 만일 대뇌기저핵이 손상되면 매끄러운 수의운동이 어려워져 손발 등이 자신의 의도와 상관없이 움직이게 된다. 이것을 불수의운동이라고 한다.

대뇌기저핵과 시상 사이에 있는 수질은 속섬유막이라고도 불리며 대뇌겉질과 그 밖의 뇌와 연락하는 신경섬유가 다니고 있다. 상행성 섬유인 부챗살관(방선관)은 대뇌겉질로 퍼져나가고 하생성 섬유는 대뇌다리(대뇌각)와 연결되어 있다. 이처럼 속섬유막을 지나는 섬유에는 국재성이 있어서 어디한 부분이 손상되면 그곳과 연결된 신체 부위에 장애가 발생한다.

시험에 나오는 어구

대뇌기저핵
대뇌반구에서 가장 깊은 부위에 존재하는 신경핵이다. 인간의 대뇌기저핵이 하위중추인 이유는 대뇌겉질이 발달해 있기 때문이다. 조류 같은 동물에서는 대뇌기저핵이 가장 최상위의 중추다.

줄무늬체
꼬리핵과 조가비핵으로 구성된 대뇌기저핵의 구성요소다. 이마엽과 마루엽에서의 입력을 창백핵으로 중계한다.

창백핵
대뇌기저핵의 구성요소 중 하나이다. 바깥분절과 속분절로 구분된다. 바깥분절은 줄무늬체에서 들어온 정보를 받고 시상밑핵(시상하핵)과 창백핵의 속분절, 흑색질 등으로 출력한다.

메모

대뇌기저핵의 주요 구성요소
대뇌기저핵의 주요 구성 부위로써 담장(claustrum)을 들때도 많았다. 담장은 대뇌겉질의 광범위한 영역들 사이에서 동그란 회로를 갖는 회색질인데 대뇌기저핵과의 기능적인 관계는 깊지 않다는 것이 현재의 견해이다.

대뇌기저핵의 구조

대뇌기저핵은 시상을 양쪽에서 감싸듯이 존재한다. 주요 구성요소는 줄무늬체, 창백핵이다.

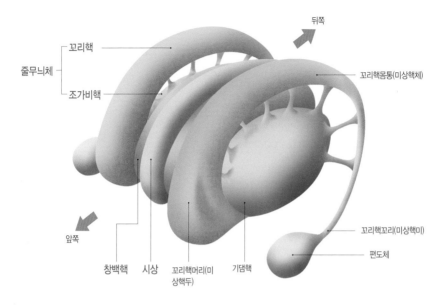

대뇌기저핵을 경유하는 정보 전달

대뇌겉질→대뇌기저핵→시상으로 정보가 전달되고 시상에서는 다시 같은 경로를 거쳐 대뇌겉질로 전달되는데 이처럼 대뇌기저핵을 경유하는 것이 정보 전달의 특징이다.

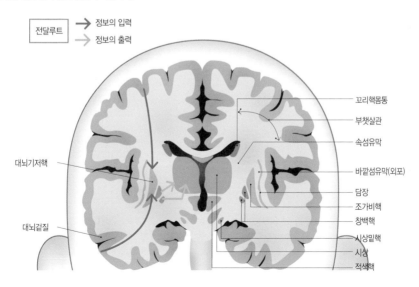

대뇌변연계 *limbic system*

- ●정동의 출력, 의욕, 기억과 자율신경활동에 관여하는 구조물의 총칭이다.
- ●중요한 역할을 담당하는 것은 편도체와 해마이다.
- ●대뇌의 변연피질과 핵, 그리고 이들을 잇는 섬유연락으로 구성된다.

기억과 정동에 관여하는 발생학적으로 오래된 중추

대뇌변연계는 호흡, 순환, 배출, 흡수 같은 신체의 활동에 관여하는 자율계중추의 총칭이다. 구체적으로는 대뇌반구의 안쪽과 밑바닥면에 위치하는 피질변연계와 그 기저핵을 지칭하며, 넓은 의미로는 이와 함께 기능하는 시상하부를 포함하기도 한다. 대뇌변연계는 계통발생적으로는 오래된 옛겉질(고피질)에 속하며 새겉질(신피질)에 대해 원시겉질(원피질)이라고도 불린다.

새겉질인 대뇌겉질이 고차의 정보처리를 담당하고 있는 것에 비해 원시겉질인 대뇌변연계는 본능과 정동을 담당하고 있다고 한다.

피질변연계에는 해마, 해마곁이랑(해마방회), 띠이랑(대상회) 등이 있고 기저핵에는 편도체, 사이막(중격), 유두체 등이 있다.

가쪽뇌실(측뇌실) 가까이에 위치한 해마는 본능적인 행동과 기억에 관여하는 부위이다. 특히 기억 중에서도 일차적인 기억의 보관 장소로 여겨지고 있으며 외부에서 입력된 감각정보를 정리해 1~수개월 정도 보관하는 기능을 갖고 있다. 그렇기 때문에 이곳이 손상되면 중증의 건망증에 빠진다는 것도 널리 알려진 사실이다.

아몬드를 닮은 편도체는 주로 정동과 관계한다. 뇌과학에서 말하는 정동이란, 유쾌·불쾌, 화, 기쁨 같은 본능적인 감정과 이에 동반되는 신체반응을 의미한다. 예를 들면 즐겁고 기쁘다는 감정이 일어났을 때 심박수가 오르고 공포를 느꼈을 때 몸이 굳는 상황 말이다. 대뇌신피질과 해마도 편도체에 관여하고 있으며 이들로부터 출력된 감각정보와 기억정보를 평가·판단하는 형태로 정동의 표출시스템은 구축되어 있다.

대뇌변연계의 구조

대뇌변연계를 주로 구성하는 것은 기억에 관계하는 해마, 정동에 관계하는 편도체, 뇌들보(뇌량)와 뇌활(뇌궁) 사이의 막상조직인 사이막이다. 좌우의 대뇌반구를 잇는 맞교차섬유(교련섬유)가 뻗어 있는 것도 볼 수 있다.

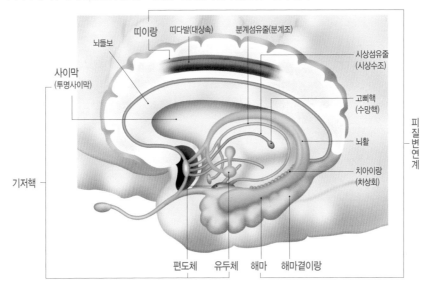

해마체의 구조

해마와 치아이랑, 해마발(해마지각)을 합한 것이 해마체이다. 치아이랑은 과립세포라 불리는 세포층인데 그 바깥층은 분자층이라고 부른다.

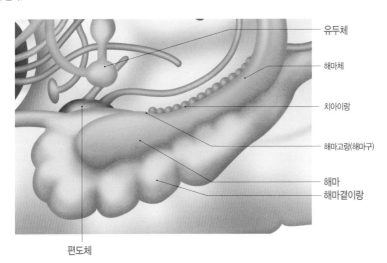

스포츠 중 뇌진탕과 대처법

적당한 스포츠는 심신을 상쾌하게 해 준다. 하지만 정도가 지나치거나 수면부족 등의 악조건 속에서 운동을 하면 생각지 못한 위험에 빠질 수 있다.

그중에서도 조심해야 하는 것이 뇌의 손상이다. 외상에 의한 머리 충격도 당연히 위험하지만, 사람들이 의외로 무시하는 것이 뇌진탕이다. 뇌진탕이란 머리 부위에 극심한 외력이 작용된 직후에 일어나는 일시적인 의식장애라고 정의할 수 있다. 단, 이럴 경우의 외력은 반드시 뇌를 직접 가격한 것만 가리키는 게 아니다. 머리뼈 안에서 뇌가 흔들리는 것만으로도 누구나 뇌진탕을 겪을 수 있다. 특히 뇌진탕 발생이 현저한 스포츠가 복싱, 축구, 럭비, 아메리카 풋볼, 유도 등이다.

일본의 스포츠계를 보면, 의식만 회복하면 그리 걱정할 필요가 없다는 사람이 많은 것 같다. 하지만 뇌진탕에서 급성경질막밑혈종을 일으키는 경우가 많은데 이는 갑자기 사망할 수 있는 전형적인 뇌손상 증상이며 매우 위험하다. 또 뇌진탕은 한 번 경험하면 그 뒤에도 반복되기 쉬우며 그 결과 생길 뇌기능 장애도 역시 위험하다. 뇌진탕을 반복한 뇌는 알츠하이머와 매우 유사한 기능장애를 일으킨다고 알려져 있다.

실제의 뇌진탕은 그 대부분이 실신 같은 의식장애를 동반하지 않는다. 그러나 두통이나 어지럼증, 집중력 결여 같은 증상을 많이 일으키기 때문에 이러한 증상이 보이면 일단 뇌진탕을 의심해야 할 것이다. 그대로 경기를 진행하면 앞에서 말한 중대한 사고로 이어질 수밖에 없기 때문에 곧 중지하고 우선은 머리와 신체를 안정시켜야 한다. CT나 MRI 같은 화상검사가 필수인데 검사에 이상이 발견되지 않더라도 나중에 인지장애나 마비가 생기는 경우가 있으니 주의가 필요하다. 병증이 완전히 없어질 때까지는 의사의 진단에 기반해 적절한 처치를 받아야 한다. 경기 복귀를 준비할 때도 유산소 운동부터 시작해서 차차 무산소 운동으로 이행하는 등, 단계적인 프로세스를 밟아야 한다.

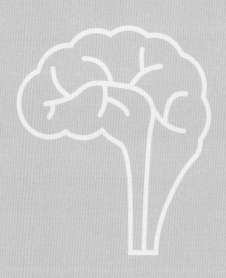

3장

뇌줄기와
척수, 소뇌

뇌줄기(중간뇌, 다리뇌, 숨뇌)의 겉모습

POINT

● 뇌줄기(중간뇌, 다리뇌, 숨뇌)로 구성되며 숨뇌 아래로 척수가 이어진다.
● 많은 뇌신경이 뇌줄기를 경유한다.
● 생명유지의 기본이 되는 중추로, 발생학적으로 가장 오래된 뇌이다.

신경의 전달로이며 대뇌를 돕는다

뇌줄기(뇌간)는 대뇌와 사이뇌(간뇌) 아래에 있고 **중간뇌(중뇌)**, 다리뇌, 숨뇌(연수)로 구성된 중추의 총칭이다. 뇌의 기둥이 된다는 의미에서 이런 이름이 붙었다.

뇌줄기 중 가장 위에 있는 것이 **중간뇌**이다. 중간뇌 배쪽에는 운동에 관련된 굵은 신경섬유인 **대뇌다리**(대뇌각)가 있고 **운동**에 관여한다. 대뇌다리 사이에서 마치 얼굴을 빠끔히 내밀고 있는 유두체는 사이뇌의 시상하부의 일부다. 등쪽의 융기는 **위둔덕**(상구) · **아래둔덕**(하구)이라 불리며 이 안에는 **시각과 청각**에 관여하는 **신경핵**이 있다. 중간뇌에서 나온 뇌신경은 **눈돌림신경**(동안신경)과 **도르래신경**(활차신경)이다.

중간뇌와의 경계에서 아래쪽으로 급격하게 굵어지는 부분이 **다리뇌**이다. 배쪽 표면에서 가로방향으로 뻗은 **줄무늬**(선조)는, 중간소뇌다리를 거쳐 소뇌와 연결된 신경섬유의 **다리뇌가로섬유**(횡교섬유)가 드러난 것이다. 또 다리뇌에는 **삼차신경, 갓돌림신경, 얼굴신경, 속귀신경**이 드나들고 있다.

숨뇌와 척수의 경계보다 조금 아래 부분은 머리뼈의 바깥

다리뇌에서 아래쪽으로 이어진 **숨뇌**는 뇌의 가장 아래 부분이고 척수로 이어지는 부분이다. 숨뇌에서 위아래 세로로 뻗은 **피라밋**(추체)에는 대뇌겉질에서 전신의 골격근에 명령을 보내는 신경섬유의 다발이 뻗어 있다. 이 신경섬유는 **피라밋로**(추체로)라고 부른다. 한편 **피라밋교차**(추체교차)라 불리는 교차섬유는 척수와의 경계에 해당하는 부분이고 여기보다 아래는 이제 머리뼈의 바깥이다. 피라밋의 양측에 둥그렇게 부푼 **올리브**는 소뇌로 정보를 중계하는 부분이다. 숨뇌에 드나드는 뇌신경에는 **혀인두신경, 미주신경, 더부신경, 혀밑신경**이 있다.

뇌줄기의 구조

뇌줄기는 위에서부터 중간뇌, 다리뇌, 숨뇌의 순서로 나란히 이어져 있고 뇌줄기 아래쪽은 척수와 연결된다. 다리뇌에서 숨뇌에 걸쳐 신경계 중 10쌍이 드나든다.

배쪽

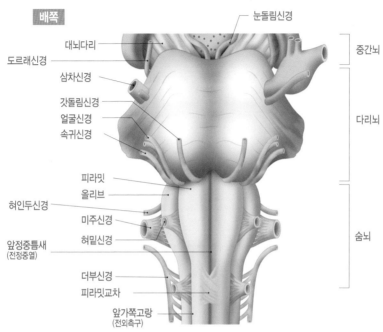

눈돌림신경

대뇌다리

도르래신경

삼차신경

갓돌림신경

얼굴신경

속귀신경

피라밋

올리브

허인두신경

미주신경

혀밑신경

앞정중틈새
(전정중열)

더부신경

피라밋교차

앞가쪽고랑
(전외측구)

중간뇌

다리뇌

숨뇌

등쪽

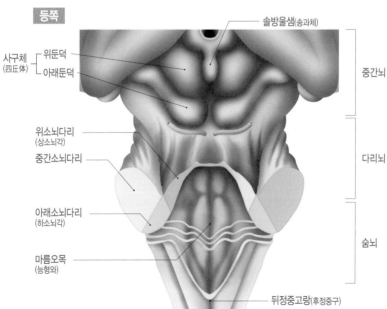

솔방울샘(송과체)

사구체
(四丘体) ─ 위둔덕
          ─ 아래둔덕

위소뇌다리
(상소뇌각)

중간소뇌다리

아래소뇌다리
(하소뇌각)

마름오목
(능형와)

뒤정중고랑(후정중구)

중간뇌

다리뇌

숨뇌

중간뇌의 단면

● 중간뇌는 뇌줄기에서 가장 위에 위치한다.
● 중간뇌는 다리뇌 쪽으로 하행하면서 그 단면구성이 변한다.
● 중간뇌의 중심회색질은 정동 행동을 관장한다.

상구는 시각, 흑색질은 운동의 조절기능을 담당한다

뇌줄기(뇌간)에서 가장 위에 위치하는 중간뇌(중뇌)는 길이가 약 2.5cm이다. 양쪽 관자엽(측두엽) 사이에 있으며 다리뇌를 향해 하행하면서 그 단면구성이 조금씩 변화하는 것이 특징이다.

오른쪽 페이지 상단의 그림은 중간뇌 상부에서 신경축과 수직이 되게 자른 단면이다. 등쪽에서 작은 언덕처럼 융기한 두 부분은 위둔덕(상구)이라 불리는 부위이다. 위둔덕은 위둔덕팔(상구완)을 거쳐 시상베개(시상침) 및 가쪽무릎체(외측슬상체)와 연락하고 주로 시각과 관련한 기능을 담당한다. 7겹의 담회색질이고 겉 표면에서 내부를 향해 섬유집합층과 세포집단층이 번갈아 배열되어 있는 것이 특징이다.

중간뇌수도관(중뇌수도)은 한가운데의 뒷부분을 통과하고, 등쪽의 중뇌덮개(중뇌개)와 배쪽의 대뇌다리(대뇌각)가 중간뇌수도관에서 구분된다. 위둔덕의 높이에서 좌우로 있는 한 쌍의 커다란 신경핵은 적색핵으로 대뇌의 운동영역과 소뇌핵에서 입력을 받은 뒤 적색숨뇌로(적핵연수로)와 적색척수로로 출력해서 불수의운동의 조절을 한다. 대뇌다리의 배쪽 부위에 있는 신경핵은 흑색질이다. 그물부분(망양부)과 치밀부분(치밀부)의 2개의 부분으로 구성되며 근육의 긴장, 협조운동 조절이 주요 기능이다.

하구는 청각계의 일부

중간뇌에서 다리뇌 쪽으로 좀 더 내려간, 하부의 단면을 보면 위둔덕 대신에 아래둔덕(하구)이 나타난다. 아래둔덕은 그 안에 아래둔덕핵(하구핵)이라 불리는 회색질을 포함하고 있고 청각경로의 중계핵 및 소리의 높이 분석과 소리의 방향을 판단하는 일을 한다. 중간뇌수도관의 주변을 둘러싼 중간뇌중심회색질은 편도체, 시상하부와 연계하면서 정동의 활동에 관여한다.

 시험에 나오는 어구

위둔덕
중간뇌에서 시각계의 일부를 이루는 7겹의 담회백층이다. 대뇌의 뒤통수엽(후두엽)에 있는 후두안(後頭眼) 영역과 이마엽(전두엽)에 있는 전두안(前頭眼) 영역 등에서 명령을 받아 안구를 조작한다. 또 시각을 통한 반사의 중계핵이기도 하다.

아래둔덕
아래둔덕핵이라고 불리는 회색질을 포함한 중간뇌 부위다. 소리의 높이 분석과 소리의 방향을 판단하는 기능을 맡는다.

 키워드

적색핵
위둔덕의 높이에서 좌우로 있는 한 쌍의 커다란 신경핵이다. 대뇌의 운동영역과 소뇌핵에서의 섬유연락(입력)을 받아 불수의운동을 조절한다. 적색척수로는 피라밋로(추체로)의 역할을 보조하고 관절을 굽히는 굽힘근의 역할을 촉진한다.

대뇌다리
대뇌다리에는 대뇌겉질에서 시작해 다리뇌핵(교핵)에서 끝나는 하행신경로가 있고 피라밋로, 마루다리뇌로, 관자다리뇌로, 뒤통수다리뇌로, 이마다리뇌로가 지나고 있다.

중간뇌 상부의 단면

중간뇌 상부에서 신경축에 대해 수직인 단면이다. 중간뇌중심회색질은 체성통각을 담당한다. 위둔덕은 시각계의 일부, 흑색질은 운동계의 일부를 이룬다.

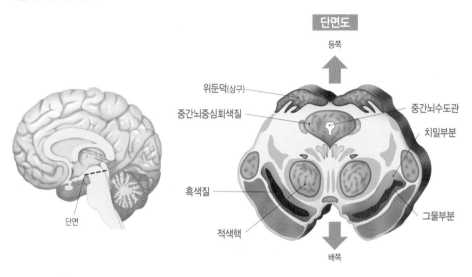

단면도

등쪽

위둔덕(상구)
중간뇌중심회색질
중간뇌수도관
치밀부분
흑색질
적색핵
그물부분
배쪽
단면

중간뇌 하부의 단면

중간뇌 하부에서 자른 단면도이다. 상부 단면에서는 위둔덕이 등쪽에 위치하지만 하부단면에서는 아래둔덕이 등쪽 부위를 구성하고 있다.

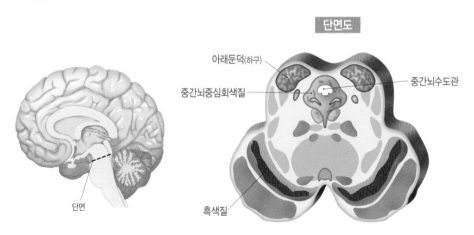

단면도

아래둔덕(하구)
중간뇌중심회색질
중간뇌수도관
흑색질
단면

다리뇌의 단면

- ●다리뇌는 뇌줄기에서 불룩하게 부푼 부분이고 소뇌와 접하고 있다.
- ●삼차신경, 갓돌림신경, 얼굴신경, 속귀신경을 뇌신경으로 내보낸다.
- ●그 물체는 뇌줄기의 중심부에 위치하고 수면과 각성을 관장한다.

바닥 부분의 다리뇌핵을 통해 소뇌와 연계

다리뇌는 중간뇌(중뇌)와 숨뇌(연수)의 사이 그리고 소뇌의 배쪽에 있고 제4뇌실의 배쪽벽을 형성하고 있다. 앞배쪽(전복측)에서 뇌줄기(뇌간)의 겉모습을 보면, 소뇌의 배쪽에서 뻗은 단단한 섬유다발(중간소뇌다리(중소뇌각))이 뇌줄기의 일부를 감싸면서 불룩하게 부푼 모양이다. 다리뇌라는 이름은, 이 부위를 소뇌에서 나온 '다리'에 빗댄 것에서 왔다. 밀접하게 연계된 소뇌와 다리뇌의 단면을 함께 나타낸 것이 오른쪽 상단의 그림이다.

소뇌의 표면은 소뇌겉질(소뇌피질)이라 불리는 회색질이 덮고 있고 표층에서 순차적으로 분자층, 푸르키니에세포층, 과립층이라는 3층 구조로 이루어져 있다. 소뇌겉질의 주요 역할은 심부소뇌핵으로 보내진 정보를 제어하는 것이다. 이끼섬유(태상섬유)와 오름섬유(등상섬유, 하올리브핵에서 시작)에 의해 심부소뇌핵에 전달된 감각운동정보는 여기에서 다양한 운동영역으로 전송되어 운동의 출력과 타이밍을 제어한다.

소뇌겉질로 들어오는 많은 입력은 배쪽의 다리뇌핵(교핵)에서 오는 것이다. 다리뇌핵은 다리뇌의 배쪽에 있는 커다란 회색질로 이루어져 있고 대뇌겉질에서 오는 정보를 받는다. 그런 다음 다리뇌핵에서는 다리뇌가로섬유(횡교섬유)라 불리는 섬유를 통해 운동의 개시, 기획, 타이밍을 조정하는 신호를 소뇌로 보낸다.

중간뇌수도관과 제4뇌실의 바로 아래에 위치하는 그물체(망양체)는 중간뇌에서 숨뇌에 걸쳐 있고 주로 수면과 각성의 제어를 맡고 있다. 그리고 다리뇌그물체(교망양체)는 자세의 제어에도 관여한다. 또 등쪽 부위에는 갓돌림신경핵(외전신경핵), 얼굴신경핵(안면신경핵), 삼차신경핵 등 뇌신경을 중계하는 신경핵이 다수 있다.

다리뇌핵
다리뇌 밑부분에 있는 커다란 회색질이다. 대뇌겉질에서 온 정보를 소뇌겉질에 보내고 운동의 제어에 관여한다.

키워드

중간소뇌다리
가장 큰 소뇌다리이다. 대뇌겉질→다리뇌→소뇌를 묶는 경로의 일부를 이루고 다리뇌핵에서 시작하는 원심성섬유로 이루어져 있다. 대뇌겉질에서 다리뇌로 가는 경로는 대뇌새겉질의 감각·운동영역에서 하행한다.

그물체
주로 미주신경을 통해 호흡·심박수·혈압을 조절하는 중추이다. 시상을 거쳐 각성과 수면의 조절에도 깊이 관여한다.

심부소뇌핵
소뇌수질의 안쪽 깊숙이 있는 회색질이다. 소뇌에서 다리뇌핵으로 출력 기능을 담당한다.

메모

운동의 기획
말초에서 들어오는 감각을 운동의 시작이나 실행으로 연결하기 위한 인지프로세스를 말한다. '지각화→해석→개념화→전략'의 흐름으로 이해할 수 있다.

다리뇌와 소뇌에서의 단면

아래 단면도는 다리뇌와 소뇌를 함께 나타내고 있다. 소뇌겉질에 들어온 입력은 대부분이 다리뇌핵에서 출력된 것이다. 그물체는 뇌줄기의 중심부이고 중간뇌에서 숨뇌에 걸쳐 존재한다.

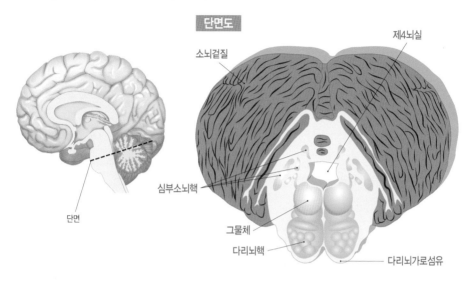

단면도

제4뇌실

소뇌겉질

심부소뇌핵

그물체

다리뇌핵

다리뇌가로섬유

단면

다리뇌의 구조(하부횡단면)

12쌍의 뇌신경 중 10쌍은 뇌줄기에 신경핵이 있다. 다리뇌 하부의 등쪽 부위에는 갓돌림신경핵, 얼굴신경핵, 삼차신경척수로핵이 있다.

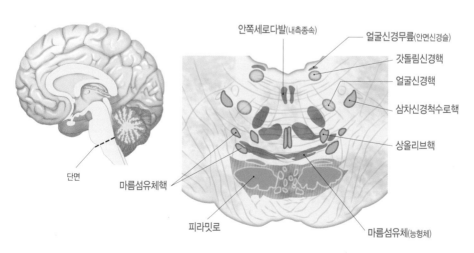

안쪽세로다발(내측종속)

얼굴신경무릎(안면신경슬)

갓돌림신경핵

얼굴신경핵

삼차신경척수로핵

상올리브핵

마름섬유체핵

피라밋로

마름섬유체(능형체)

단면

67

숨뇌의 단면

- 뇌줄기의 중간뇌, 다리뇌를 지나 더 아래로 가면 숨뇌에 다다른다.
- 숨뇌의 배쪽 가장 겉에 있는 것은 숨뇌 피라밋이다.
- 솔기핵은 각성의 리듬과 정동에 중요한 역할을 한다.

다양한 핵이 존재해서 생명유지 기능에 공헌

숨뇌(연수)는 **생명유지**에 불가결한 기능을 담당하는 중추이다. 뇌줄기(뇌간)를 구성하는 **중간뇌**(중뇌)와 다리뇌를 지나 좀 더 하행하면, 제4뇌실을 감쌌던 구조는 어느덧 숨뇌로 바뀐다. 숨뇌의 머리쪽에서 꼬리쪽까지 관통하고 있는 것은 **숨뇌 피라밋**(연수추체)이라 불리는 축삭의 다발인데, 위쪽 뇌에서 척수까지 하행하는 피라밋로(추체로) 중에서 숨뇌 부분이다. 이곳은 **겉질척수로**를 포함하며 **수의운동**과 관계하고 있다.

한편 숨뇌의 상부에는 **등쪽달팽이신경핵**(배측와우신경핵), **배쪽달팽이신경핵**(복측와우신경핵), **상올리브핵** 등 청각에 관계하는 핵이 있다.

안뜰신경(전정신경)과 함께 속귀신경을 구성하는 달팽이신경은 다리뇌 아랫부분에서 뇌 안쪽으로 들어가 밧줄모양체(restiform body)의 배가쪽(복외측)으로 들어간 뒤 등쪽달팽이신경핵과 배쪽달팽이신경핵에 다다른다. 상올리브핵은 **안쪽섬유띠**(내측모대)와 **삼차신경척수로핵** 사이에 있는 핵군이며 양쪽에 있는 달팽이신경핵에서 구심성섬유를 받는다. 원심성섬유는 **가쪽섬유띠**(외측모대)와 섞인다. 솔기핵은 중간뇌에서 뇌줄기의 안쪽에 분포하는 세포 집합인데 여러 개의 핵으로 이루어져 있다. 주로 변연계에 속한 **전두엽겉질과 겉질밑영역**(피질하영역)에서 신호를 받아 **수면각성리듬**과 보행, **호흡** 같은 규칙적인 반복 운동, 주의·보상 같은 **정동**과 인지기능에 관여한다.

숨뇌 중앙 부분의 단면에서는 **체성감각** 정보를 시상에 전하는 축삭을 포함하는 **안쪽섬유띠**와 미각 전도로가 있는 **고립로핵**, 평형감각에 관여하는 **안뜰핵**도 볼 수 있다. 숨뇌의 가장 밑 부분은 척수와 접한 부분인데, 그냥 봤을 때는 척수와 같은 구조를 하고 있기 때문에 경계가 확실하지 않다. 이곳의 **후삭핵**이 척수에서 올라온 체성감각을 받으며 **후삭핵에서 나온 축삭**은 반대쪽으로 교차하고 안쪽섬유띠가 되어 상행하다가 이윽고 시상에 도달한다.

시험에 나오는 어구

겉질척수로 (P.48 참조)
대뇌겉질에서 척수까지 뻗은 축삭(신경섬유)의 커다란 다발(전도로)이다. '피라밋로'라고도 부른다.

상올리브핵
안쪽섬유띠와 삼차신경척수로핵 사이에 있는 핵군이다. 양측의 달팽이신경핵에서 구심성섬유를 받고, 원심성섬유는 가쪽섬유띠와 섞인다.

안쪽섬유띠
척수의 등쪽섬유단(후삭)을 상행하는 신경섬유 중. 숨뇌의 후삭핵에 접속한 뒤 정중선에서 교차하면서 띠 모양이 된 2차 뉴런 섬유다발이다. 다리뇌를 거쳐 중간뇌 적색핵의 배쪽 좌우를 통과하고 시상을 경유해서 대뇌겉질의 몸감각영역에 다다른다.

숨뇌의 단면(상부)

중간뇌에서 아래쪽으로 신경축을 따라 가다 보면 다리뇌를 통과하고 이윽고 숨뇌에 다다른다. 숨뇌는 제4뇌실을 감싸는 듯한 구조이고 숨뇌의 배쪽 최하단에는 숨뇌 피라밋이 있다.

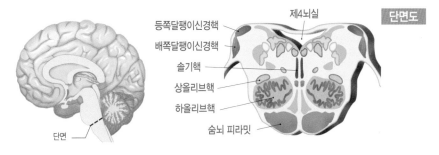

단면

단면도

제4뇌실
등쪽달팽이신경핵
배쪽달팽이신경핵
솔기핵
상올리브핵
하올리브핵
숨뇌 피라밋

숨뇌의 단면(중부)

숨뇌 상부를 지나 더 아래로 내려가 가운데 부분에 다다르면 상부와 같은 부위 말고도 안쪽섬유띠와 고립로핵, 안뜰신경핵도 볼 수 있다.

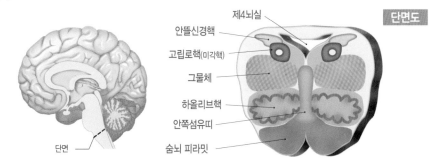

단면

단면도

제4뇌실
안뜰신경핵
고립로핵(미각핵)
그물체
하올리브핵
안쪽섬유띠
숨뇌 피라밋

숨뇌의 단면(척수접합부)

숨뇌와 척수가 접합하는 부분의 단면이다. 숨뇌가 끝나면서 제4뇌실도 사라지고 대신 중심관과 연결된다.

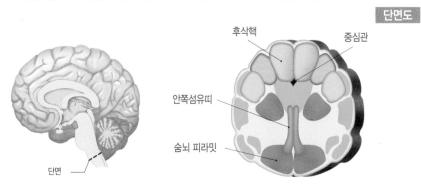

단면

단면도

후삭핵
중심관
안쪽섬유띠
숨뇌 피라밋

척수의 구조

- 척수는 숨뇌에서 이어지는 기둥상의 중추신경계이며 척주관 안에서 세로로 뻗어 있다.
- 성인의 척수 길이는 40~50cm, 직경은 약 1cm의 원기둥 형태이다.
- 척수의 단면은 중앙이 회색질이고 그 주변이 백색질이다.

척주관 속에서 세로로 뻗어있는 가늘고 긴 중추신경계

척수는 뇌줄기(뇌간) 아랫부분과 이어지는 **중추신경계**이다. 척주관의 내부를 가늘고 길게 하행하며, 상부는 고리뼈(환추)의 시작이고 하부는 성인의 경우 제1, 제2 허리뼈(요추)의 주변까지 다다르는데 그 길이는 40~50cm 정도이다.

척수는 등쪽과 배쪽이 좀 찌그러진 원기둥 모양이며 위에서부터 순차적으로 **목척수**(경수), **가슴척수**(흉수), **허리척수**(요수), **엉치척수**(천수), **꼬리척수**(미수)로 구분한다. 목 부위와 허리 부위에서 다소 두꺼워지기 때문에 목척수와 허리척수를 각각 **목팽대**(경팽대), **허리엉치팽대**(요팽대)라 부르기도 한다. 이 부분으로 다리를 지배하는 신경이 출입하고 있기 때문에 다른 곳보다 굵고 따라서 다른 부분보다도 뉴런이 많다.

척주관 속에 들어 있는 척수는 뇌처럼 안쪽에서부터 연질막, 거미막, 경질막이라는 3층의 뇌척수막으로 덮여 있다. 경질막과 척추뼈 사이에는 **정맥그물**과 **지방조직**이 있다. 척수의 표면에는 세로로 고랑(구)이 뻗어 있고 척수 안에도 척수를 좌우로 나누는 깊은 틈새(열)와 고랑이 전후에 있는데 **앞정중틈새**(전정중열)와 **뒤정중고랑**(후정중구)이라 한다.

이것보다 조금 얕은 고랑인 앞가쪽고랑(전외측구)과 뒤가쪽고랑(후외측구)은 **잔뿌리신경**(근사)이라고 하는 신경섬유 다발이 나오는 장소이다. 앞가쪽고랑에서 나온 여러 개의 잔뿌리신경이 모여 있는 것은 **앞뿌리**(전근)가 되고, 뒤가쪽고랑에서 나온 여러 개의 잔뿌리 신경 집합은 **뒤뿌리**(후근)가 된다. 뒤뿌리는 경질막의 내부에서 **척수신경절**이라 불리는 다소 부푼 부위가 되었다가 앞뿌리와 합류해 **척수신경**이 된다. 그리고 척수신경은 척주관에서 나와 **말초신경**으로 향한다.

척수 단면을 보면 안쪽에 회색질, 바깥쪽에 백색질이 통과하고 있는 것을 알 수 있다. 회색질 영역은 기능적 구분에 따라 **앞뿔**(전각), **뒤뿔**(후각), **가쪽뿔**(측각)이라는 더욱 세세한 이름이 붙어 있다.

시험에 나오는 어구

앞뿔·뒤뿔·가쪽뿔
척수의 회색질 영역이다. 앞뿔에는 운동뉴런, 뒤뿔에는 감각뉴런, 가쪽뿔에는 자율신경계가 있다.

척주관
척추뼈몸통의 뒤쪽에 있는 척추뼈구멍(추공)이 세로로 이어진 터널이다.

앞정중틈새·뒤정중고랑
각각 척수의 표면을 좌우로 가르는 세로로 뻗은 고랑 혹은 틈새이다.

척수의 구조

척수는 척주에 대응해 목척수, 가슴척수, 허리척수, 엉치척수, 꼬리척수로 구분된다. 성인은 척수와 척추의 높이가 일치하지 않는다. 성장 과정에서 척수가 척추만큼 길어지지 않기 때문이다.

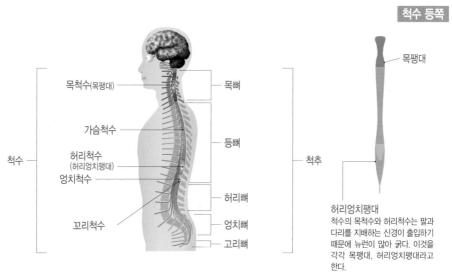

척수 등쪽

목팽대

허리엉치팽대
척수의 목척수와 허리척수는 팔과 다리를 지배하는 신경이 출입하기 때문에 뉴런이 많아 굵다. 이것을 각각 목팽대, 허리엉치팽대라고 한다.

척수의 단면

척수 표면에는 몇 개의 고랑이 있다. 이들 고랑(앞가쪽고랑·뒤가쪽고랑)을 지나고 있는 것이 척수신경의 가느다란 다발이다.

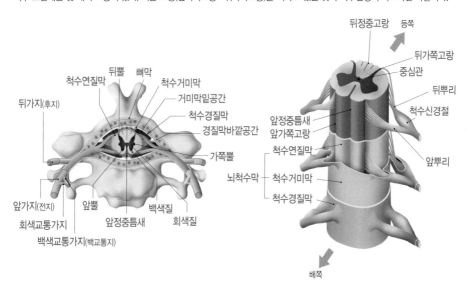

척수에서의 정보 입출력

- 팔다리와 몸통을 지배하는 거의 모든 신경이 척수신경이다.
- 척수의 앞뿔은 운동명령을 출력하고 뒤뿔은 수용기에서 온 감각을 입력한다.
- 가쪽뿔은 내장기능을 제어하는 정보를 출력한다.

두 종류의 운동뉴런이 운동지령을 출력

말초신경은 척수신경과 뇌신경으로 갈라지는데, 뇌신경은 미주신경을 제외하고 머리와 목 부위에만 분포한다. 팔다리와 몸통을 지배하는 거의 모든 신경이 **척수신경**이다. 척수로 신체의 **운동**과 **감각**의 정보가 드나드는데 그 중심을 담당하는 **뉴런**(회색질)이 하는 일은 모두 똑같지 않고 부위에 따라 그 기능이 다른 점이 특징이다.

척수의 회색질을 부위와 기능에 따라 10층으로 분류한 것이 **렉시드**이다(렉시드의 층). 이것에 의하면 척수의 회색질은 1~6층을 **뒤뿔**(후각), 7층의 일부를 **가쪽뿔**(측각), 8~9층을 **앞뿔**(전각), 10층을 **중심관**이 차지하고 있다. 이 중 앞뿔에는 크기도 대형이고 다극성인 **α**(알파)**운동뉴런**과 중·소형인 **γ**(감마) **운동뉴런**의 2종류가 있다. 앞뿔 안쪽 부위의 α운동뉴런은 몸통이나 팔다리의 근위근을 지배하고 바깥 부위에서는 **팔다리의 원위근**을 지배한다. 또 α운동뉴런에는 국재성이 있다는 사실도 알려졌다. 한편 γ운동뉴런은 **근방추**를 제어해서 근긴장을 조절한다.

뒤뿔의 감각뉴런은 수용기에서 온 **구심성섬유**가 뒤뿌리(후근)에 들어가 뒤가쪽다발(후외측속)을 경유해서 뒤뿔에서 끝난다. 감각뉴런은 대개 **사이신경세포**(개재뉴런)를 지나 **운동뉴런**으로 연락한다.

가쪽뿔에는 **교감신경절전뉴런**이 있다. 교감신경절전뉴런의 축삭은 **앞뿔**에서 나와서 교감신경절에서 절후뉴런과 연락한 후 **내장민무늬근**(내장평활근), 분비샘, 혈관, 심장근(심근) 등에 분포해서 내장의 움직임을 컨트롤한다. 또 엉치척수(천수)는 가쪽뿔이 발달하지 않았지만 대신 **부교감신경절전뉴런**이 존재한다.

시험에 나오는 어구

렉시드의 층
척수회색질 분류법의 하나다. 회색질을 10층으로 분류하는 방법인데 1950년대 초에 스웨덴의 신경해부학자 브로 렉시드(Bror Rexed)가 제창했다. 신경섬유의 기능적인 구조의 차이에 따라 구분하는 점이 특징이다.

키워드

α운동뉴런·γ운동뉴런
α운동뉴런은 겉질척수로의 2차 뉴런으로 앞뿔의 바깥쪽에 있는 것이 원위근(몸통에서 먼 근육-역주)을, 안쪽에 있는 것이 근위근(몸통에 가까운 근육-역주)을 지배한다. 굽힘근(굴근)을 지배하는 세포는 앞뿔의 등쪽에, 폄근(신근)을 지배하는 것은 배쪽에 존재한다. γ운동뉴런은 근방추(筋紡錘:골격근에 분포하여 근육의 길이 변화를 감지하는 감각수용기. 골격근의 수축과 이완에 대한 정보를 제공함으로써 정교한 운동과 자세 제어에 관여한다-역주)의 수축을 지배하고 근긴장에 관여한다.

사이신경세포
뉴런 사이에서 정보전달을 담당하는 뉴런이다. 척수 외에 뇌, 교감신경절 등에 존재한다.

척수에서의 정보 입출력

척수신경의 앞뿌리(전근)는 운동뉴런의 원심성섬유로 구성되고 뒤뿌리는 감각뉴런의 구심성섬유로 구성된다(벨-마장디의 법칙).

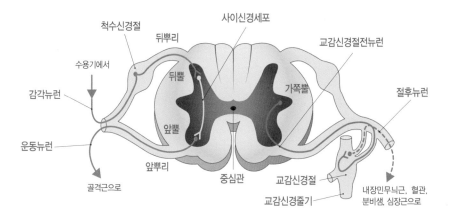

척수 앞뿔 운동뉴런의 체부위 국재

척수 앞뿔에는 운동기관으로 명령을 보내는 운동성(원심성) 뉴런이 포함되어 몸의 부위에 따라 전담하는데 이를 국재라 한다. 내측→외측의 순서로 몸통, 몸통~팔다리, 팔다리를 몸통에 지지하는 뼈대~팔다리, 위팔, 넓적다리, 아래팔, 종아리, 손·발의 근육을 지배하는 뉴런이 늘어서고 근위 지배 뉴런은 안쪽에, 원위 지배 뉴런은 바깥쪽에 늘어선다.

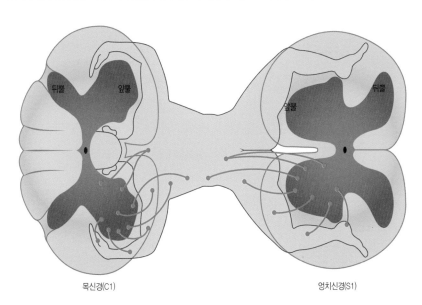

목신경(C1)   엉치신경(S1)

척수전도로

- ●일반감각을 전하는 상행로와 운동로를 전하는 하행로가 있다.
- ●상행로의 뉴런은 척수에서 대뇌겉질의 몸감각영역으로 간다.
- ●하행성의 신경로에는 피라밋로와 피라밋바깥로계가 있다.

말초와 중추를 상행·하행하는 2개의 루트

중추신경과 말초신경은 몇 개의 뉴런을 거치며 연결되고 정보를 교환하는데 그 정보의 통로를 전도로라고 한다. 척수의 백색질영역의 경우 전도로는 크게 2개로 나눌 수 있다. 하나는 상행의 중추에 정보를 전달하는 **상행성섬유**(상행로)이다. 다른 하나는, 아래쪽으로 향해 정보를 전달하는 **하행성섬유**(하행로)이다.

상행성섬유는 감각성의 전도로이다. 말초에서의 감각정보는 **척수신경절**을 통해 뒤뿌리(후근)에서 척수로 들어가는데, 그때의 뉴런은 그 뒤 2번이나 뉴런을 바꿔가면서 대뇌겉질의 **몸감각영역**에 다다른다. 2차 뉴런의 경로는 크게 나눠 2개의 루트가 있는데 하나는 척수의 **뒤뿔**(후각)에서 들어가 **등쪽섬유단**(후삭)을 경유해서 숨뇌(연수)의 핵에 다다르는 루트(등쪽섬유단안쪽섬유띠로)이다. 다른 하나는 **앞가쪽섬유단**(전측삭)을 경유해서 **시상**에 다다르는 루트(척수시상로)이다. 등쪽섬유단을 통하는 루트는 **촉압각**이나 **심부감각**을 담당하고, 시상에 다다르는 루트는 주로 온각·통각을 맡는다.

하행성섬유는 운동성의 전도로로, 대뇌겉질에서 **가쪽섬유단**(측삭)을 거쳐 척수의 **앞뿔**(전각)에 도착하는 루트이다. 운동겉질의 5층 피라밋세포(추체세포)와 척수앞뿔의 운동뉴런을 묶는 경로는 피라밋로(추체로)라고 부르며, 좁은 의미로는 **가쪽겉질척수로**(외측피질척수로)와 **앞겉질척수로**(전피질척수로)를 지칭한다. 가쪽겉질척수로는 숨뇌하부에서 대각선(신체의 반대측)으로 교차한 뒤 **가쪽섬유단**에서 **앞뿔**로 들어가 끝난다. 앞겉질척수로는 그대로(교차하지 않고) 척수에 도착한 다음 앞섬유단에서 반대쪽 앞뿔로 들어가 끝난다. 또 피라밋바깥로(추체외로계)계의 하행로는 시각자극에 대한 목 부위의 시선반사(視線反射)에 관여하는 **덮개척수로**(시개척수로)와 반사적인 자세유지에 관여하는 **안뜰척수로**(전정척수로) 등이 있다.

시험에 나오는 어구

척수전도로
척수의 백색질에 존재하는 신경전도 경로이다. 뇌에서의 운동정보를 말초로 전하는 하행로와 말초에서 받은 감각정보를 뇌에 전하는 상행로로 크게 나눈다.

메모

협의의 피라밋로
협의의 피라밋로는 가쪽겉질척수로와 앞겉질척수로인데, 이 외에 운동영역에서 뇌줄기의 운동성뇌신경핵에 이르는 겉질숨뇌로를 광의의 피라밋로에 추가하기도 한다.

피라밋바깥길
척수에 도달하는 피라밋바깥길에는 본문에서 설명한 것 말고도 더 있는데, 사이신경세포(개재뉴런)를 지나 α운동뉴런의 조절에 관여하는 적색척수로와 γ운동뉴런의 조절에 관여하는 그물체척수로(망양체척수로)가 있다.

척수전도로

척수전도로에는 상행로와 하행로가 있고, 상행로는 감각을 중추에 전하며 하행로는 중추에서의 운동명령을 말초에 전한다.

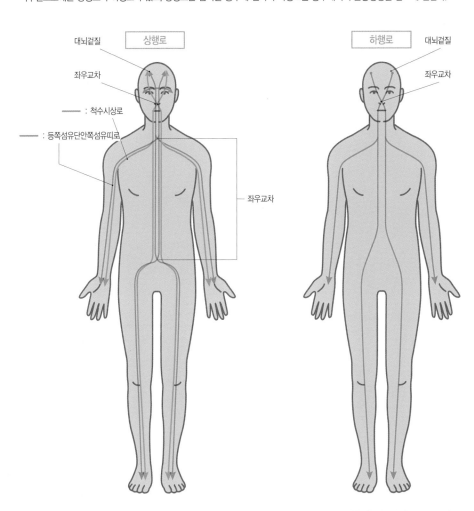

말초에서의 감각정보는 척수신경절을 통과해 뒤뿌리에서 척수로 들어간다. 그때의 경로는 크게 나눠 2개의 루트가 있는데 하나는 척수의 뒤뿔로 들어가 등쪽섬유단(후삭)을 경유해 숨뇌의 핵에 다다르는 루트(등쪽섬유단안쪽섬유띠로)이다. 다른 하나는 앞가쪽섬유단을 경유해서 시상에 다다르는 루트(척수시상로)이다.

대뇌겉질에서 가쪽섬유단(측삭)을 거쳐 척수의 앞뿔에 다다르는 루트이다. 피라밋로 중, 가쪽겉질척수로는 숨뇌하부에서 대각선으로 교차한 뒤 가쪽섬유단에서 앞뿔로 들어가 끝난다. 앞겉질척수로는 척수에 이르고 앞섬유단에서 반대쪽 앞뿔로 들어가 끝난다.

반사란 무엇인가?

POINT

- 반사란 자극에 대한 반응이 의식되지 않고 일어나는 것이다.
- 반사는 기능적으로 체성반사와 내장반사로 분류할 수 있다.
- 반사행동을 처리하는 중추에는 척수와 숨뇌 등이 있다.

대뇌겉질을 지나지 않고 재빠르게 처리되는 반응

몸에 어느 자극을 받았을 때, 특별히 의식되지 않았는데도 어떤 반응이 일어나는 생리작용을 **반사**라고 한다.

이처럼 '반응이 일어난다'는 것은 자극에 대해 중추가 어떤 처리를 했음을 의미하는데 특별히 의식되지 않고 일어난다는 말은 바로 **대뇌겉질**을 중추로 하지 않았다는 뜻과 같다.

예를 들면 테이블에 놓여 있는 물컵을 들고 마시는 동작은 **시각정보가 대뇌겉질**에 보내지고 그 정보에 적절한 동작(컵을 들어 올려 입으로 가져간다)을 수행하기 위한 신호가 근육에 전해져서 일어나는 것이다. 그러나 반사를 일으키는 자극도 대뇌겉질에는 전송되긴 하지만 보다 더 빨리 별도의 중추가 처리해서 빠른 반응이 일어난다. 즉 반사라는 것은 **대뇌겉질**을 통해 처리되는 반응보다 짧은 경로의 중추가 처리하는 반응을 말하며 이때는 대뇌겉질 이외의 **척수와 숨뇌**(연수) 등이 중추가 되어 활동한다.

자율신경계를 지나 일어나는 것은 내장반사

이러한 반사는 그 기능면에서 **체성반사**와 **내장반사** 2개로 분류할 수 있다. 전자는 **골격근의 수축**으로 나타나는 반응인데 이완한 근육을 작은 의료 해머로 두드리면 수축이 일어나는 힘줄반사가 유명하다(오른쪽 그림). 후자는 **자율신경계**를 지나 샘의 분비를 촉진하거나 내장근을 수축시키는 반응으로 눈에 빛이 들어오면 동공이 수축하는 대광반사를 들 수 있다.

반사에서 자극이 들어오는 기관은 **수용기**, 반응을 일으키는 기관을 **효과기**라 부르며 이러한 일련의 경로를 **반사회로**라 부른다.

시험에 나오는 어구

체성반사
골격근을 수축시키는 반사이다.

내장반사
자율신경계를 지나 내장근의 수축이나 샘의 분비를 촉진하는 반사이다.

수용기
반사가 일어날 때에 자극을 받는 감각기관이다.

효과기
각각의 반사 중에, 구체적인 반응이 나타나는 힘줄이나 내장 등의 기관을 말한다.

반사회로
수용기에서 받은 자극이 척수 같은 반사중추에 다다른 뒤 다시 되돌아와서 효과기에 도착한 후 반응이 일어나는 일련의 경로를 말한다.

반사의 과정

반사는 대뇌겉질을 거치지 않고 척수나 자율신경계 등을 지난 다음 일어나는 불수의의 반응이다. 신체 활동의 조절기능과 근육의 손상을 막는 많은 방어반응은 반사에 의한 것이다.

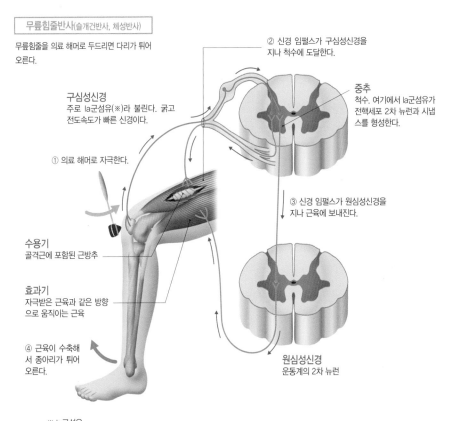

무릎힘줄반사(슬개건반사, 체성반사)

무릎힘줄을 의료 해머로 두드리면 다리가 튀어 오른다.

② 신경 임펄스가 구심성신경을 지나 척수에 도달한다.

구심성신경
주로 Ia군섬유(※)라 불린다. 굵고 전도속도가 빠른 신경이다.

중추
척수. 여기에서 Ia군섬유가 전핵세포 2차 뉴런과 시냅스를 형성한다.

① 의료 해머로 자극한다.

③ 신경 임펄스가 원심성신경을 지나 근육에 보내진다.

수용기
골격근에 포함된 근방추

효과기
자극받은 근육과 같은 방향으로 움직이는 근육

④ 근육이 수축해서 종아리가 튀어 오른다.

원심성신경
운동계의 2차 뉴런

※ Ia군섬유
근육의 구심성신경섬유의 4분류 중 직경이 가장 굵은 유수신경이 포함되고 근방추의 1차 종말에서 온 정보를 중추에 보내는 신경섬유이다. 한 개의 Ia군섬유는 다수로 갈라져 수십~수백의 운동뉴런에 접속하고 있다.

Athletics Column

자세의 유지와 평형감각도 반사 덕분

신체의 위치나 자세가 유지된다거나 운동을 할 때 다소 무리한 자세를 취해도 견딘다거나 하는 것도 무의식 중에 뇌줄기에서 제어되고 있는 반사운동 덕분이다. 방금 예로 들었던 반사운동은 특히 자세반사라 불리며 자세를 조절, 유지하는 역할을 맡고 있다. 목 부위 이하 전신의 골격근에 걸쳐 신체의 균형, 자세에 관여하는 전정척수반사도 그 하나이다. 속귀의 전정기관이 받은 평형감각정보가 전정신경과 뇌줄기그물체를 경유해서 척수의 α(알파)운동뉴런, γ(감마)운동뉴런으로 전도되어 몸통과 팔다리에 반사 동작으로 나타난다.

소뇌의 구조

POINT
- 소뇌는 주로 신체의 평형과 운동기능의 조절에 관계한다.
- 소뇌벌레와 벌레곁구역, 소뇌반구, 타래결절엽으로 구성된다.
- 뇌줄기의 등쪽에 위치하고 좌우로 불룩한 반구이다.

발생학적으로 새롭고 작지만 뉴런의 수는 많다

대뇌의 뒤 아래쪽, 뇌줄기(뇌간)의 등쪽에 위치한 소뇌는 대뇌와 정보를 주고받고 있는 중추신경의 일부이다. **소뇌벌레(충부)**, **소뇌반구**, **타래결절엽**(편엽소절엽)의 3개의 부위로 구성되는데 이중에서 중앙에 융기하고 있는 소뇌벌레는 벌레곁구역이라고 불리는 가늘고 기다란 부위 사이에 낀 형태다. 벌레곁구역의 바깥 양쪽이 **소뇌반구**이다. 소뇌의 아래에 있는 것이 타래와 결절을 합친 **타래결절엽**이다. 이 부위도 운동의 조절을 담당하고 있으며 기능은 부위마다 다르다.

발생학적으로 오래된 피질인 **소뇌벌레**와 **벌레곁구역**은 척수, 근육, 힘줄, 관절에서 감각의 입력을 받고 **몸통과 팔다리의 운동을 제어**한다. 소뇌반구는 새로운 피질이기 때문에 새소뇌라고도 불리며 다리뇌를 지나 대뇌겉질의 **운동영역**에서 입력을 받아 **시상복외측(視床腹外側)**으로 출력한다. 발생학적으로 가장 오래됐기 때문에 원시소뇌라고도 불리는 타래결절엽은 속귀에서 평형을 관장하는 전정기에서 입력을 받고 **전정신경핵**으로 출력한다. 뇌줄기와의 접속 부분에는 **소뇌다리**(소뇌각)가 있는데 소뇌는 소뇌다리, 뇌줄기를 통과해 대뇌와 정보를 주고받고 있다. 소뇌다리는 3쌍이 있으며 위소뇌다리(상소뇌각)는 **중간뇌(중뇌)**, 가운데소뇌다리(중소뇌각)는 **다리뇌**, 아래소뇌다리(하소뇌각)는 **숨뇌(연수)**와 각각 연결하고 있다.

소뇌의 내부는 회색질과 백색질로 되어 있고 그중 회색질에는 뉴런의 세포체가 모여 있으며 백색질에는 신경섬유가 모여 있다. 소뇌는 대뇌보다도 훨씬 많은 뉴런이 있기 때문에 **회색질의 비율이 높은 것**이 특징이다. 소뇌의 표면에 가느다란 고랑(구)이 많은 것도 뉴런의 수를 많게 하기 위해서이다. 또 소뇌와 사이뇌(간뇌) 사이에는 **제4뇌실**이 있다.

 시험에 나오는 어구

소뇌반구
소뇌 중에서 발생학적으로 가장 새로운 것이다. 운동의 계획과 감각정보의 평가를 담당한다.

소뇌벌레
좌우의 소뇌반구를 잇고 발생학적으로 오래된 피질이다. 몸통과 팔다리의 운동을 제어한다.

타래결절엽
발생학적으로 가장 오래되었기 때문에 원시소뇌라고도 불린다. 신체평형과 안구운동을 조절한다.

 키워드

소뇌다리
소뇌와 뇌줄기를 잇는 신경섬유 다발이다. 중간뇌, 다리뇌, 숨뇌를 각각 소뇌와 연결한다.

소뇌의 구조

소뇌의 표면은 소뇌고랑이라 불리는 가느다란 고랑이 있는데 이것에 의해 표면적이 넓어진다. 좌우는 분단되어 있지 않다.

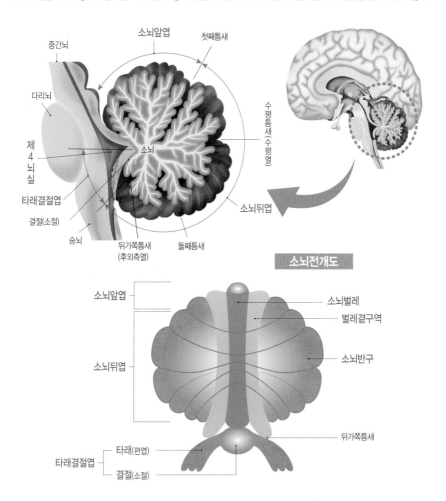

소뇌전개도

Athletics Column

운동신경이 '좋다'라는 말은?

운동신경은 선천적인 개인차가 있는 것도 아니고 훈련으로 발달되는 것도 아니다. 다시 말해 흔히 말하는 '운동신경이 좋은 사람'이라는 말에는 과학적인 근거가 없는 평가라는 뜻이다. 근력과 체력에 차이가 없는데도 운동능력에서 차이가 나는 이유는 사실 소뇌에 축적된 기억 때문이다. 이 기억은 어느 근육을 어떻게 쓰면 몸을 잘 움직일 수 있는지 그 최적의 방법을 실현하는 회로를 만들어 내기 위해 필요한 정보라 할 수 있다. 그러므로 그 기억을 확실하고 뚜렷하게 만들기 위해서는 철저한 반복 작업이 필수다. 제대로 짜인 탄탄한 반복연습이 운동신경의 비밀인 것이다.

스포츠에 의한 척수 · 척추의 상해

　럭비와 미식축구, 격투기 같은 스포츠는 상대와의 격심한 접촉을 피할 수 없다. 또 육상경기, 스키, 스노보드는 전복의 위험이 있고 수영은 다이빙을 했을 때 수영장 바닥에 머리를 부딪칠 우려도 있다. 어찌됐건 스포츠에서의 일어날 수 있는 사고 중 가장 조심해야 하는 것이 척수와 척추의 상해다. 척수 · 척추 손상의 대부분이 목뼈 · 목신경 손상이고 손상 원인 중 전체의 3~10%가 스포츠 활동이라 한다. 이곳이 크게 손상되면 손상된 척수 아래로 마비가 생기고 후유증이 남기도 한다. 예를 들면 손상 부위가 목척수라면 손발이 모두, 허리척수라면 발에만 후유증이 남는 등 어떻게 증상이 나타나는가에 따라 손상 부위를 특정할 수 있을 정도다.

　후유증의 정도를 될 수 있으면 가볍게 해서 회복의 가능성을 높이려면 부상 후 가급적 빨리 전신을 안정시키고 손상을 최소한으로 하는 게 정말 중요하다. 목척수 손상과 상부가슴척수손상은 폐 기능 저하를 예측할 수 있기 때문에 호흡기로 환자의 호흡을 보조하면서 약물과 수술 등으로 척수의 압박을 완화하는 치료가 검토된다. 2차적인 합병증으로서는 전신 근육의 긴장이 현저하게 떨어져서 생기는 욕창, 심부정맥혈전증, 폐색전 등이 일어나기 쉽고 이를 예방하기 위한 호흡훈련, 체위변환을 자주 해야 하며 관절 가동 영역을 확보하는 재활치료 등을 병행해야 한다.

　전신의 상태가 안정된 후에는 한층 더 적극적인 재활 단계로 이행한다. 현재의 의료에서는 척수 손상에 따른 장애를 완전히 없애지는 못한다. 여기서 중요한 점이 있는데, 장래에 예측할 수 있는 후유증에 대한 구체적인 대응이다. 예를 들면 두 다리가 마비된 사람의 생활 자립도를 높이기 위해서는 무거운 것을 드는 힘보다는 자신의 몸을 지탱하거나 몸을 들어 휠체어 등에 앉게 하는 팔의 기능이 중요하다. 그러기 위해 이 단계에서의 재활은 장래의 필요성에 따른 근력트레이닝과 관절가동역 훈련을 조합한 것이어야 한다.

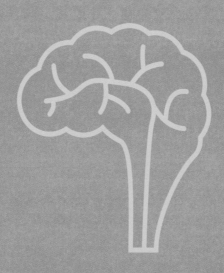

4장

—

말초신경계

12쌍 있는 뇌신경

- 뇌신경이란 뇌를 드나드는 12쌍의 말초신경이다.
- 대부분의 뇌신경은 머리·목 부위에 분포하고 있다.
- 미주신경은 흉부와 복부의 장기에 넓게 분포하고 있다.

뇌를 드나드는 12쌍의 말초신경

뇌를 드나드는 말초신경을 뇌신경이라고 한다. 뇌신경은 전부 12쌍이 있고 각각에는 고유의 명칭과 머리 쪽부터의 순서대로 Ⅰ~Ⅻ의 번호가 붙어 있다.

■ 각 뇌신경의 역할

Ⅰ : **후각신경** 가장 머리 위 부분에서 갈라지는 신경. 후각을 관장한다.

Ⅱ : **시각신경** 망막의 시세포로 들어온 자극을 대뇌에 전한다.

Ⅲ : **눈돌림신경(동안신경)** 중간뇌에서 나와 안와에 분포하고 안구의 운동을 지배한다.

Ⅳ : **도르래신경** 중간뇌에서 나와 안구를 아래가쪽으로 회전시킨다.

Ⅴ : **삼차신경** 숨뇌에서 나와 얼굴의 지각, 깨물근(교근)을 관장한다.

Ⅵ : **갓돌림신경(외전신경)** 다리뇌에서 나와 안구의 가쪽곧은근에 분포한다.

Ⅶ : **얼굴신경(안면신경)** 표정근에 분포하고 타액과 눈물 분비를 지배한다.

Ⅷ : **속귀신경** 청각과 평형을 관장한다. 속귀의 감각기에 분포한다.

Ⅸ : **혀인두신경(설인신경)** 미각을 관장한다. 혀와 인두에 분포한다.

Ⅹ : **미주신경** 숨뇌에서 나와 복잡한 주행을 보이면서 목 부위, 가슴 부위에 분포한다. 민무늬근 운동과 샘의 분비기능을 조절한다.

Ⅺ : **더부신경(부신경)** 숨뇌에서 나와 목 부위의 골격근에 분포한다. 일부는 미주신경에 섞인다.

Ⅻ : **혀밑신경(설하신경)** 숨뇌에서 나와 혀의 근육에 분포한다.

이들은 기능면으로 보아, **특수감각신경**(Ⅰ,Ⅱ,Ⅷ), **체성운동신경**(Ⅲ,Ⅳ,Ⅵ, Ⅻ), **아가미활신경**(Ⅴ,Ⅶ,Ⅸ,Ⅹ,Ⅺ)으로 분류할 수 있다. 이 중 Ⅲ~Ⅷ는 **뇌줄기** (뇌간)를 출입하는데 뇌줄기에는 각각에 대응할 신경핵이 존재한다. 그것 말고는, Ⅰ은 대뇌변연계의 **후각뇌**를, Ⅱ는 **사이뇌**를 출입한다.

뇌신경의 대부분은 뇌줄기를 드나들고 일부는 대뇌를 드나든다. 전부 12쌍이고 각각이 머리·목 부분의 감각기와 골격근, 분비샘 등 특정 기능을 관장한다.

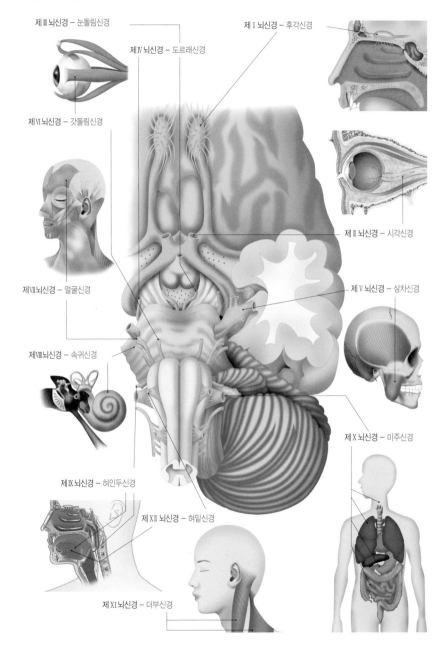

제III뇌신경 – 눈돌림신경

제IV 뇌신경 – 도르래신경

제I 뇌신경 – 후각신경

제VI뇌신경 – 갓돌림신경

제II 뇌신경 – 시각신경

제VII뇌신경 – 얼굴신경

제V 뇌신경 – 삼차신경

제VIII뇌신경 – 속귀신경

제X 뇌신경 – 미주신경

제IX뇌신경 – 혀인두신경

제XII 뇌신경 – 혀밑신경

제XI뇌신경 – 더부신경

4 장

말초신경계

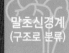
31쌍 있는 척수신경

> **POINT**
> ● 척수에서 나온 척수신경은 전부 31쌍이 있다.
> ● 흉수신경을 제외한 척수신경은 신경총을 형성해서 말초로 향한다.
> ● 척수신경에는 감각신경, 체성신경, 자율신경계의 섬유가 섞인다.

전신으로 빈틈없이 뻗은 신경에 의한 제어

척수신경은 척수를 드나드는 말초신경이다. 여기에는 피부 등의 감각을 전달하는 **감각신경**, 운동 명령을 골격근에 전달하는 **체성운동신경**, 내장기능을 조절하는 **자율신경계**가 있다.

가장 첫 번째 척수신경은 제1목뼈(경추)에서 나온다. 이하 모두, 척추와 척추 사이에 있는 좌우의 **척추사이구멍**(추간공)으로 한 쌍씩 출입한다. 모두 합하면 31쌍이고 그 중 8쌍은 **목신경**(경신경), 12쌍은 **가슴신경**(흉수신경), 5쌍은 **허리신경**(요수신경), 5쌍은 **엉치신경**(천수신경), 가장 아래에 있는 1쌍은 **꼬리신경**(미수신경)이 된다. 척수는 척추보다 짧기 때문에 제1~2허리뼈(요추)보다 아래에 있는 척주관에서는 척수신경의 신경뿌리만 하행한다. 이 모습이 말의 꼬리를 닮은 것에서 **말총**(마미)이라 부르기도 한다.

가슴척수를 제외한 척수신경(목척수, 허리신경, 엉치신경, 꼬리신경)은 척추를 나와 그대로 말초로 향하는 게 아니라 상하 신경섬유의 일부가 서로 섞여 커다란 그물코 모양을 만든다. 이것을 **신경얼기**(신경총)라고 부르는데, 그 후에는 몇 개의 신경섬유다발로 갈라져 말초로 향하기 때문에 전신에 빈틈없는 신경 네트워크가 펼쳐지는 것이다.

감각신경은 정보가 중추를 향해 오기 때문에 **구심성섬유**, 운동신경과 자율신경은 말초를 향해 정보가 전달되므로 **원심성섬유**라 불린다. 척수의 뒤뿔(후각)로 들어오는 뒤뿌리(후근)는 **감각신경**, 앞뿔(전각)로 들어오는 앞뿌리(전근)는 **운동신경**처럼, 출구와 입구가 확실히 나눠져 있는 것도 척수신경의 특징 중 하나다. 이것은 발견자의 이름에서 따와 **벨 · 마장디의 법칙**이라고 한다.

시험에 나오는 어구

말총
척수하단에 있는 척수신경의 다발이다. 겉모습이 말의 꼬리와 닮아 있어서 이런 이름이 붙었다.

신경얼기
척수신경섬유가 여러 갈래로 갈라진 그물코 모양의 구조다. 목신경얼기(경신경총), 팔신경얼기(완신경총), 허리신경얼기(요신경총), 엉치신경얼기(천골신경총) 등이 있다.

벨 · 마장디의 법칙
척수신경의 앞뿌리는 운동성이고 뒤뿌리는 감각성이라는 법칙이다. 영국의 의사 벨과 프랑스의 생리학자 마장디가 각각 독자적으로 주장했던 의견을 통일한 것에서 이렇게 불리게 되었다.

키워드

구심성섬유
중추로 정보를 전하는 감각신경섬유.

원심성섬유
중추에서 말초를 향해 명령을 전하는 운동신경과 자율신경계의 신경섬유다.

척수신경의 분포

척수의 앞뿌리와 뒤뿌리가 합류해 척수사이구멍에서 나온 척수신경은 나오는 위치에 따라 5개로 분류된다.

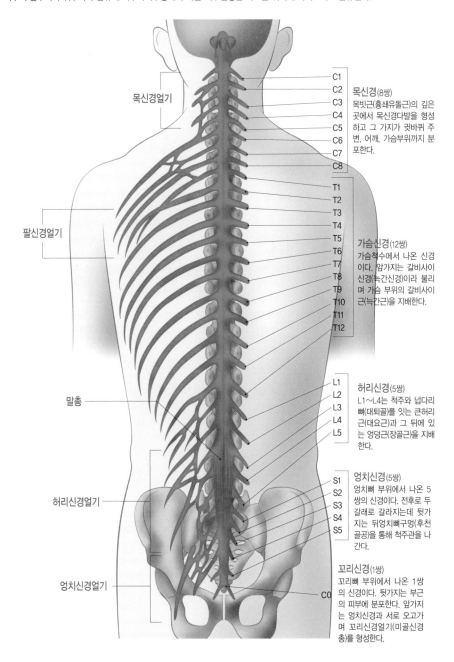

목신경얼기

팔신경얼기

말총

허리신경얼기

엉치신경얼기

C1
C2
C3
C4
C5
C6
C7
C8

목신경(8쌍)
목빗근(흉쇄유돌근)의 깊은 곳에서 목신경다발을 형성하고 그 가지가 귓바퀴 주변, 어깨, 가슴부위까지 분포한다.

T1
T2
T3
T4
T5
T6
T7
T8
T9
T10
T11
T12

가슴신경(12쌍)
가슴척수에서 나온 신경이다. 앞가지는 갈비사이신경(늑간신경)이라 불리며 가슴 부위의 갈비사이근(늑간근)을 지배한다.

L1
L2
L3
L4
L5

허리신경(5쌍)
L1~L4는 척주와 넙다리뼈(대퇴골)를 잇는 큰허리근(대요근)과 그 뒤에 있는 엉덩근(장골근)을 지배한다.

S1
S2
S3
S4
S5

엉치신경(5쌍)
엉치뼈 부위에서 나온 5쌍의 신경이다. 전후로 두 갈래로 갈라지는데 뒷가지는 뒤엉치뼈구멍(후천골공)을 통해 척주관을 나간다.

C0

꼬리신경(1쌍)
꼬리뼈 부위에서 나온 1쌍의 신경이다. 뒷가지는 부근의 피부에 분포한다. 앞가지는 엉치신경과 서로 오고가며 꼬리신경얼기(미골신경총)를 형성한다.

4 장

말초신경계

운동신경 *motor nerve*

POINT

- 골격근과 피부에 있는 말초신경을 체성신경이라고 한다.
- 운동신경은 신체와 내장을 움직이는 명령을 보내는 원심성 말초신경이다.
- 직접적으로 명령을 보내는 운동뉴런에는 2종류가 있다.

중추에서 척수를 경유해 말초로 명령을 보낸다

말초신경계를 구분할 때 뇌 출입인가 척수 출입인가로 나누는 분류(구조에 따른 분류) 말고도 기능으로 나누는 분류가 있다. 인간을 포함한 동물은 근육으로 골격을 움직이고 피부 등을 통해 외부의 정보를 느끼고 알아채는데, 이런 활동을 하는 **골격근과 피부에 있는** 신경을 **체성신경**이라고 한다. 또한 체성신경은 정보의 전달방향에 따라 **운동신경과 감각신경**으로 나눌 수 있다.

운동신경은 신체와 내장의 근육에게 움직이라는 명령을 신호로 전달하는 신경을 통틀어 부르는 말이다. 뇌와 척수를 이르는 중추에서 뇌신경, 척수신경을 거쳐 말초로 향하기 때문에 원심성신경이라고도 불린다. 운동신경이 최종적으로 지배하는 근육은 머리 · 몸통의 **골격근**과 감각기와 내장 · 혈관 같은 내장근의 2종류가 있다. 골격근을 제어하는 신경은 **체성운동신경**이라고도 불리며 직접적으로는 척수에서 뻗어있는 **운동뉴런**이 정보를 전달하고 있다. 운동뉴런은 목표가 되는 근육에 시냅스를 가까이 대서 근육세포로 흥분신호를 보낸다. 전달된 흥분신호는 근육을 수축시켜서 관절 등을 굽히거나 펴게 한다. 뼈 주위에 존재하며 몸을 움직이는 골격근에 있는 시냅스는 **신경근접합부**라 불리는 특수한 시냅스이다. 운동뉴런의 말단이 여기에 접합하면 **아세틸콜린**을 방출한다.

또한 내장과 감각기의 민무늬근(평활근)과 심장근(심근)의 수축은 **내장운동신경**이므로 **자율신경**에 의해 불수의적으로 일어나지만 중추의 의도적인 움직임과 전혀 관계가 없는 것은 아니다. 예를 들면 분노와 흥분이 동공확대근(동공산대근)과 심장근 등의 움직임에 영향을 주는 일은 자주 있다.

시험에 나오는 어구

운동신경
근육을 지배하는 말초신경계의 총칭이다. 중추신경에서 신체의 각 방면으로 뻗는 말초신경 중 체성신경은 외부로부터의 정보를 모으기 위한 신경인 감각신경과 신체의 각 부분으로 의식적인 운동명령을 전달하기 위한 운동신경으로 이루어진다.

키워드

운동뉴런
골격근을 지배하는 신경세포를 말한다. 세포체는 주로 대뇌겉질의 운동영역과 척수앞뿔에 있고 척수앞뿔세포 이전까지를 상위운동뉴런이라 부르기도 한다. 이에 비해 말초에 있는(척수앞뿔세포 이하의) 운동뉴런을 하위운동뉴런이라고 한다.

아세틸콜린
신경전달물질의 하나이다. 부교감신경과 운동신경의 말단에서 방출되어 신경자극을 전한다. 화학식은 $CH_3COOCH_2CH_2N^+(CH_3)_3$

운동뉴런이 근육을 움직이는 방식

척수앞뿔에서 나온 운동뉴런에는 대형 α(알파)뉴런과 중~소형 γ(감마)뉴런의 2종류가 있고, 이들이 근방추의 안쪽과 바깥쪽에 있는 근섬유에 접속해서 운동명령을 전달한다.

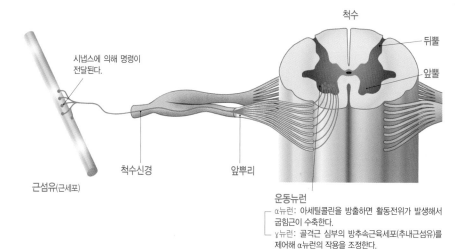

시냅스에 의해 명령이 전달된다.

척수

뒤뿔

앞뿔

척수신경

앞뿌리

근섬유(근세포)

운동뉴런
- α뉴런: 아세틸콜린을 방출하면 활동전위가 발생해서 굽힘근이 수축한다.
- γ뉴런: 골격근 심부의 방추속근육세포(추내근섬유)를 제어해 α뉴런의 작용을 조정한다.

2개의 운동뉴런이 근수축을 조절하는 방식

중추에서 명령이 내려오면 α운동뉴런과 γ운동뉴런은 동시에 활성화한다. 각각 근방추 속의 다른 부위를 지배해서 근수축을 어느 정도로 할지 섬세하게 조절한다.

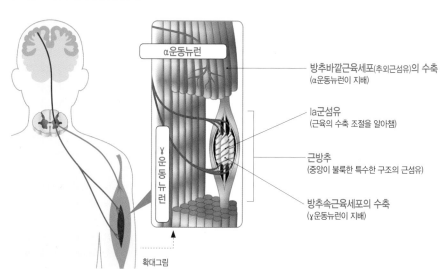

α운동뉴런

γ운동뉴런

방추바깥근육세포(추외근섬유)의 수축
(α운동뉴런이 지배)

Ia군섬유
(근육의 수축 조절을 알아챔)

근방추
(중앙이 불룩한 특수한 구조의 근섬유)

방추속근육세포의 수축
(γ운동뉴런이 지배)

확대그림

말초신경계 (기능으로 분류)

감각신경 *sensory nerve*

> **POINT**
> ● 감각신경은 신체와 내장이 받은 자극을 감지하는 신경의 총칭이다.
> ● 말초신경계는 감각수용기들이 감지한 정보를 모아 전송한다.
> ● 감각수용기가 가장 빽빽하게 모여 있는 곳은 피부다.

전신에 분포하는 감각수용기가 정보를 중추에 보낸다

말초신경 중에서 신체나 내장의 감각기관에 생긴 자극을 중추에 전달하는 신경의 총칭이 **감각신경**이다. 수용체에서 뇌와 척수인 중추로 향한다는 의미로 **구심성신경** 혹은 지각을 느낀다는 의미에서 **지각신경**이라고도 부른다.

중추를 포함해 신경계가 감지하는 감각은 크게 **체성감각**, **내장감각**, **특수감각**의 3개로 나눌 수 있다. 각각의 감각은 기능에 따라 다음과 같이 세분할 수 있다.

- 체성감각: 피부감각 · 심부감각
- 내장감각: 내장에 분포하는 신경이며 내장의 움직임이나 염증을 감지
- 특수감각: 시각 · 청각 · 평형각 · 미각 · 후각

여러 감각수용기가 신체의 다양한 부위에서 이러한 감각을 감지한다. **감각수용기**는 감각신경섬유가 여러 갈래로 갈라진 것이며 각각의 끝에 수용기가 형성되어 있다. 수용기가 감지한 정보는 **감각신경섬유**(1차뉴런)에 모여지고 거기에서 척수로 상행한다.

체성감각신경은 뇌와 내장 이외의 전신에 빈틈없이 분포하며 다양한 종류의 자극을 감지하고 있다. 감각수용기가 가장 빽빽하게 모여 있는 곳은 **표피** · **진피** · **피하조직**의 3층으로 형성된 피부이다. 피부에는 여러 개의 감각수용기가 존재하므로 감지하는 자극의 내용이 제각각 다르다. 감각신경이 받은 자극은 **활동전위**로 변환되어 축삭을 거쳐 중추로 전달된다. 활동전위로의 변환이 **이온채널**을 통해 이루어진다는 점은 뇌 안쪽 활동전위 경우와 동일하다.

척수가 지배하고 있는 피부의 영역을 그림으로 나타낸 것이 **피부분절(더마톰)**이며 같은 부위는 같은 색으로 표현했다.

 시험에 나오는 어구

체성감각
통각 · 촉압각(접촉, 압력, 진동 등) · 온도각 등의 피부감각과 근육과 힘줄의 이완, 관절의 움직임 등을 감지하는 감각의 총칭이다.

내장감각
장기의 상태에 따른 감각이다. 내장통, 공복감, 갈증, 포만감, 오심, 통증, 요의, 변의, 성욕 등의 감각이 포함된다. 장기감각이라고도 한다.

 키워드

특수감각
시각, 청각, 후각, 미각, 평형이다. 각각의 감각수용기는 시각기, 청각기, 후각기, 미각기라고 하며 청각기는 평형각의 수용기 기능도 맡는다.

심부감각
심부감각은 위치각, 운동각, 저항각, 중량각, 진동각 등으로 이루어지며 신체의 각 부분의 위치, 운동의 상태, 신체에 가해지는 저항, 중량 등을 감지하는 감각이다. 이들 감각의 기반이 되는 것이 관절, 근육, 힘줄의 움직임이다.

 메모

내장에서 생긴 감각
내장을 움직이는 평활근과 내장의 점막 등에 분포하는 신경이 통각과 염증 등을 감지하지만 위통처럼 확실히 자각할 수 있는 감각은 드물다.

피부의 구조와 감각수용기

체성감각신경의 감각수용기가 밀집해 있는 피부는 표피 · 진피 · 피하조직의 3층 구조를 하고 있고 피부감각을 감지하는 수용기가 있다(P.97 참조).

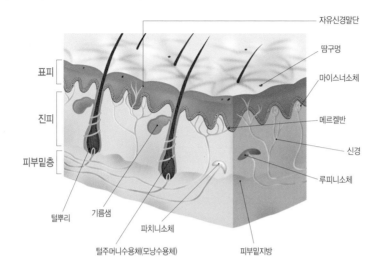

피부분절(더마톰)

척수의 감각신경이 지배하는 영역을 나타낸 그림이다. 각각의 번호는 척수가 지배하는 피부지각대를 표현한다.

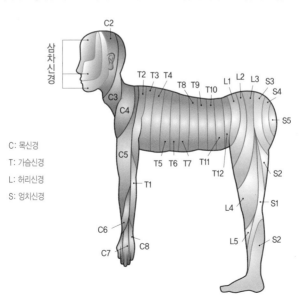

자율신경계 *autonomic nervous system*

- 자율신경에는 교감신경과 부교감신경이 있다.
- 교감신경은 전신을 활성화시키는 신경계이다.
- 부교감신경은 전신을 긴장완화 상태가 되게 하는 신경계이다.

두 종류의 자율신경으로 활성과 억제가 일어난다

자율신경의 '자율'에는 의식하지 않아도 어떤 움직임이 있다는 의미도 포함된다. 예를 들어, 인간이 심장을 움직이려 하지 않아도 심장은 자율적으로 움직이고 혈관으로 혈액을 보낸다. 이처럼 신체 여러 기관의 움직임을 제어하는 것이 자율신경이다. 모든 자율신경은 뇌줄기(뇌간) 혹은 척수에서 나오고 신경섬유를 뻗어서 온몸의 장기로 도달한다. 이 프로세스 중 반드시 한 번은 뉴런을 갈아타는 것도 특징이다.

또한 자율신경은 교감신경과 부교감신경의 2종류로 나눌 수 있다. 교감신경은 제1등뼈(흉추)에서 제2허리뼈(요추)까지의 가쪽뿔(측각)에서 시작하고 앞뿌리(전근)에서 나온 후 척추 양측에서 위 아래로 뻗어있는 교감신경줄기(교감신경간)로 들어간 다음 각 장기로 향한다. 이때 교감신경은 교감신경줄기나 신경절 중간에서 반드시 뉴런을 새롭게 바꾼다. 뉴런을 새롭게 바꾸기 전의 섬유를 절전섬유라 하고 바꾼 후는 절후섬유라 하듯, 전후의 명칭도 새롭게 바뀐다.

한편 부교감신경은 뇌줄기와 엉치척수(천수)에서 나온다. 뇌줄기에서 나온 신경은 머리 부위에서 주름창자(결장) 앞 부위까지의 장기와 장관을 지배하고 엉치척수에서 나온 신경은 골반내의 장기와 기관을 지배한다. 부교감신경도 신경절에서 뉴런을 바꾸는데, 그러한 신경절이 장기와 기관 바로 근처에 있다는 점이 특징이다.

교감신경에는 심박수의 증가 등 신체를 활성화시키는 작용이 있고, 부교감신경에는 심박수를 감소시키는 등 억제하는 작용이 있다. 또한 이 두 신경은 길항적으로 작용해 신체의 밸런스를 유지한다. 이것을 자율신경계의 이중지배라고 부른다.

 시험에 나오는 어구

교감신경
자율신경계를 구성하는 신경이다. 내장과 혈관, 소화기, 땀샘 등에 분포하고 체내를 활성화한다.

부교감신경
뇌줄기와 엉치척수에서 나오고 교감신경과는 길항적으로 활동해서 억제작용을 담당한다.

절전섬유 · 절후섬유
자율신경계가 뉴런을 바꾸기 전의 섬유를 절전섬유, 바꾼 후를 절후섬유라고 한다. 뇌줄기와 척추를 나온 후의 뉴런은 모두 한 번은 뉴런을 새롭게 한다.

 키워드

교감신경줄기
척추의 양측을 달리는 신경섬유의 다발이다. 교감신경의 일부가 여기에서 뉴런을 바꾼다.

신경절
중추신경 이외의 말초부에서 신경세포가 모여 있는 곳이다. 자율신경계가 여기에서 뉴런을 바꾼다.

이중지배
교감신경과 부교감신경이 길항적으로 신체의 밸런스를 유지하는 작용이다. 길항지배라고도 한다.

교감신경과 부교감신경

자율신경계는 교감신경과 부교감신경으로 구성되고 소화기와 혈관계, 내분비계 등의 불수의기관의 기능을 촉진 혹은 억제하는 역할을 맡고 있다.

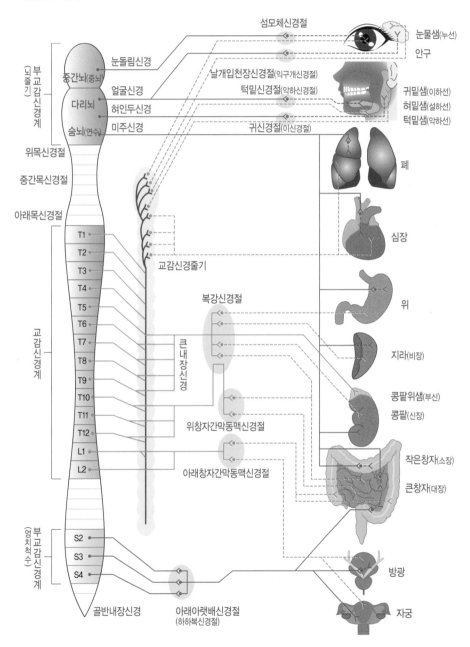

섬모체신경절

눈돌림신경

중간뇌(중뇌)

얼굴신경

다리뇌

숨뇌(연수)

미주신경

허인두신경

날개입천장신경절(익구개신경절)

턱밑신경절(악하신경절)

귀신경절(이신경절)

눈물샘(누선)

안구

귀밑샘(이하선)

혀밑샘(설하선)

턱밑샘(악하선)

위목신경절

중간목신경절

아래목신경절

폐

심장

위

T1
T2
T3
T4
T5
T6
T7
T8
T9
T10
T11
T12
L1
L2

교감신경줄기

복강신경절

큰내장신경

위창자간막동맥신경절

아래창자간막동맥신경절

지라(비장)

콩팥위샘(부신)
콩팥(신장)

작은창자(소장)

큰창자(대장)

S2
S3
S4

골반내장신경

아래아랫배신경절
(하하복신경절)

방광

자궁

(뇌줄기) 부교감신경계

교감신경계

(엉치척수) 부교감신경계

4장

말초신경계

운동 후의 두통

운동 후에 두통이 생기는 경우가 많아서 이를 걱정하는 사람도 있을 것이다. 예를 들면 수영이나 축구 같은 격한 운동을 한 후 머리가 어찔어찔하거나 욱신거리는 통증이 머리 전체로 퍼질 때가 있다. 가벼운 통증이라면 곧 사라지겠지만 1시간 이상 통증이 지속되는 사람도 있다. 이처럼 운동 후의 두통을 '양성노작성두통(良性勞作性頭痛)'이라 하며 예전에는 무거운 것을 드는 사람에게 빈발하는 두통이라 여겼기 때문에 '역도선수두통'이라 부르기도 했다. 지금은 모든 스포츠에서 일어날 가능성이 있으며 스포츠만이 아니라 무거운 것을 들어 올렸을 때도 발병할 가능성이 있다고 밝혀졌다.

주요 원인은 격한 운동 때문에 머리뼈 내의 정맥이 압박되어 생긴 울혈 또는 호흡을 멈출 때 발생한 산소부족 등으로 여겨지고 있다. 특히 장시간 호흡을 멈추는 수영이나 도구 없이 하는 잠수, 싱크로나이즈드 스위밍 등에서 일어나기 쉽고 앞에서 말한 무거운 것을 들어 올리기 위해 기합을 넣거나 또는 숨을 멈추는 동작을 반복할 때도 머리의 혈관이 압박되어 신경에 물리적인 자극이 가해지기 때문이다. 한편 더운 장소나 높은 곳에서의 기압 변화도 두통을 조장하는 요인이 될 수 있다.

가장 간단한 대처법은 두통이 일어나면 곧바로 머리를 차갑게 하고 누울 수 있으면 누워서 안정하는 것이다. 운동 전에 진통제를 먹어서 예방하는 것도 좋다. 운동 전후에 수분을 보충해서 피가 잘 돌게 하는 것도 또 다른 처방법이 될 것이다. 단, 이럴 때는 체내의 미네랄 양도 신경 써야 한다. 특히 마그네슘 결핍이 원인이 되어 일어나는 두통의 경우, 땀을 많이 흘리면 마그네슘도 대량으로 빠져나가기 때문에 두통이 더욱 악화되는 경우도 있다. 어찌되었든 무리는 금물이다. 갑자기 극심한 통증이 느껴지면 의료기관을 찾아 진찰을 받도록 하자.

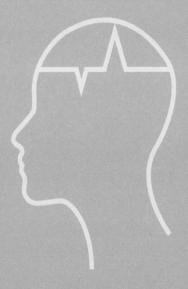

5장

감각

감각이란 무엇인가?

- 감각에는 체성감각, 내장감각, 특수감각이 있다.
- 센서로 알아차리며 감각신경이 중추로 보낸다.
- 감각 정보는 상행성전도로를 거쳐 뇌로 전송된다.

체성감각, 내장감각, 특수감각이 있다

인간은 몸 여기저기에 있는 다양한 센서를 통해 언제나 바깥세상과 체내의 정보를 감지하고 있다. 이런 정보 또는 정보를 모아서 전달하는 과정이 감각이다.

인간의 감각은 **체성감각, 내장감각, 특수감각**의 세 종류로 나눌 수 있다.

체성감각이란 피부와 근육 등에서 감지하는 것으로 **통증**과 **온도**의 감각, 신체 각 부의 위치와 움직임의 감각을 말한다(P.96 참조). 내장감각에는 **공복감, 구역질, 내장의 통증**처럼 자각할 수 있는 감각 외에도 **혈압**이나 **혈액의 산소농도** 같은 자각할 수 없는 감각도 포함된다(P.102 참조). 특수감각이란 특수한 장치로 알아낼 수 있는 것을 말하며 **시각, 후각, 청각, 평행각, 미각**을 말한다(P.104~P.123 참조).

감각의 정보는 중추로 모인다

온 몸의 센서가 파악한 감각 정보는 **말초신경계**의 감각신경섬유에 의해 **중추신경계**의 척수와 뇌에 보내진다. 센서에서 알아챈 정보는 감각신경을 거쳐 **뒤뿔**(후각)을 거쳐 척수로 들어간 다음 척수를 타고 올라가 뇌로 전달된다. 뇌에 도착한 정보는 의식적으로 또는 무의식적으로 처리되는데 그 결과 다양한 행동을 하거나 내장기능의 조정 등이 일어난다. 또 어떤 정보는 척수에 들어가자마자 척수반사를 일으켜 척수의 **앞뿔**(전각)에서 **운동신경**이나 자율신경으로 명령이 보내진다.

감각 정보는 말초에서 중추로 '상향'하는 루트로 전달되기 때문에 이 루트를 **상행성전달로**라고 부른다.

체성감각
피부와 근육, 관절에서 느끼는 감각이다. 통증, 온도 감각, 팔다리의 위치나 운동 등의 감각을 말한다.

내장감각
내장에서 느끼는 감각이다. 내장의 통증, 구역질 같은 자각할 수 있는 감각과 혈압처럼 자각할 수 없는 감각이 있다.

특수감각
전용 장치로 감지하는 감각이다. 시각, 후각, 청각, 평형각, 미각을 말한다.

상행성전달로
감각의 정보가 말초에서 척수를 통해 뇌로 전해지는 루트를 말한다. 위로 올라가는 정보전달이라는 의미이다.

척수의 앞뿔·뒤뿔
척수의 중심에 있는 회색질의 앞부분을 앞뿔, 뒤부분을 뒤뿔이라고 한다. 척수에서의 앞뿔은 정보의 출구이고 뒤뿔은 입구이다.

감각의 종류

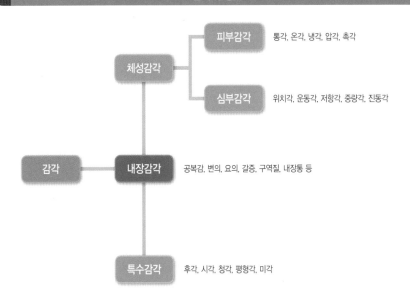

- 체성감각
  - 피부감각 — 통각, 온각, 냉각, 압각, 촉각
  - 심부감각 — 위치각, 운동각, 저항각, 중량각, 진동각
- 내장감각 — 공복감, 변의, 요의, 갈증, 구역질, 내장통 등
- 특수감각 — 후각, 시각, 청각, 평형각, 미각

감각신경의 전도로

감각 정보가 전해지는 전도로는 말초에서 중추로 '상행'하는 루트이므로 상행성전도로라고 불린다.

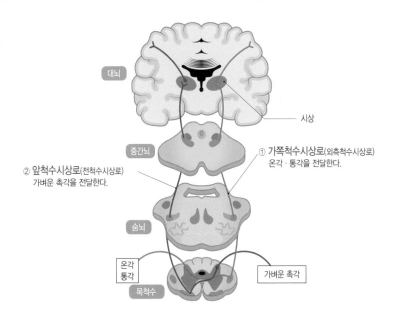

대뇌

시상

중간뇌

① **가쪽척수시상로**(외측척수시상로)
온각·통각을 전달한다.

② **앞척수시상로**(전척수시상로)
가벼운 촉각을 전달한다.

숨뇌

온각
통각

가벼운 촉각

목척수

체성감각의 종류와 센서

- 체성감각에는 피부감각과 심부감각이 있다.
- 피부감각에는 통각, 냉각, 온각, 촉각, 압각이 있다.
- 심부감각에는 위치각, 운동각, 저항각, 중량각 등이 있다.

통증과 온각 등의 피부감각

체성감각에는 피부로 느끼는 **피부감각**과 근육이나 관절 등에서 느끼는 **심부감각**이 있다.

체성감각에는 피부에 상처가 났을 때 느끼는 **통각**, 사물의 온도를 느끼는 냉각과 온각, 어떤 것과 접촉했을 때의 **촉각**, 압박을 감지하는 **압각**이 있다.

피부감각을 감지하는 센서(수용기)에는 몇 가지가 있다. **자유신경종말**은 전신 피부의 표피에 넓게 분포하고 **통각**을 중심으로 대부분의 감각을 감지한다. 표피와 구강점막 등에 있는 **메르켈반**은 주로 **촉각**을, 진피에 있는 **루피니소체**는 **온각과 촉각, 압각**을 감지한다. 진피 얕은 곳에 있는 **마이스너소체**는 미세한 **촉각**을, 진피 깊은 곳에 있는 **파치니소체**는 주로 **압각**을 감지한다. 손끝이나 입술 등의 피부감각이 민감한 이유는 이들 센서가 빽빽하게 분포하고 있기 때문이다.

몸의 위치와 움직임을 감지하는 심부감각

심부감각은 **근육**이나 **관절** 등에서 감지하는 감각으로 팔다리 등의 위치를 감지하는 **위치각**, 신체가 어떻게 움직이는지를 감지하는 **운동각**, 신체에 걸리는 저항을 감지하는 **저항각**, 사물의 무게를 감지하는 **중량각**이 있다. 또 신체의 진동을 감지하는 **진동각**도 있다(피부감각이라 하는 경우도 있다). 근육과 힘줄, 인대에 있는 **골지힘줄기관(골지건기관)**은 근육 등이 이완하는 것을 감지한다. 또 피부감각의 센서와 같은 구조를 갖는 **관절주머니(관절포)**와 인대, **뼈막(골막)** 등에 넓게 분포하고 있어서 심부감각을 감지한다.

시험에 나오는 어구

체성감각
피부감각과 심부감각을 말한다. 피부와 근육, 관절 등에 있는 센서로 감지한다.

피부감각
피부의 표피와 진피에 분포하는 센서로 감지한다. 통각, 냉각, 온각, 촉각, 압각이 있다.

심부감각
근육과 관절 등에 있는 센서로 감지한다. 위치각, 운동각, 저항각, 중량각, 진동각 등이 있다.

키워드

수용기
생체에서 다양한 정보와 자극을 감지해 전달하는 장치와 세포를 말한다.

메모

심부감각과 밸런스
심부감각의 위치각이나 운동각은 신체의 밸런스를 유지하는 데 중요한 감각이다. 이 감각이 있기 때문에 거울을 보지 않고서도 자신의 자세나 움직임을 알 수 있다.

피부의 구조와 센서

자유신경종말
전신의 피부에 넓게 분포한다. 말이집이 없는 신경말단이 피부의 표피까지 뻗어있다. 대부분의 감각을 감지한다.

메르켈반
표피의 기저층에 있는 메르켈세포와 신경섬유로 구성된 장치이다. 촉각을 감지한다.

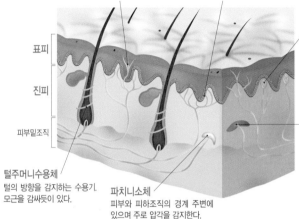

표피

진피

피부밑조직

마이스너소체
앞부분이 타원형인 수용기. 섬세한 감각을 감지한다.

루피니소체
층상의 수용기. 온각, 촉각, 압각을 감지한다.

털주머니수용체
털의 방향을 감지하는 수용기. 모근을 감싸듯이 있다.

파치니소체
피부와 피하조직의 경계 주변에 있으며 주로 압각을 감지한다.

심부감각

① **위치각**
머리, 양팔, 양 다리의 위치를 감지하는 위치각 덕분에 자신의 자세를 눈으로 보지 않고도 안다.

③ **저항각**
볼이 발에 닿은 것을 감지하는 저항각이다. 피부감각에 촉각과 압각도 관계하고 있다.

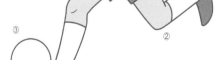

④ **중량각**
볼의 무게를 감지하는 중량각이다. 저항각과 중량각을 합쳐서 함께 분석한 다음 대뇌의 운동영역은 목적 장소까지 볼을 차 넘길 수 있는 적당한 힘을 발휘하도록 골격근에 명령을 내린다.

② **운동각**
볼을 차기 위해 다리가 어떻게 움직이고 있는지를 감지하는 운동각이다. 어떤 운동을 하고 있는지 알기 위해서는 시각 등의 다른 감각도 관계한다.

대뇌의 1차 체성감각영역

- 체성감각은 척수를 상행해서 대뇌의 1차 체성감각영역에 다다른다.
- 1차 체성감각영역은 대뇌의 중심뒤이랑에 있다.
- 감각이 예민한 부위는 대뇌가 담당하는 범위도 넓다.

감각의 정보는 대뇌 중심뒤이랑에 모인다

체성감각은 피부 등에서 **감각신경**을 통해 척수에 보내지고, **척수를 상행**해 대뇌의 **중심고랑**(중심구) **뒤쪽 중심뒤이랑**(중심후회)에 도달한다. 이 부분을 1차 몸(체성)감각영역이라고 한다.

1차 몸감각영역은 **우뇌**가 좌반신을, **좌뇌**가 우반신을 담당하고 있다. 1차 몸감각영역은 장소에 따라 담당하는 신체의 부위가 다르다. 오른쪽 페이지의 아래 그림처럼, 예를 들어 머리의 마루부위(두정부)에 해당하는 부분은 **다리** 감각을, 관자부위(측두부)의 주변은 **얼굴**의 감각을 담당하고 있다. 이 그림은 신체의 각 부위를 1차 몸감각영역의 어느 범위가 담당하고 있는지를 나타낸 것으로 넓적다리(대퇴)와 종아리(하퇴)에 비해 발이 극단적으로 크고 손과 얼굴, 특히 입도 이상하리만치 크게 그려져 있다. 그 이유는 여기에 감각 센서가 **빽빽하게** 배치돼서 보다 많은 정보가 모이기 때문이다. 다시 말해 이 그림에서 극단적으로 크게 그려진 부위는 **감각이 예민**하기 때문에 섬세한 감각도 감지할 수 있다는 뜻이다.

1차 운동영역과 매우 닮은 배치

대뇌 중심고랑에서 앞쪽의 **중심앞이랑**(중심전회)에는 **1차 운동영역**이 있다. 1차 운동영역의 그림(P.155 참조)을 보면 담당하는 신체의 부위가 닮았다는 것을 알 수 있다. 이것은 **감각과 운동**이 서로 깊은 관계에 있음을 나타낸다. 뇌의 장애로 어느 감각에 문제가 생기면 그 부위의 동작에도 문제가 생긴다. 감각의 정보는 운동에도 필요하기 때문이다.

시험에 나오는 어구

1차 몸감각영역
대뇌 중심구의 뒤쪽(중심뒤이랑(중심후회))에 있다.

1차 운동영역
대뇌의 중심구의 앞쪽(중심앞이랑(중심전회))에 있다.

키워드

중심고랑
대뇌의 마루부위에서 관자부위로 향하는 깊은 고랑이다.

중심뒤이랑
중심고랑의 뒤쪽에 있는 띠 둘레이다. '이랑'은 고랑과 고랑 사이에서 불룩하게 부푼 부분을 말한다.

메모

2차 몸감각영역
1차 몸감각영역의 바깥쪽 아래 부근이다. 1차 몸감각영역처럼 확실하게 담당하는 구역 구분은 없다고 한다.

대뇌 감각영역의 위치

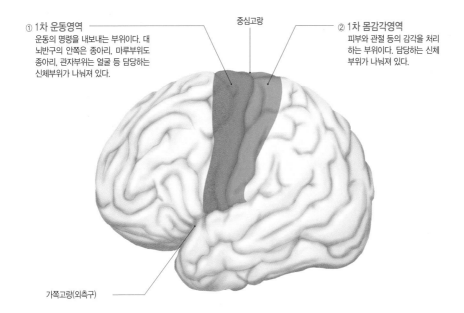

① 1차 운동영역
운동의 명령을 내보내는 부위이다. 대뇌반구의 안쪽은 종아리, 마루부위도 종아리, 관자부위는 얼굴 등 담당하는 신체부위가 나눠져 있다.

중심고랑

② 1차 몸감각영역
피부와 관절 등의 감각을 처리하는 부위이다. 담당하는 신체부위가 나눠져 있다.

가쪽고랑(외측구)

1차 몸감각영역의 신체 각 부위의 분담

1차 몸감각영역에는 담당하는 신체의 부위가 결정되어 있다. 손가락 끝이나 입 등은 담당하는 그림이 커서 감각이 예민한 것을 알 수 있다.

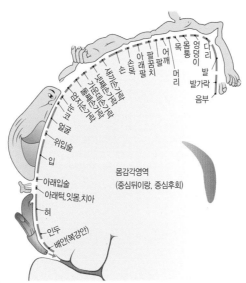

통증의 생리

- 통증에는 체성통, 내장통, 연관통 등이 있다.
- 신경 자체의 손상으로 일어나는 고통을 신경장애성동통이라고 한다.
- 자극 등을 감지해서 일어나는 통증을 침해수용성동통이라고 한다.

신체의 이상을 전달하는 시그널인 통증

통증은 상당히 불쾌하고 괴로운 증상이다. 주관적인 것이며 혈압이나 체온처럼 측정할 수 있는 것도 아니다. 통증은 불안이나 **스트레스** 같은 심리적·사회적인 문제나 **자신의 존재에 대한 불안정** 같은 정신적인 문제에도 영향을 받아 더 심해지기도 한다.

피부의 상처, 타박이나 골절 등에 의한 통증은 **체성통**이라고 한다. 체성통은 아픈 장소가 **명확**하고 **지속적**이라는 것이 특징이다. 내장의 질병 등으로 일어나는 복통은 **내장통**(P.102 참조)이라고 한다. 내장통은 위장의 강한 수축이나 장기의 **부종**, 암 등으로 일어난다. 통증의 장소가 애매하고 통증이 강해지거나 약해지거나 하는(간헐적) 경향이 있다.

또 문제의 장소와는 다른 부위가 아픈 것을 **연관통**이라고 한다. 심근경색이 일어났을 때 **왼쪽 어깨와 팔**, 턱 등이 아프다는 사례가 대표적이다. 연관통은 각각의 **신경**이 가까운 곳을 통과하고 있기 때문에 정보가 혼선 또는 착각했기 때문이다.

통증의 메커니즘에 의한 분류

감각신경 자체가 **상처**나 **염증**, 수술에 의한 절단 등으로 손상을 입거나 압박돼서 일어나는 통증을 **신경장애성동통**이라고 한다.

또 어떤 자극을 감각신경이 감지해 아프다고 느끼는 것을 **침해수용성동통**이라고 한다. 자극의 종류에는 심하게 부딪혔다거나 바늘이 찔렸다거나 하는 신체에 가해진 자극과 조직의 **염증**이나 **허혈**, 손상 때문에 조직에서 나오는 **통증유발물질**에 의한 자극이 있다.

통증의 메커니즘에 의한 분류

통증에는 신경의 직접손상에 따른 신경장애성동통과 조직에 대한 자극이나 염증에 의한 침해수용성동통이 있다.

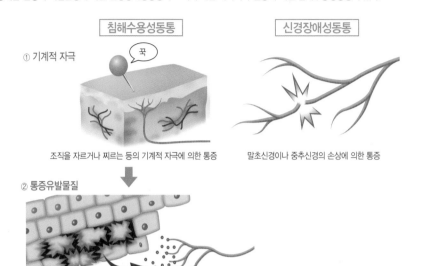

침해수용성동통

① 기계적 자극

꾹

조직을 자르거나 찌르는 등의 기계적 자극에 의한 통증

② 통증유발물질

조직이 손상(염증·허혈)되어 통증유발물질의 방출에 의한 통증

신경장애성동통

말초신경이나 중추신경의 손상에 의한 통증

통증 지표의 예

일본 통증크리닉 학회가 만든 'Face Scale'이라 불리는 것으로 환자에게 그림을 보여서 통증의 정도가 어느 정도 되는지를 골라 달라고 하는 것이다. 3세 이상 정도의 유아에게도 사용할 수 있는 게 장점이다. 아래에 있는 것 외에도 얼굴의 개수가 다른 지표도 있다.

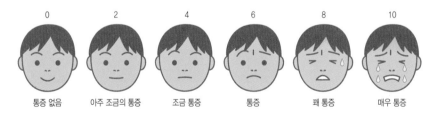

0	2	4	6	8	10
통증 없음	아주 조금의 통증	조금 통증	통증	꽤 통증	매우 통증

Athletics Column

뇌 안의 마약과 같은 물질과 스포츠

심한 상처를 입었거나 출산 같은 강한 통증이 있는 상황일 때 뇌에서는 통증을 완화시키는 물질이 분비되며 대표적인 것이 β(베타)엔돌핀이다. 강한 진통 작용이 있기 때문에 마약과 같은 뇌 내 물질이라고도 불린다. β엔돌핀은 격한 스포츠를 할 때도 분비된다고 하는데 이른바 '러너스 하이(runners high)'는 β엔돌핀이 갖는 쾌락작용에 의한 것이다.

내장감각 *visceral sense*

● 내장감각에는 내장통, 공복감, 구역질, 요의 등이 있다.
● 내장통은 위장의 수축, 장기의 부종 등이 원인으로 일어난다.
● 공복감 같은 증상은 인간이 어떤 행동을 하도록 뇌가 일으키는 것이다.

내장통은 내장에 병이 있음을 알린다

내장에서 생기는 감각이 내장감각이다. 내장감각에는 내장의 통증(내장통), 공복감이나 포만감, 갈증, 구역질, 요의나 변의 등이 있다.

내장통은 위장이 강하게 수축 또는 경련하거나, 내장에 부종이 생기거나 압박되거나 했을 때 생긴다. 또 내장에 혈액이 도달하지 못해 조직이 손상되거나 암이 침윤되어 퍼지거나 해서 일어나는 내장통도 있다.

구역질 같은 불쾌감은 뇌가 일으킨다

공복감이나 포만감, 토할 것 같은 기분 등은 위장 등에서 이런 감각이 일어나서가 아니라 몸 상태에 따라 뇌가 일으키는 증상이다.

내장에는 다양한 센서가 붙어 있다. 예를 들어 위장의 벽에는 위장이 늘어난 것을 감지하는 센서가, 대동맥과 목동맥에는 혈액중의 산소농도를 감지하는 센서(화학수용기)와 혈압을 감지하는 센서(압력수용기)가 달려 있다. 또 소장과 간, 시상하부에는 혈당치(혈액 중의 포도당 농도)를 감지하는 센서가, 또 뇌줄기(뇌간) 등에는 화학물질을 감지하는 센서 등이 있다. 우리가 이 센서들이 감지한 정보를 자각할 수는 없지만 이들 정보가 뇌에 보내지면 상황에 따라 뇌가 다양한 증상을 일으킨다. 뇌는 혈당치가 낮아지면 음식을 먹게 하려고 공복감을, 체내 수분량이 부족하면 물을 마시게 하려고 갈증을, 방광에 오줌이 가득 차면 화장실에 가게 하려고 요의를 일으킨다.

 시험에 나오는 어구

내장감각
내장에서 생기는 감각이다. 내장통, 공복감, 포만감, 구역질, 갈증, 요의나 변의 등이 있다.

화학수용기
혈액 중의 산소농도나 혈당치 등을 감지하는 센서다. 큰 혈관이나 뇌줄기에 있고 이밖에도 미각이나 후각을 감지하는 센서도 화학수용기이다.

압력수용기
혈압을 감지하는 센서로 대동맥과 심방, 심실에 있다.

 키워드

침윤
욱신욱신하면서 주위에 스며들 듯이 퍼지는 것이다. 암세포가 확산되는 방식의 하나이다.

 메모

내장기능의 조절
내장에 있는 센서로부터 들어온 정보에 기초해 자율신경이 호흡과 심박수, 혈압 등을 조절하고 있다.

내장감각의 종류

내장에서 생기는 감각을 내장감각이라고 한다. 내장통 등의 내장감각은 내장의 질병을 알리는 센서일 경우가 있다.

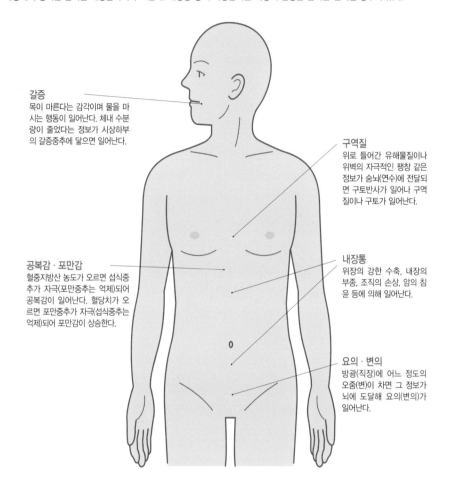

갈증
목이 마른다는 감각이며 물을 마시는 행동이 일어난다. 체내 수분량이 줄었다는 정보가 시상하부의 갈증중추에 닿으면 일어난다.

구역질
위로 들어간 유해물질이나 위벽의 자극적인 팽창 같은 정보가 숨뇌(연수)에 전달되면 구토반사가 일어나 구역질이나 구토가 일어난다.

공복감 · 포만감
혈중지방산 농도가 오르면 섭식중추가 자극(포만중추는 억제)되어 공복감이 일어난다. 혈당치가 오르면 포만중추가 자극(섭식중추는 억제)되어 포만감이 상승한다.

내장통
위장의 강한 수축, 내장의 부종, 조직의 손상, 암의 침윤 등에 의해 일어난다.

요의 · 변의
방광(직장)에 어느 정도의 오줌(변)이 차면 그 정보가 뇌에 도달해 요의(변의)가 일어난다.

---

column **내장통은 아픈 장소가 확실하지 않은 경우가 많다**

내장통은 어디가 아픈지 마치 핀셋으로 콕 집듯 특정할 수 없는 경우가 많다. 베인 상처나 타박상이라면 아주 정확하게 그 장소가 아프다. 하지만 내장통의 경우, '아랫배가 아프다', '위 주변이 아프다'처럼 대개 주변부로 느끼는 경우가 많다. 그러나 질병을 진단하는 데는 비록 통증 유형이 다소 애매하더라도 아픈 장소와 어떻게 아픈지를 있는 그대로 표현해 주는 것이 매우 도움이 된다. 환자는 '명치 주변이 콕콕 찌르는 듯 아프다', '배꼽의 오른쪽 아래 주변에 묵직한 통증이 있다'처럼, 무리하게 의학용어를 쓰려 하지 말고 그냥 있는 그대로 전하는 게 중요하다.

후각을 감지하는 후각상피

- 코안으로 튀어나온 코선반 때문에 코안은 의외로 좁다.
- 코안의 천정에 있는 후각상피는 손끝 정도의 면적이다.
- 후각상피에는 후각세포와 버팀세포, 바닥세포 등이 있다.

코안은 뻥 뚫린 터널이 아니다

사물의 냄새(기체 화학물질)를 감지하는 방식이나 그 감각이 **후각**이다. 후각을 감지하는 감각기는 **코안**(비강)에 있다.

코 속의 빈 공간이 **코안**이다. 좌우의 코안을 나누는 중앙벽을 **코사이막**(비중격)이라고 한다. 또 코안의 바깥벽에는 **위코선반**(상비갑개), **중간코선반**(중비갑개), **아래코선반**(하비갑개)이라 불리는 3개의 돌출부위가 있는데 마치 햇빛을 가리는 차양처럼 생겼다. 이 때문에 코안은 그저 둥그런 터널이 아니라 복잡하고 좁은 곳이지만 그만큼 표면적은 넓다. 코안의 안쪽 면은 점막으로 덮여 있는데 분비된 점액에 의해 항상 촉촉한 상태로 유지되고 있다. 코안에서 더 들어간 안쪽은 인두인데 구강의 끝과 연결되어 있고 거기서 아래쪽으로 기관과 식도가 연결되어 있다.

후각을 감지하는 후각상피의 구조

후각은 코안의 점막 전체에서 느끼는 게 아니라 좌우 코안의 천정 부분에 있는 손끝 정도의 면적을 가진 **후각상피**(후상피)에서 감지한다. 후각상피에는 후각을 감지하는 **후각세포**와 그것을 지지하는 **버팀세포, 바닥세포**가 나란히 존재한다. 곳곳에 **보우만샘**이라는 점액을 만들어내는 샘이 있는 덕분에 후각상피 표면이 촉촉하게 유지되고 있다. 그리고 점액 중으로 후각세포의 끝에 있는 **후각섬모**(후모)가 뻗어 있다.

후각세포의 섬유는 후강의 천장에 해당하는 머리뼈(벌집뼈(사골))를 통과해 머리뼈의 밑에 있는 **후각망울**(후구)이라 불리는 조직으로 들어간다. 후각망울은 제ⅠI 뇌신경의 **후각신경** 앞부분 맨 끝인데 **대뇌변연계**(P.58 참조)의 일부를 구성하고 있다.

 시험에 나오는 어구

후각세포
후각을 감지하는 세포이다. 앞쪽 끝에 있는 후각섬모(후모)가 코점막 표면을 적시는 점액 안으로 뻗어 있다.

후각망울
후각상피 위의 머리뼈를 뚫고 통과한 후각세포 위에 있는 후각신경의 앞쪽의 끝에 해당한다.

 키워드

제ⅠI 뇌신경
뇌신경이란 뇌로 드나드는 말초신경을 말한다(P.82 참조). 그 첫 번째인 제ⅠI 뇌신경이 후각신경이다.

 메모

후각상피의 면적
후각상피는 한쪽이 3~5㎠ 정도 되는 넓이다.

코안의 구조

후각을 감지하는 후각상피는 좌우 코안의 천장에 있다.

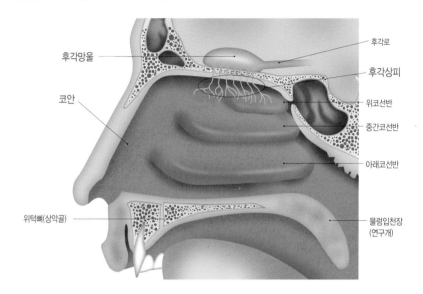

후각망울

코안

위턱뼈(상악골)

후각로

후각상피

위코선반

중간코선반

아래코선반

물렁입천장
(연구개)

후각상피의 구조

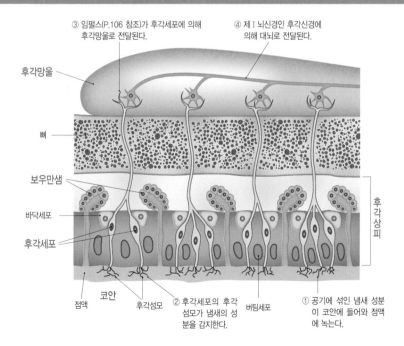

③ 임펄스(P.106 참조)가 후각세포에 의해
후각망울로 전달된다.

④ 제 I 뇌신경인 후각신경에
의해 대뇌로 전달된다.

후각망울

뼈

보우만샘

바닥세포

후각세포

후각상피

점액

코안

후각섬모

② 후각세포의 후각
섬모가 냄새의 성
분을 감지한다.

버팀세포

① 공기에 섞인 냄새 성분
이 코안에 들어와 점액
에 녹는다.

후각정보의 감지와 전달

POINT

- 후각섬모 표면의 후각수용체가 냄새의 성분을 감지한다.
- 1개의 후각수용체가 감지할 수 있는 화학구조는 1종류이다.
- 냄새 정보는 후각상피 → 후각망울 → 후각로 → 후각영역으로 보내진다.

냄새의 성분을 후각상피에서 감지한다

코안(비강)에 들어온 냄새 성분은 **후각상피**(후상피)를 촉촉하게 하고 있는 **점액**에 녹는다. 점액 안으로 뻗어 있는 후각섬모 표면에는 후각수용체라 하는 스위치 같은 것이 있는데, 여기에 냄새의 성분이 결합하면 후세포에 임펄스(활동전위)가 생긴다. 그렇게 되면 그 임펄스가 위쪽에 있는 **후각망울** (후구)로, 그 위에 있는 **후각로**, 대뇌겉질의 **후각영역**으로 보내지면 기억 정보 등과 결합해서 우리가 냄새로 인식하는 것이다.

하나의 후각수용체는 마치 열쇠구멍과 열쇠의 관계처럼 자신과 결합할 수 있는 화학적 구조가 있는 물질만을 감지한다. 따라서 후각수용체의 열쇠구멍에 맞는 열쇠=물질이라면 화학구조가 다소 다르더라도 감지하지만, 구조가 완전히 다른 물질은 감지할 수 없다. 한 개의 후각세포 안에 있는 **후각섬모**에는 많은 **후각수용체**가 있지만 모두 같은 구조이기 때문에 한 개의 후세포는 특정 화학구조를 갖는 물질을 감지한다. 사람의 후각수용체는 350~400종류라지만 코로 맡아 구분할 수 있는 냄새는 그 수를 훨씬 뛰어넘는다. 그 이유는 몇 가지의 화학물질로 구성되어 있는 어떤 냄새가 수많은 후각세포에서 받은 정보와 조합되어 인식되기 때문이다.

냄새와 기억 · 정동

어떤 냄새를 맡고 옛 기억이 되살아났다거나 상쾌한 향기를 맡았더니 기억력이 올랐다, 좋아하는 향기로 릴랙스했다 같은 변화를 경험할 때가 있다. 이것은 후신경이 기억이나 **정동**을 관장하는 **대뇌변연계**의 일부이기 때문이다.

후각로
후각망울과 대뇌의 후각영역을 관장하는 축삭의 다발

후각영역
좌우 대뇌반구의 중심에서 앞쪽에 있다.

키워드

후각수용체
후각세포의 후각섬모 표면에 있는 센서이다. 1개의 수용체는 1종류의 화학구조만 감지할 수 있다.

메모

인간의 후각
비록 개에 비하면 떨어지지만 인간의 후각도 꽤 민감하다. 최근의 연구에서 1조 종류나 되는 냄새를 인식할 수 있다고 발표했다. 단 개인차가 큰 것도 특징이다.

냄새의 성분을 감지하는 방식

1개의 후각세포가 갖는 수용체는 1종류이고 그 수용체에 딱 맞는 구조의 물질을 감지한다.

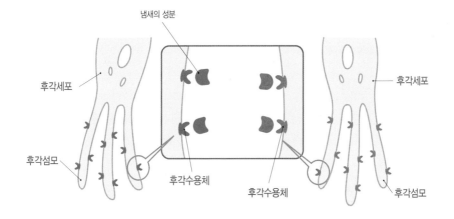

후각세포

냄새의 성분

후각세포

후각섬모

후각수용체

후각수용체

후각섬모

후각정보의 전달

후각의 정보는 후각망울, 후각로를 통과해 그 위쪽에 있는 대뇌의 후각영역으로 전달된다.

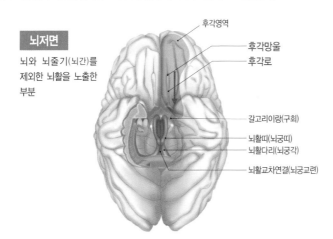

뇌저면

뇌와 뇌줄기(뇌간)를 제외한 뇌활을 노출한 부분

후각영역

후각망울

후각로

갈고리이랑(구회)

뇌활띠(뇌궁띠)

뇌활다리(뇌궁각)

뇌활교차연결(뇌궁교련)

---

column **썩는 냄새조차 익숙해진다**

같은 냄새를 맡고 있다 보면 이윽고 그 냄새를 느끼지 못하게 되는데 이것을 순화라고 한다. 그런데 순화는 후각의 마비가 아니다. 순화 중일지라도 다른 냄새는 맡을 수 있고 환기를 하거나 바깥에 나갔다가 다시 돌아오는 등 시간 간격을 두면 다시 그 냄새를 맡을 수 있게 된다.

시각을 감지하는 안구

- 검은 눈동자의 표면은 각막으로 덮여 있다.
- 수정체는 주위의 섬모체띠에 의해 모양체에 연결되어 있다.
- 안구의 안쪽 면을 덮은 망막에는 시세포가 나란히 있다.

각막과 홍채와 수정체

2개의 안구는 머리뼈의 눈확(안와)에 들어앉아 있다. 안구의 검은 동자 표면은 **각막**에, 그 이외의 부분은 **흰 공막**으로 덮여 있다. 각막 안에는 **홍채**가 있고, 홍채 중심에서 열려 있는 구멍이 **동공**이다. 홍채 안에 있는 **수정체**는 이른바 렌즈인데 주위에 붙어 있는 **섬모체띠(모양체소대)** 덕분에 그 바깥에 있는 **섬모체(모양체)**에 붙어 있다.

홍채와 섬모체는 강막 안쪽의 **맥락막**과 연결되어 있다. 맥락막에는 혈관이 많이 분포되어 있다. 또 홍채, 섬모체, 맥락막에는 **멜라닌 색소**가 많아 흑갈색을 띠고 있기 때문에 이들을 한꺼번에 **포도막**이라 부르기도 한다.

각막과 홍채의 사이에 있는 공간을 **안구앞방(전안방)**, 홍채와 수정체 사이의 공간을 **안구뒤방(후안방)**이라고 한다. 이 공간들은 **안구방수(안방수)**라 불리는 액체로 가득 차 있다. 안구방수는 **섬모체** 표면의 세포에서 스며 나와 **안구뒤방**에서 **안구앞방**으로 나가 홍채 뿌리의 주변에서 **정맥**으로 흡수되며 항상 순환한다.

빛을 감지하는 망막은 안구의 내면을 덮는다

수정체 안에는 유리체라는 투명한 겔 형태의 조직이 들어차 있다. 유리체를 감싸듯이 안구의 내면을 덮고 있는 것이 **망막**인데 여기에는 빛을 감지하는 **시세포**가 많이 있다. 안구의 안쪽 중심에 있는 오목한 부분을 **중심오목(중심와)**이라고 한다. 중심오목에는 **시세포**가 밀집해 있어서 시력의 중심적 역할을 담당한다. 중심오목에서 아주 조금 안쪽(코쪽)에는 **시세포와 혈관**이 드나드는 **시각신경원반(시신경유두)**이 있다. 이 부분은 시세포가 없기 때문에 시력이 없어서 **맹점**이라고도 불린다.

망막
안구의 안쪽을 덮고 있는 막으로 시세포가 분포해 있다.

중심오목
안구 안의 중심부분으로, 시세포가 많고 혈관이 없기 때문에 시력의 중심적 역할을 담당한다.

시각신경원반
안구 안에서 신경과 혈관이 드나드는 부분이다. 시세포가 없기 때문에 맹점이라 한다. 안저 검사로 관찰하면 하얗고 둥그렇게 보이기 때문에 원반이란 이름이 붙었다.

홍채
흑, 갈, 청, 록, 회 같은 눈동자 색은 사실 홍채의 색이다. 주로 홍채에 들어 있는 멜라닌색소의 양이 그 색을 결정한다.

안구방수의 순환장애
안구방수의 흡수가 어떤 이유로 잘 되지 않으면 안구방수가 넘쳐흘러서 안압이 높아진다. 안압이 높아지면 시신경이 압박되어 두통이나 시력장애를 일으키는데 이것이 녹내장이다.

안구의 구조

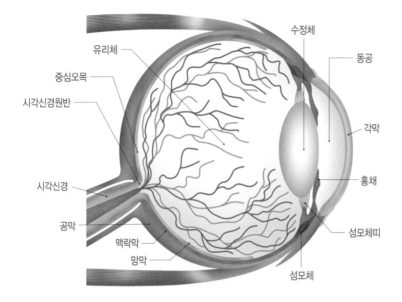

유리체
중심오목
시각신경원반
시각신경
공막
맥락막
망막

수정체
동공
각막
홍채
섬모체띠
섬모체

안구 앞부분의 횡단면

수정체는 모양체띠에 의해 섬모체근에 연결되어 있다. 안구앞방과 안구뒤방에는 안구방수가 순환하고 있다.

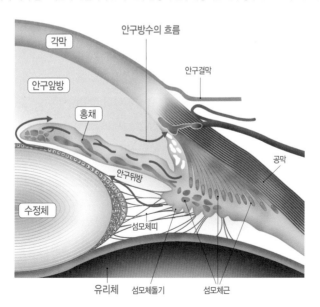

각막
안구방수의 흐름
안구결막
안구앞방
홍채
안구뒤방
공막
수정체
섬모체띠
유리체 섬모체돌기 섬모체근

시각정보의 감지와 전달

- 빛은 각막과 수정체에서 굴절해 망막에 상을 맺는다.
- 망막의 간상세포가 명암을, 원추세포가 색을 감지한다.
- 시각정보는 시각신경에 의해 대뇌의 시각영역에 보내진다.

망막의 시세포가 빛을 감지한다

눈에 들어오는 빛은 우선 **각막**에서 굴절하고 **수정체**에서 한 번 더 굴절해서 **망막**에 상하좌우가 반대가 되어 상이 맺힌다. 보는 사물까지의 초점을 맞추는 **초점 조절**은 수정체의 주변에 붙어 있는 **섬모체띠(모양체소대)**와 **섬모체(모양체)**의 근육이 수정체의 두께를 바꿔가면서 조절한다.

망막에 닿은 빛은 **시세포**가 감지한다. 시세포에는 명암을 감지하는 막대 모양의 **간상세포**와 색을 감지하는 원뿔 모양의 **원추세포**가 있다. 또한 원추세포에는 빛의 삼원색 중 적색을 감지하는 **적추체**, 청색을 감지하는 **청추체**, 녹색을 감지하는 **녹추체**의 3종류가 있다. 망막 중심인 중심오목(중심와)에는 **원추세포**가 많고 주변으로 갈수록 **간상세포**가 많아진다.

시각의 정보는 시각교차를 거쳐 시각영역으로 보내진다

망막의 시세포가 명암이나 색을 감지해서 생긴 임펄스는 안구 안쪽에 있는 **시각신경원반(시신경유두)**에서 나온 **시각신경**에 의해 대뇌의 뒤통수(후두부) 부위에 있는 시각영역으로 보내진다. 이때 시야의 귀쪽(망막의 코쪽)에 맺힌 상에 대한 정보는 대뇌의 **반대쪽**에 보내지만, 시야의 코쪽(망막의 귀쪽)에 맺힌 상에 대한 정보는 **같은** 쪽의 시각영역으로 보낸다. 그렇기 때문에 시야의 왼쪽 절반 정보는 **우뇌**로, 시야의 오른쪽 절반 정보는 **좌뇌**로 보내지는 것이다. 이처럼 시각신경은 뇌의 바닥 부분에서 **교차**하며 그 부분을 **시각교차**라고 부른다.

시각영역에 도착한 정보는 상하좌우가 반전된 상이 원래 상태로 되돌아가 기억과 지식, 시각 정보를 얻을 때 함께 들어온 청각 등의 정보와 통합되어 '○○이 보였다'라고 인식하게 되는 것이다.

망막의 시세포

간상세포와 원추세포가 빛을 감지하고 시각신경의 섬유시각세포에서 감지된 정보가 시각신경을 통해 대뇌의 시각영역에 전달된다.

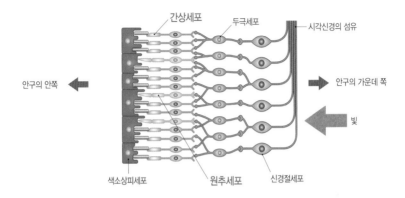

- 간상세포
- 두극세포
- 시각신경의 섬유
- 안구의 안쪽
- 안구의 가운데 쪽
- 빛
- 색소상피세포
- 원추세포
- 신경절세포

시야와 시각교차

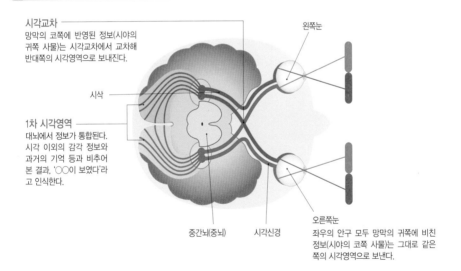

시각교차
망막의 코쪽에 반영된 정보(시야의 귀쪽 사물)는 시각교차에서 교차해 반대쪽의 시각영역으로 보내진다.

왼쪽눈

시삭

1차 시각영역
대뇌에서 정보가 통합된다. 시각 이외의 감각 정보와 과거의 기억 등과 비추어 본 결과, '○○이 보였다'라고 인식한다.

오른쪽눈
좌우의 안구 모두 망막의 귀쪽에 비친 정보(시야의 코쪽 사물)는 그대로 같은 쪽의 시각영역으로 보낸다.

중간뇌(중뇌)   시각신경

---

column **시야 손상과 신경 이상**

질병 등으로 인해 시야가 줄어든 경우, 어느 부분이 줄어들었는지 자세히 조사하면 안구와 시각신경 중 어느 부분에 이상이 생겼는지 알아낼 수 있다. 예를 들어 시야의 바깥쪽만이 손상된 경우라면 시각교차 부분에 문제가 있음을 추측할 수 있다.

청각을 감지하는 귀

POINT
- 귓바퀴와 바깥귀길을 바깥귀라고 부른다.
- 고막과 그 안쪽의 고실이 가운데귀이고 여기에 귓속뼈가 있다.
- 소리를 감지하는 달팽이관은 속귀 안에 있다.

바깥귀, 가운데귀, 속귀로 구성된다

귀는 청각과 평형각을 감지하는데 이들 감각은 각각 별도의 기관이 감지한다. 청각을 담당하는 것은 **바깥귀**(외이)와 **가운데귀**(중이), **속귀**(내이)의 **달팽이관**(와우)이다. 밖에서 보이는 귓바퀴와 고막이 있는 바깥귀길까지가 바깥귀다. 귓바퀴는 소리를 모으는 집음기이고 바깥귀길은 소리의 진동을 전달하는 터널이다.

바깥귀길의 안쪽에서 뚜껑처럼 길을 막고 있는 **고막**과 그 안쪽의 공간(고실)이 **가운데귀**이다. 가운데귀에는 **망치뼈, 모루뼈, 등자뼈**의 3개의 **귓속뼈**(이소골)가 있다. 귓속뼈는 각각 몇 mm 정도의 크기이며 인체에서 가장 작은 뼈이다. 고실은 **귀관**(이관)에 의해 인두와 연결되어 있다.

중이에서 더 안쪽이 속귀다. 속귀는 **안뜰, 반고리관**(반시관), **달팽이관**의 3개의 부분으로 구성된다. 이 중 소리 감지에 관계하는 것은 **안뜰**(전정)과 **달팽이관**이다. 속귀는 형태가 복잡해서 미로라고도 불린다. 모두 관자뼈(측두골)의 바위부분에 파묻혀 있다. 마치 이중의 파이프처럼 생긴 미로에서 겉면을 형성하는 뼈 부분을 **뼈미로**(골미로), 내부를 형성하는 막 부분을 **막미로**(膜迷路)라고 부른다. 막미로와 뼈미로 사이는 **바깥림프**, 막미로의 안은 **속림프**로 가득 차 있다.

달팽이관 안에 있는 코르티기관

속귀의 전정에 연결된 소용돌이 모양의 기관이 달팽이관이다. 달팽이관의 단면을 보면 **안뜰계단**(전정계), **중간계단, 고실계단**(고실계)의 3층 건물처럼 되어 있지만 사실, 안뜰계단과 고실계단은 빙글빙글 소용돌이 부분의 중심(정상)에서 서로 연결되어 있다. 중간계단과 고실계단을 나누기 위해 기저막이라는 막이 있고 그 위에 **코르티기관**이 놓여 있다. 코르티기관에는 소리의 진동을 감지하는 **털세포**(유모세포)가 나란히 있다.

귀의 구조

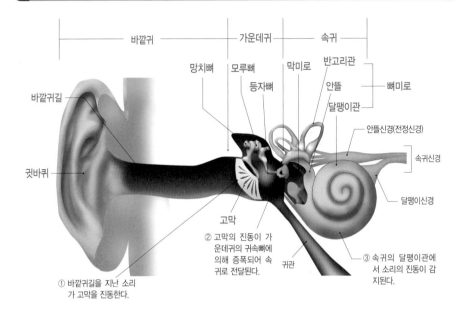

바깥귀 · 가운데귀 · 속귀

망치뼈 · 모루뼈 · 등자뼈 · 막미로 · 반고리관 · 안뜰 · 달팽이관 · 뼈미로

바깥귀길

귓바퀴

안뜰신경(전정신경)

속귀신경

달팽이신경

고막

② 고막의 진동이 가운데귀의 귀속뼈에 의해 증폭되어 속귀로 전달된다.

귀관

③ 속귀의 달팽이관에서 소리의 진동이 감지된다.

① 바깥귀길을 지난 소리가 고막을 진동한다.

달팽이관의 구조

달팽이관에 있는 코르티기관이 외림프에서 내림프로 전달된 진동을 감지한다.

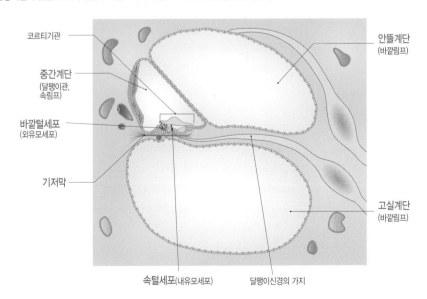

코르티기관

중간계단
(달팽이관,
속림프)

바깥털세포
(외유모세포)

기저막

안뜰계단
(바깥림프)

고실계단
(바깥림프)

속털세포(내유모세포)

달팽이신경의 가지

청각정보의 감지와 전달

- 고막의 진동이 귓속뼈에서 증폭되어 속귀로 전달된다.
- 속귀의 달팽이관 진동을 털세포가 감지한다.
- 청각의 정보는 관자엽의 청각영역으로 전달된다.

가운데귀에서 증폭, 속귀에서 감지

귓바퀴에서 모여 바깥귓길을 통과한 소리는 고막을 진동시킨다. 고막의 진동은 고막 뒤쪽에 붙어 있는 3개의 귓속뼈에 의해 증폭되고 가장 뒤에 있는 등자뼈에 의해 속귀의 안뜰(전정)로 전달된다. 그러면 속귀의 전정을 가득 채우고 있는 바깥림프가 진동하고 이 진동은 달팽이관으로 전달된다.

안뜰의 바깥림프 진동은 달팽이관의 안뜰계단으로, 그리고 달팽이관의 중심에서 고실계단으로 전달된다. 또한 이 두 기관 사이에 있는 중간계단도 함께 진동하며 결국 이 진동은 코르티기관에 나란히 있는 털세포(유모세포)가 감지해 임펄스로 바꾼다. 달팽이관의 바깥쪽은 주파수가 높은 소리를, 달팽이관의 중심에 가까울수록 주파수가 낮은 소리를 감지하게 되어 있다.

소리를 감지하는 속귀는 머리뼈에 묻혀 있기 때문에 소리 때문에 머리뼈에 생기는 진동도 소리로 감지할 수 있다. 이런 방식을 뼈전도(골전도)라고 하며 뼈전도를 이용한 헤드폰이 이미 실용화되어 있다. 또 소리를 전하는 프로세스에 장애가 생겨 발생하는 전도성난청은 이 뼈전도를 이용하면 소리를 듣게 될 수 있다.

청각영역은 대뇌의 관자엽에 있다

털세포에서 생긴 임펄스는 털세포와 연결되는 달팽이신경에 의해 대뇌의 관자엽에 있는 청각영역으로 전달된다. 청각영역에서는 기억과 지식 등에 비추어 방금 그 소리가 어떤 소리인지 판단하고 나아가 좌우의 귀에서 파악된 정보의 차이 등을 분석해서 소리가 나는 장소나 역할을 해석한다.

시험에 나오는 어구

안뜰계단 · 고실계단 · 중앙계

비유하자면 달팽이관의 3층 건물 같은 구조를 말한다. 안뜰계단과 고실계단은 소용돌이의 중심꼭대기에서 연결되어 있다. 안뜰계단과 고실계단에는 바깥림프가, 중간계단에는 속림프가 차 있다.

코르티기관

달팽이관 중간계단의 중심에 있는 장치이다. 기저막 위에서 소리의 진동을 감지하는 털세포와 털세포를 지탱하는 세포 등이 마련되어 있다.

키워드

전음성난청

고막이나 귓속뼈 등 소리의 진동을 전하는 과정에서 문제가 일어나 생긴 난청이다. 한편 소리의 진동을 감지하는 장소의 문제로 일어나는 난청은 감음성난청이라고 한다.

메모

달팽이관 속 위치에 따라 감지하는 주파수가 다른 이유

달팽이관의 바깥쪽에서는 코르티기관이 있는 기저막의 폭이 좁고 단단하기 때문에 높은 주파수의 진동에 동조한다. 달팽이관 중심의 기저막은 폭이 넓고 부드럽기 때문에 낮은 주파수의 진동에 동조한다.

청각정보를 감지하는 방식

달팽이관 안에서 음파의 진로

달팽이관의 안뜰계단과 고실계단은 달팽이관의 꼭대기 중심에서 연결되어 있다. 진동은 안뜰계단 → 고실계단으로 전달된다.

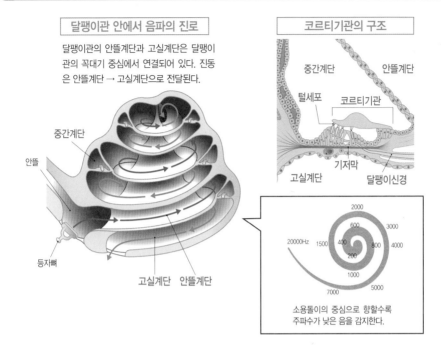

중간계단

안뜰

등자뼈

고실계단   안뜰계단

코르티기관의 구조

중간계단   안뜰계단

털세포   코르티기관

기저막

고실계단   달팽이신경

2000
600   3000
20000Hz   1500   400   800   4000
200
1000
7000   5000

소용돌이의 중심으로 향할수록
주파수가 낮은 음을 감지한다.

청각영역

청각영역은 대뇌 관자엽의 가로관자이랑(횡측두회)에 위치하고 청각정보 처리를 맡고 있다.

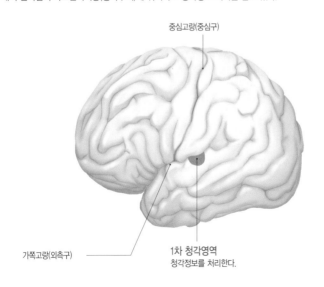

중심고랑(중심구)

가쪽고랑(외측구)

1차 청각영역
청각정보를 처리한다.

감각

평형각을 감지하는 속귀

POINT

- 평형각을 감지하는 장치는 속귀의 안뜰과 반고리관이다.
- 안뜰의 타원주머니와 둥근주머니의 중앙에는 평형반이 있다.
- 반고리관 뿌리의 팽대부에는 팽대능선이 있다.

전정의 난형낭과 구형낭에는 평형반이 있다

평형각을 감지하는 기관은 **속귀(내이)**에 있다. 속귀에 있는 청각을 감지하는 기관과는 별개이다.

가운데귀(중이) 안에 연결된 **안뜰(전정)**의 위쪽에는 3개의 루프모양인 **반고리관(세반고리관)**이 있다. 평형각을 감지하는 기관은 이 **안뜰**과 **반고리관** 안에 있다.

안뜰에는 **타원주머니(난형낭)**와 **둥근주머니(구형낭)**가 있다. 이 부분은 **막미로**의 일부가 주머니 형태로 부풀어 오른 것인데 내부는 **내림프액**으로 가득 차 있다. 타원주머니와 둥근주머니 안에는 **평형반**이라는 장치가 붙어 있다. 평형반은 젤리같은 **평형모래막**에 **평형모래(이석)**라 불리는 탄산칼슘 결정이 올려진 것이며 이 안으로 **털세포(유모세포)**가 **감각모**를 뻗고 있다. **털세포**는 소리의 진동을 감지하는 세포이며 감지된 정보를 전하는 **신경**이 연결되어 있다. 타원주머니와 둥근주머니의 **평형반**은 서로 거의 수직교차하게 배치되어 있다.

반고리관의 안에는 팽대능선이 있다

반고리관의 루프도 **막미로**의 일부이기 때문에 내부는 **속림프**로 가득 차 있다. 3개의 루프 뿌리 부분은 불룩한 모양인데 이것을 **팽대부**라고 부른다. 팽대부 안에는 '**팽대능선마루(cupula)**'라는 젤리같은 물질이 있고 그 안으로 **털세포**가 **감각모**를 뻗고 있다. 이 구조를 **팽대능선**이라고 한다. 3개의 팽대능선과 반고리관의 루프는 서로 수직교차로 배치되어 있다.

시험에 나오는 어구

평형반
속귀 안뜰의 타원주머니와 둥근주머니 안에 있다. 상부에 평형모래(이석)를 올린 평형모래막 안으로 털세포가 감각모를 뻗고 있다.

팽대능선
속귀의 반고리관 팽대부 안에 있다. 젤리상의 팽대능선마루(cupula) 안으로 털세포가 감각모를 뻗고 있다.

키워드

막미로
P.112 참조. 속귀에 있고 길다란 자루 모양의 막 안에 림프액과 몇 개의 감각기를 갖춘 것이다. 뼈미로를 가득 채운 바깥림프 안에 있다.

메모

반고리관의 루프 배치
반고리관의 3개의 루프는 서로 직교하는 면, 즉 XYZ의 평면상에 배치되어 있기 때문에 3D의 정보를 얻을 수 있다.

평형각을 감지하는 반고리관과 안뜰

속귀의 반고리관 뿌리에 있는 팽대능선과 타원주머니와 둥근주머니에 있는 평형반이 평형감각을 감지한다.

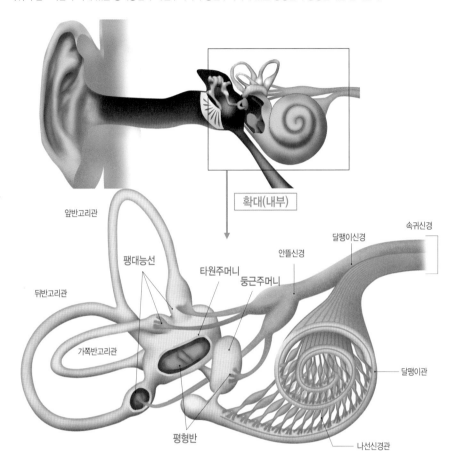

확대(내부)

앞반고리관

팽대능선

타원주머니

둥근주머니

안뜰신경

달팽이신경

속귀신경

뒤반고리관

가쪽반고리관

평형반

달팽이관

나선신경관

Athletics Column

스포츠에서 빠질 수 없는 밸런스 능력

　신체의 밸런스를 잡는 능력은 모든 스포츠에 꼭 필요하다. 이 능력은 속귀의 평형각만이 아니라 전신의 심부감각, 시각 등에서 받은 정보와 이에 따라 일어나는 골격근 반사, 대뇌겉질에서의 운동 명령과 그 명령을 수행하는 근육의 움직임, 소뇌에 의한 미세조정 등이 종합된 것이다. 적절한 트레이닝에 의해 능력을 향상시킬 수 있는 한편, 운동 중의 부상이나 연령증가에 따라 능력이 저하되기도 한다.

평형각의 감지와 전달

POINT
- 안뜰의 평형반은 머리의 기울기를 감지한다.
- 반고리관의 팽대능선은 머리의 회전을 감지한다.
- 평형각의 정보는 신체의 밸런스 유지에 이용된다.

머리의 기울기를 감지하는 평형반

눈을 감고서 머리나 몸을 기울이면 즉시 알아챌 수 있다. 이것은 속귀의 **안뜰**에 있는 **타원주머니**(난형낭)와 **둥근주머니**(구형낭)에 있는 **평형반**이 머리의 기울기를 감지하기 때문이다. 머리가 기울어지면, **평형모래**(이석)의 무게로 **평형모래막**이 흔들린다. 그러면 그 안으로 뻗어 있는 **감각모**도 함께 흔들리고 그 움직임을 **털세포**가 감지한다. 타원주머니의 평형반은 거의 **수평면**으로, 둥근주머니의 평형반은 거의 **수직방향**으로 배치되어 있다. 또 좁게 보면 **감각모**가 향하는 방향이 조금씩 다르기 때문에 각각의 **평형반**에서 감지한 정보를 종합하면 머리가 어느 **방향**으로 얼마만큼의 **가속도**로 움직였는지 알 수 있다.

머리의 회전을 감지하는 팽대능선

반고리관의 **팽대능선**은 머리의 회전을 감지하는 기관이다. 머리가 회전하면 그 회전의 방향에 위치하는 반고리관 속의 **속림프**가 물결을 만든다. 그러면 젤리같은 **팽대능선마루**도 휩쓸리듯이 흔들리고 그 움직임을 팽대능선마루 안으로 **감각모**를 뻗은 **털세포**가 감지한다.

3개의 반고리관과 팽대능선은 각각 직교하는 방향으로 붙어 있기 때문에 어떤 팽대능선이 어느 정도 흔들렸는지 만으로도 회전의 **방향**이나 **가속도**를 알 수 있다.

평형각의 정보는 밸런스의 유지에 이용된다

평형각의 정보는 **안뜰신경**(전정신경)에 의해 **뇌줄기**(일부는 소뇌)에 보내진다. 여기서 반사가 일어나 **골격근**과 **안구**를 움직여서 몸의 밸런스를 유지하는 데 이용한다.

시험에 나오는 어구

안뜰신경
속귀의 평형반과 팽대능선에서 감지한 정보를 중추에 보내는 신경이다. 달팽이관의 달팽이신경과 합류해서 속귀신경(제Ⅷ뇌신경)이 된다.

키워드

가속도
단위시간당 속도의 변화율이다. 속귀는 신체가 어느 방향으로 어떤 속도로 움직이기 시작했고 계속 움직이고 있는지 또는 멈췄는지를 감지한다.

메모

어지럼의 원인
어지럼은 속귀의 림프액 이상, 안뜰신경의 염증, 속귀의 종양이나 동맥경화 등 속귀의 이상에 의해 일어나기도 한다.

머리의 기울기 · 회전을 감지하는 방식

기울기(평형반)

젤리같은 평형모래막에 평형모래가 놓여 있고 평형모래막 안으로 털세포의 감각모가 뻗어 있다. 머리를 기울이면 평형모래의 무게로 평형모래막이 흔들린다. 그 흔들림을 감각모가 감지한다.

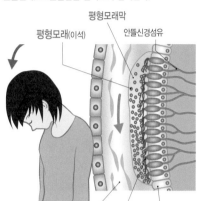

평형모래막

평형모래(이석)

안뜰신경섬유

속림프   감각모   털세포

회전(팽대능선)

젤리같은 팽대능선마루 안으로 털세포의 감각모가 뻗어 있다. 머리를 회전하면 반고리관 안의 속림프에 물결이 생기고 팽대능선의 팽대능선마루가 흔들린다. 그 흔들림을 감각모가 감지한다.

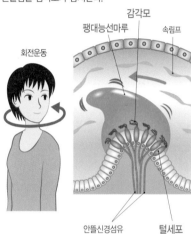

감각모

팽대능선마루   속림프

회전운동

안뜰신경섬유   털세포

3개의 반고리관 배치

3개의 반고리관은 서로 직교하는 면에 배치되기 때문에 3D의 입체적인 움직임을 감지한다.

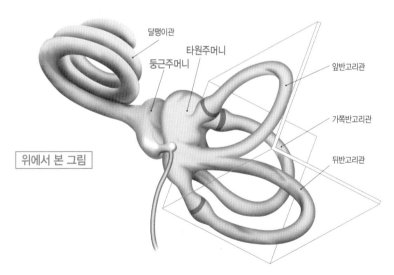

달팽이관

타원주머니

둥근주머니

앞반고리관

가쪽반고리관

뒤반고리관

위에서 본 그림

감각을 감지하는 혀

- 미각을 감지하는 맛봉오리는 실유두를 제외한 혀유두에 있다.
- 미각은 미각세포, 버팀세포, 바닥세포가 모인 것이다.
- 미각세포의 수명은 10일 정도이다.

맛을 감지하는 맛봉오리는 혀유두에 있다

미각(액체의 화학물질)을 감지하는 것은 혀 표면이나 목의 점막에 있는 **맛봉오리(미뢰)**다. 맛봉오리는 50~70μm의 크기이고 구조가 꽃봉오리처럼 생겨서 이런 이름이 붙었다.

혀 표면에 **빽빽**한 크고 작은 돌기를 **혀유두**라고 한다. 이 중 혀 전체에 무수하게 있는 작은 돌기가 **실유두**인데, 여기에는 맛봉오리가 없다. 실유두의 사이에 드문드문하게 좀 더 빨갛게 보이는 **버섯유두(용상유두)**, 혀의 양측에 울퉁불퉁 나란한 **잎새유두(엽상유두)**, 혀뿌리에 V자로 나란한 커다란 **성곽유두(유곽유두)**에는 맛봉오리가 있다. 맛봉오리는 유두의 표면과 고랑 안에 여러 개가 있고, 특히 성곽유두는 1개의 유두에 100개 이상의 맛봉오리가 있다. 맛봉오리는 혀 전체에 5,000~1만 개 있다고 한다. 또 맛봉오리는 인두나 위턱(상악)에도 있다.

맛봉오리 안에는 많은 미각세포가 있다

맛봉오리는 그 안에 맛을 감지하는 50~100개의 **미각세포**와 이것을 지탱하는 **버팀세포**, 미각세포의 뿌리가 되는 **바닥세포**가 모인 것이다. 맛봉오리의 입 부분을 **맛구멍(미공)**이라 하며 여기에는 미각세포의 **미각모**가 뻗어 있다. 또 미각세포 안쪽에는 맛의 정보를 전하는 신경이 연결되어 있다.

미각세포에는 5종류가 있고 1개의 미각세포는 짠맛, 신맛, 감칠맛, 단맛, 쓴맛 중 어느 하나를 감지한다. 수명은 짧아서 평균 10일 정도이다. 미각세포는 맛봉오리의 아래쪽에 있는 **바닥세포**가 분화·성숙해서 탄생하며 항상 새로운 것으로 교환되고 있다.

시험에 나오는 어구

맛봉오리
구멍 속에 미각을 감지하는 미각세포와 버팀세포, 바닥세포가 들어 있는 것이다. 혀 전체에 5,000~1만 개가 있다고 한다.

혀유두
혀 표면에 있는 무수한 돌기이다. 실유두, 버섯유두, 잎새유두, 성곽유두가 있다. 실유두를 제외한 모두는 맛봉오리를 갖는다.

키워드

바닥세포
맛봉오리의 바닥에 있고 새로운 세포의 원천이 되는 세포를 말한다. 미각세포는 맛봉오리의 바닥세포가 분화한 것이다.

메모

미각세포의 탄생에 필요한 아연
새로운 미각세포가 탄생하려면 아연이 필요하다. 아연의 섭취가 만성적으로 부족하면 미각장애가 일어난다.

혀의 구조와 혀유두

혀의 표면에 있는 유두 중 버섯유두, 잎새유두, 성곽유두에 맛봉오리가 있다. 혀 전체에 무수하게 있는 작은 실유두에는 맛봉오리가 없다.

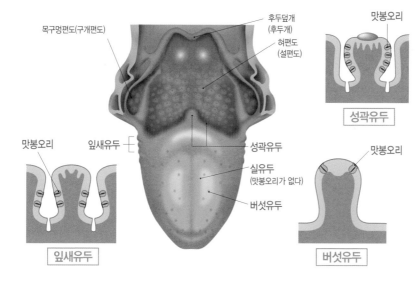

맛봉오리의 구조

타액에 섞인 맛 성분이 맛구멍에 들어가면 미각모가 그것을 감지한 뒤 해당 정보를 신경섬유에 전달한다.

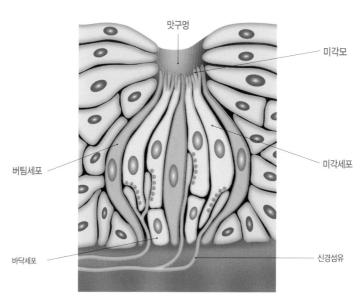

미각의 감지와 전달

POINT

- ●타액에 섞인 맛 성분을 미각세포가 감지한다.
- ●미각 정보는 숨뇌와 대뇌의 미각영역에 전달된다.
- ●맛에는 후각과 시각, 식감, 기억과 감정 등이 관계된다.

5종류의 미각세포가 5종류의 맛을 감지

사람이 혀로 감지하는 맛은 짠맛, 신맛, 감칠맛, 단맛, 쓴맛의 5종류이다. 매운맛은 통각을 느끼는 신경이 감지하는 것으로 미각에는 포함되지 않는다. 1개의 미각세포는 5종류의 미각 중 어느 한 가지만을 감지한다. 왜냐하면 미각세포가 갖는 수용체가 다르기 때문이다.

음식물을 먹어서 맛 성분이 스며든 타액이 맛봉오리의 맛구멍에 들어가 미각세포의 미각모에 있는 수용체와 맛 성분이 결합하면 미각세포가 흥분하면서 임펄스가 생긴다. 그리고 그 정보는 미각세포에 연결된 신경에 전달된다.

혀의 앞부분에서 감지했던 정보는 고실끈신경(고삭신경)에서 제Ⅶ 뇌신경인 얼굴신경(안면신경)에 의해, 혀의 뒷부분 감지한 정보는 제Ⅸ 뇌신경인 혀인두신경(설인신경)에 의해 숨뇌(연수)를 경유한 뒤 시상과 대뇌의 관자엽(측두엽)에 있는 미각영역에 전달된다.

음식의 맛은 미각의 정보만으로는 결정되지 않는다

음식의 맛은 혀가 감지한 미각만으로 결정되지 않는다. 조리의 소리(청각), 요리의 향기(후각)와 색채(시각), 삼켰을 때의 식감(체성감각), 앞서 말한 매운맛(체성감각) 등도 중요한 요소이다. 특히 후각은 맛에 커다란 영향을 준다. 손으로 코를 막고 먹으면 맛을 모를 정도이니 말이다.

또 우리가 음식을 먹으며 맛있다고 느끼거나 맛없다고 느끼는 것은 이러한 감각 때문만이 아니라 과거에 먹었던 기억과 기호, 식사를 함께 한 사람과 식탁의 환경, 그때의 기분 등 다양한 요소가 관여하고 있다.

 시험에 나오는 어구

얼굴신경
제Ⅶ 뇌신경이며 뇌줄기의 다리뇌를 드나든다. 혀 앞부분의 미각정보 전달, 얼굴 표정근의 운동, 눈물샘과 타액선의 분비 조정을 담당한다. 고실끈신경은 얼굴신경의 가지이다.

혀인두신경
제Ⅸ 뇌신경이다. 뇌줄기의 숨뇌를 드나든다. 혀 뒷부분의 미각정보 전달, 음식을 삼키는 데 관계하는 근육의 운동, 귀밑샘의 분비 조정 등을 담당한다.

 키워드

식감
음식을 먹을 때 치아와 혀, 구강점막 등에서 느끼는 피부감각을 말한다. 온도, 단단함, 씹는 느낌, 잘라먹는 방법, 혀에 닿는 느낌, 점도, 입안에 달라붙거나 수분이 없는 상태 등을 느끼며 목넘김, 삼키기 쉬운 정도 등도 있다.

 메모

미각세포가 감지하는 물질
짠맛은 나트륨이온, 신맛은 수소이온, 감칠맛은 아미노산, 단맛은 당, 쓴맛은 키니네 같은 쓴맛 성분이 미각세포를 흥분시킨다.

미각세포가 맛을 감지하는 방식

맛은 미각세포의 미각모 표면에 있는 이온채널과 수용체에서 감지한다.

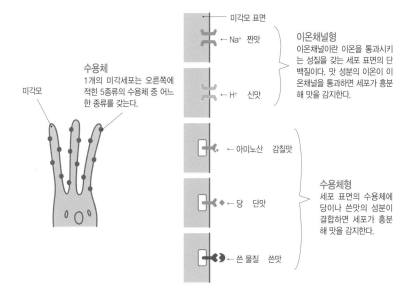

수용체
1개의 미각세포는 오른쪽에 적힌 5종류의 수용체 중 어느 한 종류를 갖는다.

미각모

미각모 표면

← Na⁺ 짠맛

이온채널형
이온채널이란 이온을 통과시키는 성질을 갖는 세포 표면의 단백질이다. 맛 성분의 이온이 이온채널을 통과하면 세포가 흥분해 맛을 감지한다.

← H⁺ 신맛

← 아미노산 감칠맛

← 당 단맛

수용체형
세포 표면의 수용체에 당이나 쓴맛의 성분이 결합하면 세포가 흥분해 맛을 감지한다.

← 쓴 물질 쓴맛

음식의 맛을 결정하는 것

음식의 맛은 조리하는 소리 · 향 · 모양 · 식감 외에 식탁의 분위기(누구와 먹는가), 추억 · 릴랙스(스트레스) 정도 등도 관계한다.

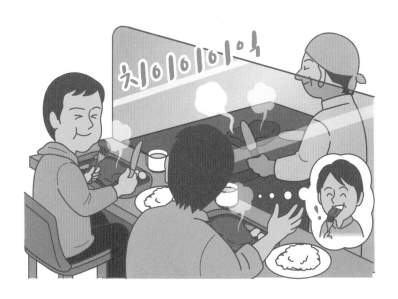

신체를 보호하는 통증감각

국제동통학회는 통증(동통)을 '실제로 어떤 조직손상이 일어났을 때 또는 조직손상을 일으킬 가능성이 있을 때 아니면 그러한 손상이 일어났을 때 표현되는 불쾌한 감각이나 불쾌한 정동체험'이라고 정의하고 있다. 통증은 매우 불쾌하고 괴로운 증상이지만 우리에게 몸의 이상을 알리는 중요한 역할을 한다.

그런데 태어나서 한 번도 통증을 느끼지 못하는 선천성무통증이라는 질병이 있다. 아픈 통증을 느끼지 않으니 좋지 않은가 하겠지만, 절대 그렇지 않다. 정도에 따라 다르지만 이 질병을 앓는 아이는 '이 정도 다치면 몸에 얼마만한 상처가 나겠구나' 하는 정도를 모르기 때문에 엄청난 골절이나 탈구 등 심한 상처를 입기 쉽다. 게다가 다쳤다는 사실조차 자신이 알아차리지 못하기 때문에 후유증이 남을 만큼 악화되는 경우까지 있다. 이 질병을 일으키는 어떤 유전자의 변이를 찾아내긴 했지만 어떤 과정 때문인지는 아직 자세히 알려져 있지 않다.

또 당뇨병의 악화로 생기는 합병증인 당뇨병성 신경장애 때문에도 통증을 못 느낀다. 발가락에 생긴 작은 상처를 모르고 놔뒀다가 어느새 발이 광범위하게 썩어버려(괴사) 어쩔 수 없이 절단해야 하는 일까지 벌어진다.

통증은 인간에게 매우 중요한 감각이기 때문에 방치해서는 안 된다. 스포츠에서 부상을 입어 일단 통증이 생기면 어디가 어떻게 부상당했는지 알 수 없기 때문에 가볍게 보지 말고 의사의 진찰을 받도록 해야 한다. 빨리 치료를 시작하면 그만큼 스포츠로의 복귀도 빨라질 수 있으니 말이다.

또 통증을 참는 것도 좋지 않다. 심한 통증은 식사와 수면, 일과 공부 등 생활 전반에 악영향을 끼쳐서 심신을 피폐하게 만든다. 통증의 원인은 다양하다. 참을 수 없는 통증이 계속된다면 될 수 있으면 빨리 의사의 상담을 받아 그 통증에 적절한 치료를 받아야 할 것이다.

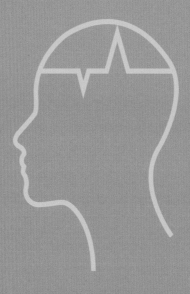

6장

생명기능의 조절

체온을 조절하는 방식

POINT

- 열생산과 열방출의 밸런스를 잡아 체온을 유지한다.
- 추울 때는 피부혈관을 수축해 소름이 돋게 하고 근육을 수축시킨다.
- 더울 때는 발한과 피부혈관을 확장해 체온을 낮춘다.

열생산과 열방출의 밸런스

인간의 체온은 더위와 추위에 관계없이 36~37℃ 정도로 유지된다. 이 온도는 인간이 생명활동을 하는 데 적합한 온도이다. 적정온도 범위를 크게 벗어나면 신체의 다양한 기능이 정상적으로 움직일 수 없게 되므로 인체에는 체온을 적정온도로 유지하기 위한 시스템이 마련되어 있다.

체온은 대사, 운동, 식사 등을 통한 열생산과 땀이나 피부혈관의 확장, 호흡 등을 통한 열방출, 나아가 따뜻한 것이나 차가운 것을 먹고, 알맞은 옷을 입고 목욕을 하는 등의 행동을 하며 균형이 조절되고 있다.

체온조절의 방식

체온조절의 중추는 시상하부에 있다.

피부에 있는 냉각 센서가 환경 온도가 낮은 것을 감지하면 그 정보가 시상하부에 도달한다. 그러면 교감신경의 작용에 의해 피부의 털세움근(입모근)이 수축해서 닭살이 돋고, 피부의 혈관이 수축해서 방열량을 줄인다. 게다가 신체의 근육을 덜덜 떨게 해서 열생산을 증가시켜 체온이 떨어지지 않게까지 한다.

한편 피부에 있는 온각 센서가 환경 온도가 높은 것을 감지하면 그 정보가 시상하부에 닿고, 교감신경의 작용에 의해 땀샘에서 땀이 나오며 피부혈관을 확장해 방열량을 늘린다. 나아가 신체의 활동량을 줄여서 열산생을 제어하고 체온이 오르지 않게 한다.

또한 시상하부의 명령은 내분비계에도 보내지고 여기서의 호르몬 작용으로 전신의 대사와 소변량 등을 증감하며 체온을 조절한다.

시험에 나오는 어구

체온
36~37℃ 정도가 이른바 평열이다. 35℃ 이하를 저체온, 37.5℃ 이상을 발열, 38.5℃ 이상을 고열이라고 한다.

열생산
체내에서 대사, 근육의 수축, 식사 등에 의해 열을 만드는 방식이다.

열방출
피부 혈관의 확장, 발한(기화열에 의함), 날숨으로의 방출 등을 통해 몸의 열을 방출시키는 방식이다.

키워드

시상하부의 체온조절중추
추울 때 활동하는 냉중추(시상하부 뒤부분)와 더울 때 활동하는 온중추(시상하부 앞부분)가 별도로 구분되어 있다.

메모

교감신경과 혈관
혈관벽의 민무늬근(평활근)은 교감신경으로만 지배되며 그 작용은 혈관의 수축이다. 하지만 고온 환경에서는 혈관으로의 작용이 억제되어 혈관이 확장한다.

추울 때와 더울 때의 체온 조절 방식

항온동물인 인간에게는 환경의 온도가 변해도 발한이나 혈관의 확장·수축 등으로 체온을 적정 온도로 유지하는 프로세스가 마련되어 있다.

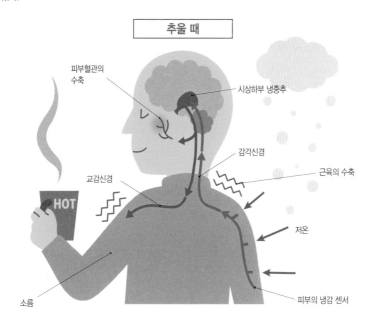

추울 때

- 피부혈관의 수축
- 시상하부 냉중추
- 감각신경
- 근육의 수축
- 교감신경
- 저온
- 소름
- 피부의 냉감 센서

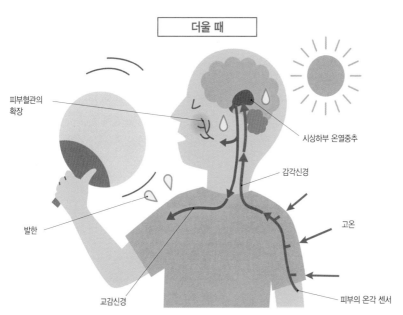

더울 때

- 피부혈관의 확장
- 시상하부 온열중추
- 감각신경
- 고온
- 발한
- 교감신경
- 피부의 온각 센서

혈압을 조절하는 방식

POINT

- 혈압은 혈액량, 심장의 수축력, 말초혈관저항으로 결정된다.
- 대동맥활과 목동맥팽대에 있는 압력수용기가 혈압의 변화를 감지한다.
- 자율신경의 중추가 혈관과 심장에 명령을 내려 혈압을 조절한다.

혈압은 너무 낮아도 너무 높아도 안 된다

혈압이란 동맥의 혈관벽에 가해지는 압력을 말한다. 혈압은 혈액의 양과 심장의 수축력, 말초혈관의 저항으로 결정된다. 대출혈이나 탈수, 심근경색 같은 질환, 더위 때문에 혈관의 확장 등이 일어나 혈압이 너무 떨어지면 전신에 충분한 혈액이 흐르지 않게 된다. 한편 염분을 너무 많이 섭취해서 일어나는 혈액량의 증가, 스트레스나 동맥경화 등에 의한 혈관저항의 항진 등으로 혈압이 너무 오르면 뇌의 혈관이 파열되거나 신장 등의 장기에 부담이 생기고 만다. 이러한 일들이 일어나지 않도록 혈압은 주로 **자율신경**에 의해 언제나 조절되고 있다.

압력수용기가 혈압을 모니터링 하고 있다

혈압의 변화는 대동맥활(대동맥궁)과 목동맥팽대(경동맥동)에 있는 압력수용기에서 감지하고 그 정보는 뇌줄기(뇌간)에 있는 **자율신경의 중추**로 보내진다. 혈압에 관한 중추에는 혈압을 올리라는 명령을 내리는 **교감신경의 혈관운동중추**와 혈압을 낮추라는 명령을 내리는 **부교감신경의 심장억제중추**가 있다. 혈압이 떨어졌을 때는 **혈관운동중추**에서 혈관과 심장, 부신속질 등에 명령을 내려 혈압을 올리고 **심장억제중추**의 명령은 억제된다. 혈압이 올랐을 때는 이것과 반대의 일이 일어난다.

또 혈압 조절에는 **신장**이나 **내분비계**도 깊이 관련되어 있다. 신장에서 만들어진 소변의 양을 증감시켜서 혈액량을 조절하거나 혈관을 수축시켜서 혈압을 올리기도 한다. 특히 신장은 흘러들어 오는 혈액을 감시하다가 혈압이 변동되면 호르몬을 분비해서 혈압을 조절하는 역할도 하고 있다.

시험에 나오는 어구

혈압
혈관에 가해지는 압력을 말하는데 일반적으로는 동맥에 가해지는 압력을 가리킨다. 기준치는 오른쪽 표를 참조한다.

혈관운동중추
교감신경의 중추이다. 혈관수축, 심장의 수축력 상향, 부신속질에서 아드레날린 분비를 촉진한다.

심장억제중추
부교감신경의 중추이다. 심장에 작용해 심박수를 줄인다.

키워드

자율신경
교감신경과 부교감신경으로 구성되며 서로 거의 정반대의 활동을 한다. 혈관벽에는 부교감신경은 없고 교감신경만으로 지배하고 있다.

메모

신장에 의한 혈압의 조정
신장은 혈압이 내려가면 레닌을 분비하는데 레닌은 간, 폐, 부신피질 등의 호르몬을 차례차례 자극해 소변량을 줄여 혈압을 올린다. 이 작용을 레닌 안지오텐신 알도스테론계라고 한다.

혈압의 기준치

혈압의 기준치는 일본고혈압학회가 '고혈압치료 가이드라인'에서 정하고 있는 아래의 수치가 참고가 된다.

분류		수축기혈압		확장기혈압
정상역 혈압	지적혈압	120 미만	동시에(그리고)	80 미만
	정상혈압	120~129 미만	동시에 / 또는	80~84 미만
	정상고수치혈압	130~139	동시에 / 또는	85~89
고혈압	1도 고혈압	140~159	동시에 / 또는	90~99
	2도 고혈압	160~179	동시에 / 또는	100~109
	3도 고혈압	180 이상	동시에 / 또는	110 이상
	(고립성)수축기고혈압	140 이상	동시에	90 미만

(mmHg)

일본고혈압학회 고혈압치료 가이드라인 작성위원회,
고혈압치료가이드라인 2014, 일본고혈압학회, p.19, 표 2.5

혈압을 조절하는 방식

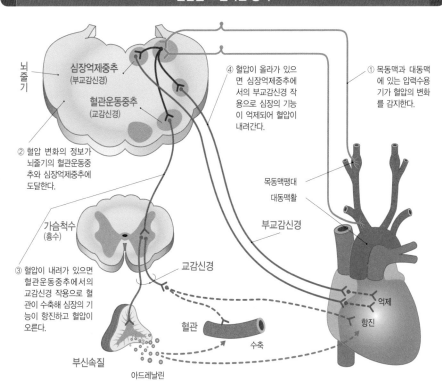

뇌줄기

심장억제중추
(부교감신경)

혈관운동중추
(교감신경)

④ 혈압이 올라가 있으면 심장억제중추에서의 부교감신경 작용으로 심장의 기능이 억제되어 혈압이 내려간다.

① 목동맥과 대동맥에 있는 압력수용기가 혈압의 변화를 감지한다.

② 혈압 변화의 정보가 뇌줄기의 혈관운동중추와 심장억제중추에 도달한다.

목동맥팽대

대동맥활

부교감신경

가슴척수
(흉수)

③ 혈압이 내려가 있으면 혈관운동중추에서의 교감신경 작용으로 혈관이 수축해 심장의 기능이 항진하고 혈압이 오른다.

교감신경

혈관

수축

억제

항진

부신속질

아드레날린

129

심박수를 조절하는 방식

- 보통은 부교감신경이 우위에서 활동해 심박수가 유지되고 있다.
- 흥분이나 운동 등으로 교감신경이 자극되면 심박수가 오른다.
- 심장으로 돌아오는 혈액량이 증가하면 심박수가 오른다.

자율신경의 액셀과 브레이크

심박수란 심장이 1분 동안 고동치는 횟수를 말한다. 심박수는 **호흡**, 누웠을 때나 앉았을 때 같은 **자세, 식사, 운동, 입욕, 스트레스나 흥분, 탈수** 등 다양한 원인 때문에 일상적으로 늘 변화하고 있다.

심박수는 **자율신경**에 의해 조절된다. **교감신경**은 심박수를 올리고 **부교감신경**은 심박수를 내린다. 항상 양방향으로 신경이 활동하고 있어서, 마치 액셀을 죽 밟고 있다가 브레이크도 간간히 밟는 상태와 같다. 단, 평소는 **부교감신경** 쪽이 우세하게 활동해서 심박수를 유지한다. 그리고 필요할 때에 **교감신경**이 액셀을 밟아 심박수를 올리는 방식인 것이다.

흥분이나 운동으로 심박수가 오른다.

흥분이나 스트레스, 격한 운동 등은 **교감신경**을 자극한다. **교감신경**은 몸이 준비자세가 되도록 하는 신경이며 온몸에 혈액을 힘차게 보내기 위해 심박수를 올린다. 흥분이 가라앉으면 처음 원래대로 돌아와 **부교감신경**이 우위가 되는 상태가 되면서 심박수는 떨어진다.

운동을 하면 심박수가 오르는 까닭은 **교감신경**이 자극되기 때문이며 근육의 수축과 폐의 확장에 따라 심장으로 돌아오는 **혈액량(정맥환류량)**도 늘어나기 때문이다. 나아가 운동을 지속하면 **혈액의 산소농도**와 pH가 떨어진다. 이 변화가 대동맥과 목동맥에 있는 **화학수용기**에 감지되어 뇌줄기(뇌간)의 **혈관운동중추**에 보내지면, 앞 페이지에 있던 혈압 조정 방식으로 **교감신경**이 활동해 심박수가 오른다.

시험에 나오는 어구

심박수
심장이 1분간 고동치는 횟수다. 성인의 안정시 심박수는 60~80회/분이다. 동맥에 이상이 없으면 목동맥이나 노동맥(손목에서 맥박을 재는 부위-역주)에서 재는 맥박과 같은 횟수다.

화학수용기
혈액의 산소농도와 pH를 감지하는 센서로 대동맥토리(대동맥소체)와 경동맥토리(경동맥소체)가 있다.

키워드

정맥환류량
위대정맥, 아래대정맥에서 심장의 우심방으로 돌아오는 혈액의 양이다.

메모

근육의 수축에 의한 펌프 작용
교감신경과 부교감신경에서의 명령으로 근육이 수축·확장하면 근육을 지나는 혈관을 누르거나 느슨하게 하거나 해서 혈관 속의 혈액을 이동시킨다.

폐의 확장과 정맥환류량
폐가 확장되면 가슴안(흉강)이 음압이 되고 혈액이 빨려 들어가면서 심장으로 되돌아오는 양이 늘어난다.

심박수를 조절하는 방식

심박수는 자율신경계에 의해 조절되며 정맥의 혈액환류량 등에 의해서도 변화한다.

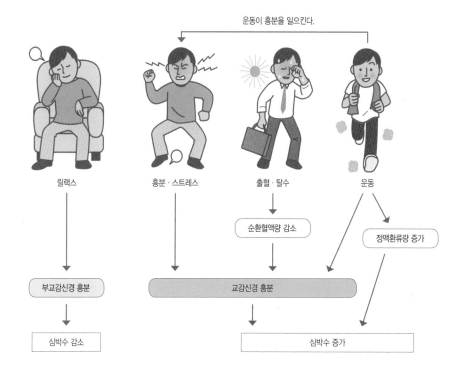

심박수의 기준치

아래의 표는 안정 시 심박수의 기준치이다. 일반적으로 소아에게 심박수가 많고 성장하면서 감소한다.

		심박수 (회/분)
성인	정상	60~80
	빈맥	≥100
	서맥	<50
소아	신생아	120~140
	영아	120~130
	유아	100~110
	아동	80~90

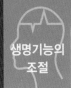

호흡을 조절하는 방식

- 안정 시 호흡은 반사에 의해 반복되는 것이다.
- 호흡의 기본적인 중추는 숨뇌에 있다.
- 저산소 · 고이산화탄소, pH의 저하는 호흡수를 증가시킨다.

저산소 상태가 되면 호흡수가 늘어난다

안정 시 호흡은 저절로 '들이마시고 · 내쉬고'의 호흡운동을 반복한다. 그렇기 때문에 수면 중에도 호흡이 멈추지 않는 것이다. 또한 신체에 산소가 부족하거나 혈액 pH에 변화가 일어나면 **자율신경**에 의해 호흡수가 조절되는 방식이 미리 마련되어 있다. 또 대화를 할 때나 수영 같은 운동을 할 때 자신의 의사로 호흡을 컨트롤 하는 것도 가능하다.

호흡의 조절을 하는 기본적인 중추는 숨뇌(연수)에 있고 다리뇌도 호흡의 리듬 조정에 관계하고 있다. 또 대뇌와 시상하부, 소뇌 등도 호흡에 관여하고 있으며 **감정적인 변화**나 **발열** 등에 의해서도 호흡수가 변한다.

■ 안정 시 호흡 조정

안정 시 호흡은 아래의 방식으로 조절되고 있다.

① 바깥갈비사이근(외늑간근)의 **근방추**와 기관지벽의 **민무늬근(평활근)**에 있는 **뻗침수용기(신전수용기)**가 흉곽과 폐가 확장된 것을 감지한다.

② 그 정보가 숨뇌에 닿으면 반사에 의해 **바깥갈비사이근**이 느슨해져서 자연스럽게 날숨이 일어난다.

③ 그 뒤에는 ①과 ②가 반대로 일어나 들숨이 일어난다.

■ 저산소 · 고이산화탄소, pH 저하 때 조정

저산소 등의 상황에서는 다음과 같이 호흡이 조절된다.

❶ 목동맥, 대동맥, 숨뇌에 있는 **화학수용기**가 혈액의 산소 · 이산화탄소의 농도나 pH를 감지한다.

❷ 혈액이 저산소 · 고이산화탄소 상태에 있거나 혈액의 pH가 산성이 되고 있다는 정보가 숨뇌에 닿으면 **갈비사이근(늑간근)**과 가로막으로 명령이 내려져 호흡이 촉진된다.

시험에 나오는 어구

근방추
근육 안에서 근육이 당겨져 늘어났음을 감지하는 센서이다. 실을 뽑는 도구였던 물레의 가락처럼 양 끝이 뾰족한 원기둥꼴 모양에서 이런 이름이 붙었다.

뻗침수용기
민무늬근 등이 당겨졌음을 감지하는 센서이다.

키워드

혈액의 pH
정상 때 혈액 pH는 7.4 전후이다. pH가 떨어진 상태를 산증(acidosis), pH가 상승한 상태를 알칼리증(alkalosis)이라고 한다.

메모

산증과 호흡촉진
산증이란 동맥혈의 pH가 정상치보다 낮은 상태이다. 산증이 되면 물에 녹아 산을 만드는 이산화탄소를 보다 많이 배출하기 때문에 호흡이 빨라진다.

안정 시 호흡조절

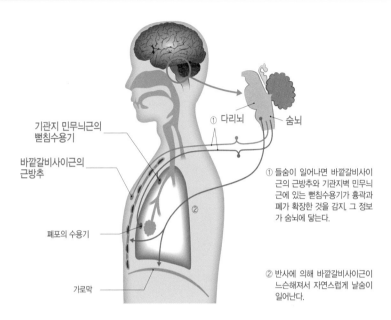

기관지 민무늬근의
뻗침수용기

바깥갈비사이근의
근방추

폐포의 수용기

가로막

① 다리뇌

숨뇌

① 들숨이 일어나면 바깥갈비사이
근의 근방추와 기관지벽 민무늬
근에 있는 뻗침수용기가 흉곽과
폐가 확장한 것을 감지, 그 정보
가 숨뇌에 닿는다.

② 반사에 의해 바깥갈비사이근이
느슨해져서 자연스럽게 날숨이
일어난다.

저산소 등이 일어났을 때 호흡의 조절치

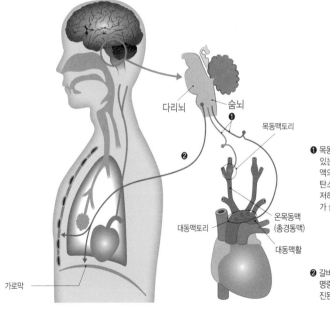

다리뇌

숨뇌

목동맥토리

온목동맥
(총경동맥)

대동맥토리

대동맥활

가로막

❶ 목동맥, 대동맥, 숨뇌에
있는 화학수용기가 혈
액의 저산소·고이산화
탄소 상태 또는 pH의
저하를 감지해 그 정보
가 숨뇌에 닿는다.

❷ 갈비사이근과 가로막으로
명령이 내려져 호흡이 촉
진된다.

포만·공복을 조절하는 방식

POINT

- 공복감을 일으키는 섭식중추와 포만감을 일으키는 포만중추가 있다.
- 혈당치의 상승과 지방산 농도의 저하로 포만감이 일어난다.
- 지방세포의 렙틴과 위벽의 확장이 식욕과 관계한다.

섭식중추와 포만중추가 있다

'배가 고파서 뭔가 먹고자 한다. 식사를 했더니 배가 너무 불러서 먹는 걸 그만 둔다'라는 행위는 뇌의 **시상하부**에 있는 **식욕중추**가 컨트롤하기 때문이다. 식욕중추에는 공복감을 일으켜서 먹도록 촉진하는 **섭식중추**와 포만감을 일으켜서 그만 먹게 하는 **포만중추**가 있다. 이 중추들은 마치 시소처럼 한쪽이 흥분하면 다른 한쪽이 억제된다.

식욕중추를 자극하는 것

식욕중추를 자극하는 것은 주로 혈액의 **포도당농도**(혈당치)이다. 식사를 해서 혈당치가 오르면 **시상하부**에 있는 센서가 이것을 감지해 **포만중추**가 자극되어 **포만감**이 생기고 **섭식중추**는 억제된다. 식사를 하고 얼마 정도 시간이 지나서 혈당치가 떨어지면 이번에는 **섭식중추**가 자극되어 **공복감**을 일으키고 **포만중추**는 억제된다.

혈당치가 오르면 **췌장**은 **인슐린**을 분비해 혈당치를 내리는 한편 **지방세포**에서 렙틴이라는 호르몬을 분비시키는 일도 한다. 이 렙틴이 **섭식중추**를 억제하기 때문에 식욕은 떨어진다.

반면 공복이 되면 **피부밑지방**이 분해되어 혈액 중에 **지방산**이 방출된다. 혈액 중의 **지방산** 농도가 오르면 **섭식중추**가 자극되고 **포만중추**가 억제되어 **공복감**이 일어난다. 그러다가 식사를 해서 위벽이 확장되면 이 정보가 **섭식중추**를 억제해 마침내 식욕이 떨어진다.

포만을 느끼는 방식

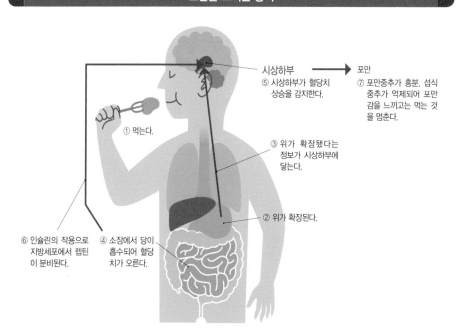

시상하부
⑤ 시상하부가 혈당치 상승을 감지한다.

포만
⑦ 포만중추가 흥분, 섭식 중추가 억제되어 포만 감을 느끼고는 먹는 것 을 멈춘다.

① 먹는다.

③ 위가 확장됐다는 정보가 시상하부에 닿는다.

② 위가 확장된다.

⑥ 인슐린의 작용으로 지방세포에서 렙틴 이 분비된다.

④ 소장에서 당이 흡수되어 혈당 치가 오른다.

공복을 느끼는 방식

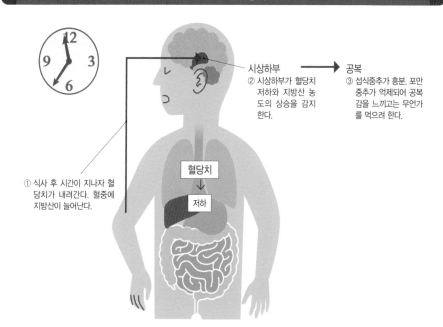

시상하부
② 시상하부가 혈당치 저하와 지방산 농 도의 상승을 감지 한다.

공복
③ 섭식중추가 흥분, 포만 중추가 억제되어 공복 감을 느끼고는 무언가 를 먹으려 한다.

혈당치
↓
저하

① 식사 후 시간이 지나자 혈 당치가 내려간다. 혈중에 지방산이 늘어난다.

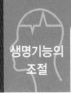

탈수를 방지하는 방식

- 우리 몸의 60%를 차지하는 수분량은 엄격히 관리되고 있다.
- 혈액량의 감소, 혈압저하 등이 갈증을 일으킨다.
- 고령자는 갈증중추의 기능저하 때문에 탈수가 되기 쉽다.

체내의 수분량을 유지하기 위해 일으키는 갈증

목이 마르다는 감각을 갈증이라 하고 갈증을 느껴서 물이나 차를 마시는 행동을 음수행동이라고 한다. 음수행동도 식욕처럼 체내의 **수분량**과 **삼투압**의 변화에 따라 뇌가 컨트롤 한다.

인체의 약 60%는 수분이고 우리 몸의 모든 기능은 물이 없으면 정상적으로 기능하지 않는다. 그렇기 때문에 체내의 **수분량**과 체액의 농도는 언제나 엄격하게 관리되고 있다. 체내의 수분량을 유지하기 위해서 **갈증**을 일으키는 중추는 시상하부에 있는 갈증중추이다.

혈액감소와 삼투압 상승이 갈증을 일으킨다

혈액의 양이 감소하면 심방벽이나 폐혈관에 있는 **저압수용기**(조금의 압력 변화도 감지할 수 있는 수용기라는 의미)가 이를 감지한다. 또 시상하부에 있는 **삼투압수용기**가 체액의 삼투압 변화를 감지한다. 이들 수용기로부터 체내의 수분량 감소를 알리는 정보가 시상하부의 **갈증중추**로 가면 갈증이 일어나고 음수행동으로 이어지는 것이다.

나아가 갈증중추는 뇌하수체뒤엽호르몬(하수체후엽호르몬)인 **바소프레신** 분비를 촉진한다. 바소프레신은 **항이뇨호르몬**이라고도 불리는데 신장에서 소변으로 배설하는 수분량을 줄여 **체액량**을 유지한다.

고령이 되면 **저압수용기**와 **갈증중추**의 기능이 떨어져 갈증을 잘 느끼지 못한다. 또 고령자는 **신장기능**이 저하되어 있고 여기에 수분을 별로 섭취하지 않는 경향도 있어서 열사병에 걸리기 쉽기 때문에 주의해야 한다.

체액량을 유지하는 과정

신체의 모든 기능에는 물이 필요하기 때문에 체내의 수분량을 일정하게 유지하는 방식이 미리 마련되어 있다.

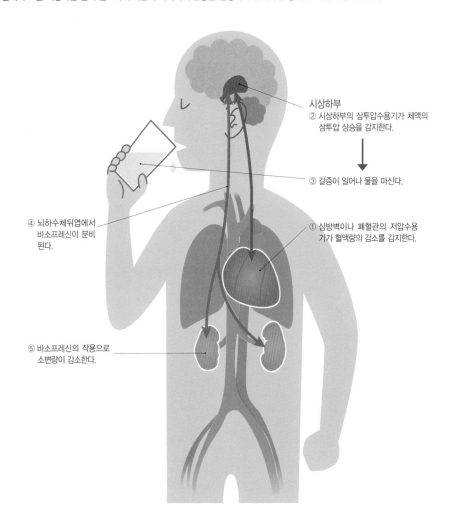

시상하부
② 시상하부의 삼투압수용기가 체액의 삼투압 상승을 감지한다.

③ 갈증이 일어나 물을 마신다.

④ 뇌하수체뒤엽에서 바소프레신이 분비된다.

① 심방벽이나 폐혈관의 저압수용기가 혈액량의 감소를 감지한다.

⑤ 바소프레신의 작용으로 소변량이 감소한다.

---

column 갈증을 느끼지 않도록 미리미리 조금씩 마셔둬야 한다

체내의 수분량은 '부족해지면 채우기'보다는 '언제나 충분한 상태'를 유지하는 게 바람직하다. 그러므로 탈수의 위험을 알리는 갈증을 느끼기 전에 언제나 조금씩 수분을 섭취하도록 한다. 갈증을 느끼는 기능이 저하된 고령자는 지금 갈증이 없으니 탈수는 아니라고 판단하는 것은 위험하다.

음식을 잘 삼키는 방식

POINT

- 연하 프로세스는 구강단계, 인두단계, 식도단계로 나눠진다.
- 구강단계는 수의운동으로 일어나고 인두단계 이후는 반사에 의해 일어난다.
- 인두단계에서는 음식을 잘못 삼키지 않도록 후두덮개가 기관을 덮는다.

처음에는 수의운동, 후반은 불수의운동

음식을 삼키는 것을 연하라고 부른다. 연하의 과정은 구강단계, 인두단계, 식도단계의 3단계로 나눌 수 있다. 구강단계는 자신의 의사로 움직이는 수의운동이지만 인두단계 이후는 연하반사에 의해 일어나는 불수의운동이다. 연하반사 중추는 숨뇌(연수)와 다리뇌에 있다.

연하에서 가장 중요한 것은 삼킨 음식이 식도 앞에 있는 기관으로 들어가지 않게 하는 것이다. 음식이 잘못해서 기관에 들어가는 것을 **흡인**이라고 한다. 흡인하면 구강·인두에 있는 세균이 폐로 들어가 **폐렴(흡인성폐렴)**을 일으킬 수 있다.

■ 연하의 과정

연하는 다음과 같은 과정으로 진행된다.

① **구강단계**: 음식을 씹으며 타액과 섞고, 잘게 잘린 음식 덩어리를 혀를 사용해 목구멍 쪽으로 보낸다. 자신의 의사로 일어나는 수의운동이다.

② **인두단계**: 음식 덩어리가 인두 입구의 점막에 닿으면 그 자극이 연하중추에 보내져 반사가 일어난다. 그 순서는 다음과 같다.

물렁입천장(연구개)이 뒤쪽에 있는 인두벽에 붙어 코안으로 가는 통로를 막는다. → 목뿔뼈(설골)와 방패연골이 들어 올려지고 후두덮개(후두개)가 뒤쪽으로 젖혀져 기관을 덮는다.→ 혀와 인두벽에 의해 구강의 뒤쪽이 막히고 인두벽 근육의 수축으로 음식덩어리가 식도 쪽으로 보내진다.

③ **식도단계**: 음식덩어리가 식도에 들어간다. 식도 입구가 닫히고 식도의 연동운동에 의해 음식덩어리가 위로 보내진다.

시험에 나오는 어구

연하
음식 등을 삼키는 것 또는 그런 일련의 동작을 말한다. 음식이 기관으로 잘못 들어가는 것을 흡인이라고 한다.

연하반사
인두벽에 음식 덩어리가 닿으면 숨뇌·다리뇌를 통해 연하반사가 일어나 음식덩어리를 식도로 보내는 동작이 일어난다.

키워드

인두벽의 근육
인두후벽에는 상·중·하의 인두수축근이, 그 주변에는 인두올림근(인두거상)이라는 근육군이 있어서 인두벽을 움직인다. 가로무늬근(횡문근)이지만 자신의 의사로 움직일 수 없는 불수의근이다.

메모

흡인성폐렴
고령자는 연하 기능이 저하되어 흡인을 일으키기가 쉬운데 특히 집중 돌봄이 필요한 고령자는 이런 질환으로 사망하기도 하므로 주의가 필요하다.

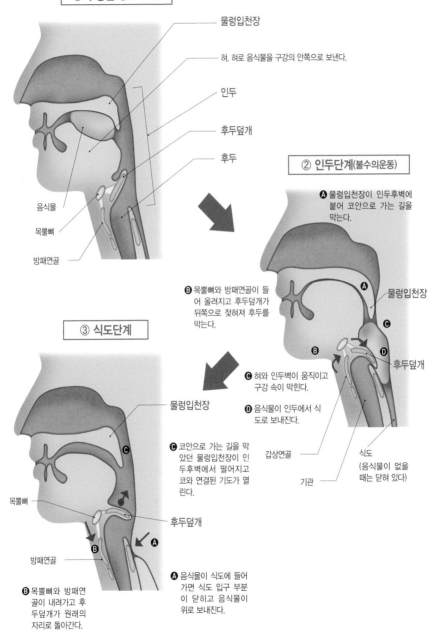

음식을 잘 삼키는 과정

① 구강단계(수의운동)

물렁입천장

혀. 혀로 음식물을 구강의 안쪽으로 보낸다.

인두

후두덮개

후두

음식물

목뿔뼈

방패연골

② 인두단계(불수의운동)

ⓐ 물렁입천장이 인두후벽에 붙어 코안으로 가는 길을 막는다.

물렁입천장

ⓑ 목뿔뼈와 방패연골이 들어 올려지고 후두덮개가 뒤쪽으로 젖혀져 후두를 막는다.

후두덮개

ⓒ 혀와 인두벽이 움직이고 구강 속이 막힌다.

ⓓ 음식물이 인두에서 식도로 보내진다.

갑상연골

기관

식도
(음식물이 없을 때는 닫혀 있다)

③ 식도단계

물렁입천장

ⓒ 코안으로 가는 길을 막았던 물렁입천장이 인두후벽에서 떨어지고 코와 연결된 기도가 열린다.

후두덮개

목뿔뼈

방패연골

ⓐ 음식물이 식도에 들어가면 식도 입구 부분이 닫히고 음식물이 위로 보내진다.

ⓑ 목뿔뼈와 방패연골이 내려가고 후두덮개가 원래의 자리로 돌아간다.

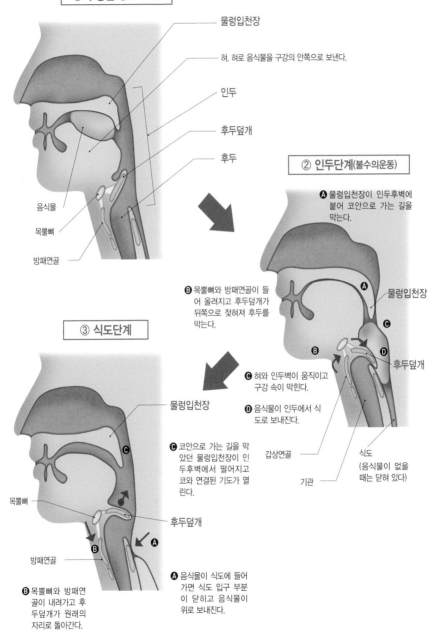

6 장

생명기능의 조절

139

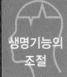

구역질 · 구토가 일어나는 방식

● 구토는 유해물질 섭취나 과식 등으로 일어난다.
● 숨뇌에서 일어나는 구토반사에 의해 구토가 일어난다.
● 약물이나 차멀미, 격한 감정 등으로도 구토가 일어난다.

유해물질 등을 배출하기 위한 반사성 구토

위 속의 내용물을 입 밖으로 배출하는 것이 **구토**다. 가슴이 답답하고 뱃속이 미식거리면서 토할 것 같은 상태가 **구역질**이다. 구토는 몸에 유해한 것을 먹었을 때 흡수되는 것을 피하기 위해 또는 과식해서 위가 지나치게 늘어났을 때 그 상태를 개선하기 위해 일어난다. 이러한 원인으로 일어난 구토를 **반사성구토**라고 한다.

유해한 화학물질은 위 점막에 있는 **화학수용기**가, 위의 과잉 확장은 위벽에 있는 **뻗침수용기**(신전수용기)가 감지해서 **숨뇌**(연수)의 **구토중추**에 전달한다. 그러면 **구토중추**가 흥분하고 **구토반사**를 일으켜 구토한다.

■ 구토의 프로세스

구토는 다음과 같은 프로세스로 일어난다.

① 성대문이 닫힌다. (미주신경에 의한 전달)
② 식도하부의 조임근이 느슨해진다. (미주신경에 의한 전달)
③ 갈비사이근(늑간근)과 가로막(가로신경에 의한 전달), 배근육(복근, 갈비사이신경에 의한 전달)이 강하게 수축해 복압이 높아진다.
④ 위에 강한 **역연동**이 일어난다. (미주신경에 의한 전달)
⑤ 위의 내용물이 배출된다.

차멀미나 뇌의 질병으로도 구토가 일어난다

유해물질 외에도 목구멍에 일어난 자극, 항암제나 모르핀 같은 약물, 신체의 회전이나 차멀미, 격한 슬픔이나 혐오 등의 감정, 혐오감을 느끼게 하는 냄새나 맛 또는 그런 장면을 봤을 때, 뇌종양이나 감염증 같은 뇌의 질환, 대사이상 등으로도 **구토반사**가 유발된다.

시험에 나오는 어구

구토반사
숨뇌의 구토중추가 자극되어 일어난다. 배근육의 수축과 위의 강한 역연동에 의해 구토를 일으킨다.

역연동
구토를 할 때 위에서 일어나는 것으로 식도 쪽으로 향한 연동운동을 말한다. 보통의 연동운동과는 반대방향이다.

키워드

반사성구토
위에 들어간 유해물질 때문에 반사가 생겨서 일어나는 구토다. 이것에 대해 뇌압 항진이나 뇌의 감염증, 대사이상, 정신적 문제 등으로 일어나는 구토를 중추성구토라고 한다.

메모

인두반사
목구멍 진찰이나 치과 치료 때 목구멍이 자극되어 하는 헛구역질 반응을 인두반사라고 한다. 인두반사에는 개인차가 있다.

구토가 일어나는 방식

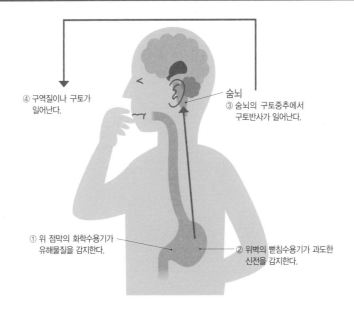

④ 구역질이나 구토가
일어난다.

숨뇌
③ 숨뇌의 구토중추에서
구토반사가 일어난다.

① 위 점막의 화학수용기가
유해물질을 감지한다.

② 위벽의 뻗침수용기가 과도한
신전을 감지한다.

구토의 프로세스

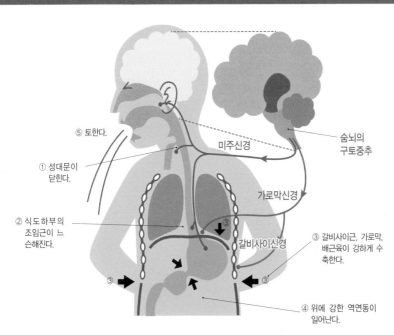

⑤ 토한다.

① 성대문이
닫힌다.

② 식도하부의
조임근이 느
슨해진다.

미주신경

숨뇌의
구토중추

가로막신경

갈비사이신경

③ 갈비사이근, 가로막,
배근육이 강하게 수
축한다.

④ 위에 강한 역연동이
일어난다.

배변의 방식

POINT
- 직장에 변이 차면 배변 프로세스 스위치가 켜진다.
- 천골에서 일어난 배변반사가 속항문조임근을 연다.
- 자신의 의사로 바깥항문조임근을 조절해 배변하거나 참는다.

직장에 변이 차면 배변이 일어난다

음식을 소화 · 흡수하고 남은 가스나 장내세균, 장의 벽에서 떨어져 나온 세포, 여분의 수분 등을 변으로 배설하는 것이 배변이다. 인간을 비롯한 많은 동물은 변이 만들어지자마자 몸 밖으로 내보낼 수 없기 때문에 어느 정도 쌓인 뒤에 한꺼번에 배설하는 방식으로 적응했다. 또 인간(성인)의 경우 화장실에 갈 수 있는 상황이 될 때까지 자신의 의사로 참는 방법도 갖고 있다.

대장을 통과하는 동안 만들어진 변은 **내림잘록창자**(하행결장)와 **구불잘록창자**의 **연동운동**에 의해 직장으로 보내진다. 그리고 직장에 변이 어느 정도 쌓이면 그 정보가 **엉치척수**(천수)에 전달되어 다음과 같은 배변 프로세스 스위치가 켜진다.

■ 배변의 프로세스

- 변이 쌓여 **곧창자벽**(직장벽)이 확장되면 곧창자벽에 있는 신경이 자극되고 그 정보가 **엉치척수**에 전달된다(골반내장신경의 구심섬유에 의한 전달).
- 엉치척수에서 **배변반사**가 일어나고 그 결과 사람의 의사와는 관계없이 곧창자에 **연동운동**이 일어나 **속항문조임근**이 느슨해진다(골반내장신경의 부교감신경섬유에 의한 전달).
- 곧창자가 확장됐다는 정보가 대뇌겉질(대뇌피질)에도 전달되어 '대변을 누고 싶다'라는 변의가 일어난다.
- 배변이 가능하면 화장실에 가서 자신의 의사로 **바깥항문조임근**을 느슨히 하고(음부신경에 의한 전달) 필요하다면 복압도 높여 배변한다.
- 배변할 수 없을 때는 **바깥항문조임근**을 조여서(음부신경에 의한 전달) 참는다.

배변반사
곧창자에 변이 쌓였다는 정보가 엉치척수에 전달되어 일어나는 반사이다. 곧창자에 연동운동을 일으켜 속항문조임근을 이완시킨다.

속항문조임근
항문에 있는 조임근 중 안쪽에 있는 것으로 자신의 의사로 움직일 수 없는 불수의근이다.

바깥항문조임근
항문에 있는 조임근 중 바깥쪽에 있는 것으로 자신의 의사로 움직일 수 있는 수의근이다.

키워드

음부신경
체성신경섬유에서 나온 신경이다. 바깥항문조임근 외에 바깥요도조임근과 회음근 등의 조절에 관계한다.

메모

변비
배변 횟수가 심하게 줄어 변이 딱딱해지고 배가 당기는 등의 통증이 있는 상태이다. '며칠 동안'이라는 정의는 없으나 매일이 아니더라도 정기적으로 배변이 있고 통증 등이 없으면 변비라고 하지 않는다.

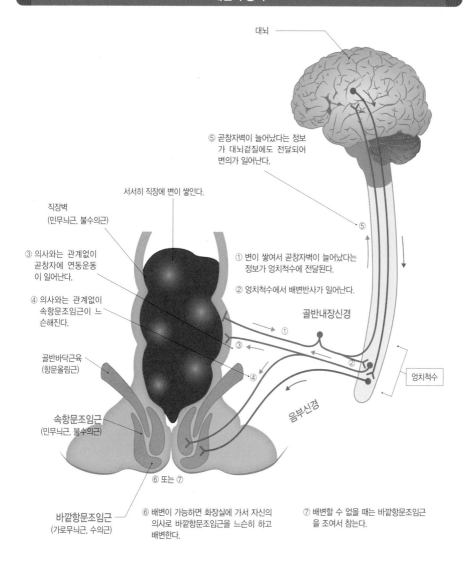

대뇌

⑤ 곧창자벽이 늘어났다는 정보가 대뇌겉질에도 전달되어 변의가 일어난다.

서서히 직장에 변이 쌓인다.

직장벽
(민무늬근, 불수의근)

③ 의사와는 관계없이 곧창자에 연동운동이 일어난다.

④ 의사와는 관계없이 속항문조임근이 느슨해진다.

골반바닥근육
(항문올림근)

속항문조임근
(민무늬근, 불수의근)

① 변이 쌓여서 곧창자벽이 늘어났다는 정보가 엉치척수에 전달된다.

② 엉치척수에서 배변반사가 일어난다.

골반내장신경

음부신경

엉치척수

⑥ 또는 ⑦

바깥항문조임근
(가로무늬근, 수의근)

⑥ 배변이 가능하면 화장실에 가서 자신의 의사로 바깥항문조임근을 느슨히 하고 배변한다.

⑦ 배변할 수 없을 때는 바깥항문조임근을 조여서 참는다.

6장

생명기능의 조절

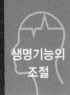

배뇨의 방식

생명기능의
조절

POINT

- 방광에 소변이 쌓이면 배뇨 프로세스 스위치가 켜진다.
- 엉치척수와 다리뇌에서 배뇨반사가 일어나 배뇨 준비태세가 된다.
- 자신의 의사로 바깥요도조임근을 조절해 배뇨하거나 참는다.

방광에 소변이 쌓이면 스위치가 켜진다

체내 여분의 수분과 전해질, 대사에 의해 생긴 노폐물 중 물에 녹은 것을 소변으로 배설하는 것이 배뇨이다. 소변은 신장에서 1분간 1ml 정도 만들어진다. 언제나 만들어지는 소변이 몸 밖으로 줄줄 새지 않도록 방광에 어느 정도 모은 뒤에 배설하는 방식이다. 또는 인간(성인)의 경우 배뇨할 수 있는 상황이 될 때까지 자신의 의사로 어느 정도 참을 수 있다.

배뇨에 관계하는 중추는 엉치척수(천수), 다리뇌, 대뇌이다.

■ 배뇨의 프로세스

배뇨는 아래와 같은 프로세스로 일어난다.

① 방광에 소변이 150~200ml 정도 차면 방광벽이 늘어난 것을 신경이 감지하고 그 정보를 엉치척수로 전달한다(골반내장신경의 **구심성섬유**에 의한 전달).

② 엉치척수에서 반사가 일어나 사람의 의사와는 관계없이 방광이 수축하고 속요도조임근이 느슨해진다(골반내장신경의 **부교감신경섬유**에 의한 전달).

③ 방광벽이 늘어났다는 정보가 다리뇌에 닿으면 다리뇌에서 방광의 이완과 **속요도조임근**의 수축 명령이 내려진다(②의 반대 반응이다. 아랫배신경(하복신경)의 **교감신경섬유**에 의한 전달).

④ 방광벽이 늘어났다는 정보가 대뇌겉질에도 닿아서 '소변이 마렵다.'는 요의가 일어난다.

⑤ 대뇌에서 배뇨한다고 결정하면 ③의 작용이 억제되어 자신의 의사로 바깥요도조임근을 느슨하게 해서(음부신경에 의한 전달) 배뇨한다. 배뇨할 수 없는 상황이라면 바깥요도조임근을 조여서(음부신경에 의한 전달) 참는다.

시험에 나오는 어구

배뇨반사
소변이 방광에 찼다는 정보가 엉치척수와 다리뇌에 닿으면 일어나는 반사이다. 엉치척수에서는 배뇨하기 위한 명령이, 다리뇌에서는 그것을 억제하는 명령이 나온다.

속요도조임근
방광의 입구에 있는 조임근이다. 자신의 의사로는 움직일 수 없는 불수의근이다.

바깥요도조임근
여성은 요도구의 안쪽, 남성은 전립선의 아래에 있는 조임근이다. 자신의 의사로 움직일 수 있는 수의근이다.

키워드

골반내장신경
자율신경계의 부교감신경섬유에서 나온 신경이다. 발기와 곧창자의 연동운동 등에도 관계한다.

메모

아랫배신경(교감신경)
아랫배신경은 교감신경 섬유이며 방광벽을 이완하고 속요도조임근을 조여 배뇨를 억제한다.

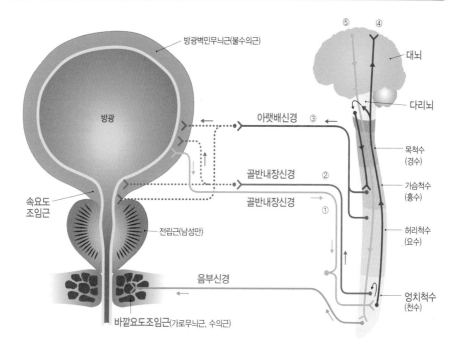

① 소변이 차서 방광벽이 늘어난 것을 신경이 감지하고 그 정보가 엉치척수에 전달된다.

② 엉치척수에서 반사가 일어나 사람의 의사와는 관계없이 방광이 수축, 속요도조임근이 이완한다.

③ 방광벽이 늘어났다는 정보가 다리뇌에 닿으면 방광의 이완과 속요도조임근의 수축 명령이 나온다.

④ 방광벽이 늘어났다는 정보가 대뇌겉질(대뇌피질)에 닿아 요의가 일어난다.

⑤ 대뇌에서 배뇨한다고 정하면 자신의 의사로 바깥요도조임근을 느슨하게 해서 배뇨한다.

⑥ 배뇨할 수 있는 상황이 아니면 바깥요도조임근을 조여서 참는다.

column 긴장하면 소변이 마려운 이유는

긴장했을 때는 교감신경이 우위에서 활동해 방광은 이완되고 속요도조임근은 수축해서 배뇨가 억제되어야 하는데도, 극도로 긴장하면 화장실에 가고 싶어진다. 이것은 강한 스트레스 때문에 뇌가 혼란을 일으켜 방광에 소변이 차 있지 않는데도 방광을 수축시키기 때문이라 한다. 그래서 그 방광의 수축을 소변이 가득 차서 압력이 높아진 상태라고 착각하고는 '소변이 찼다'라는 보고가 중추에 보내져 요의가 일어난다고 한다.

기침이 나오는 방식

- ●기침은 기도의 이물이나 분비물을 배출시키기 위해 나온다.
- ●기도의 자극수용기가 느낀 자극이 숨뇌에서 기침반사를 일으킨다.
- ●성대문이 열리는 동시에 강한 날숨이 일어나 기침이 터져 나온다.

기도의 이물을 배출하는 기침

기침은 기도에 들어온 이물질이나 기도에 쌓인 분비물 등을 밖으로 배출하기 위해 일어난다. 기침이 나오는 이유는 감기나 알레르기로 기도에 염증이 생겼다거나 가래가 나올 때, 음식물이나 음료가 기도에 들어가 숨이 막혔을 때, 담배를 빨아들였을 때 등이다. 또 기도나 폐의 종양, 가슴막(흉막) 질환 등으로 점막이 자극됐을 때도 기침이 나온다.

기침중추는 숨뇌(연수)에 있다. 이물질 등의 자극을 감지하는 **자극수용기**는 인두, 후두, 기관, 기관지, 가슴막, 가로막, 심장막에 있다. 또 식도와 위, 바깥귀길 등에도 볼 수 있다. 이 센서가 이물질에 의한 자극을 감지하면 그 정보가 숨뇌에 전달되고 기침반사가 일어나 기침이 나온다.

■기침이 나오는 프로세스

기침은 다음과 같은 프로세스로 일어난다.

① 갈비사이근(늑간근)과 배근육이 수축해(갈비사이신경에 의한 전달) 날숨이 일어난다.

② 성대문이 닫히고(미주신경에 의한 전달) 날숨이 멈춘다.

③ ①과 ②로 흉강내압이 높아진다.

④ 성대문이 열리고 강력한 날숨이 일어나 기침을 한다.

기침은 자신의 의사로도 할 수 있다

위에 적힌 프로세스는 반사에 의한 불수의 과정이지만, 기침은 의식적으로도 할 수 있다. 왜냐하면 성대문과 가로막 등이 자신의 의사로 움직일 수 있는 수의근이기 때문이다.

기침이 나오는 방식

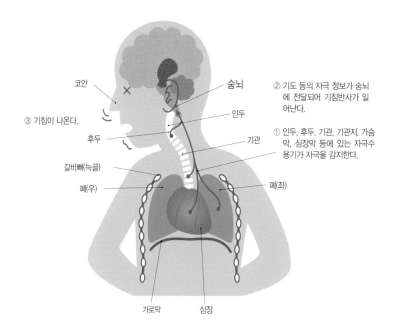

코안

숨뇌

③ 기침이 나온다.

인두

후두

기관

갈비뼈(늑골)

폐(우)

폐(좌)

가로막

심장

② 기도 등의 자극 정보가 숨뇌에 전달되어 기침반사가 일어난다.

① 인두, 후두, 기관, 기관지, 가슴막, 심장막 등에 있는 자극수용기가 자극을 감지한다.

기침이 나오는 프로세스

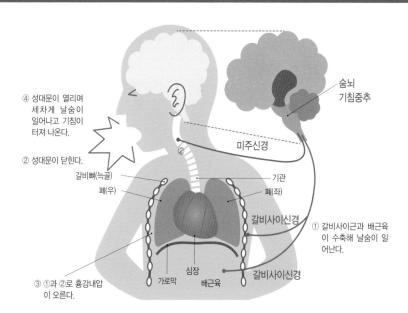

④ 성대문이 열리며 세차게 날숨이 일어나고 기침이 터져 나온다.

② 성대문이 닫힌다.

갈비뼈(늑골)

폐(우)

숨뇌
기침중추

미주신경

기관

폐(좌)

갈비사이신경

① 갈비사이근과 배근육이 수축해 날숨이 일어난다.

③ ①과 ②로 흉강내압이 오른다.

가로막

심장

배근육

갈비사이신경

수면의 방식

POINT

- 수면은 심신의 휴식과 신체의 회복을 위해 필요하다.
- 송과체에서 분비된 멜라토닌이 수면을 일으킨다.
- 수면은 렘수면과 논렘수면으로 나눠진다.

솔방울샘에서의 멜라토닌이 잠을 부른다

수면이란 의식은 소실해 있지만 바깥에서 자극을 받으면 의식을 회복하는 상태를 말한다. 인간(성인)의 경우 일반적으로는 매일 밤 6~9시간 정도의 수면을 취한다. 단, 언제 잠을 자는지 얼마동안 자는지 등에는 개인차가 있다.

수면은 심신을 쉬게 하고 신체를 회복하기 위해 필요하다. 수면 중에는 **뇌하수체앞엽**(뇌하수체전엽)에서 **성장호르몬**이 많이 분비되어 상처의 회복을 돕고 어린아이의 경우는 성장이 촉진된다. 또 수면은 기억의 재구성에 관계하고 있다고 알려져 있다.

수면에는 사이뇌의 뒤쪽에 있는 **솔방울샘**(송과체)이 분비하는 **멜라토닌**이라는 호르몬이 관여하고 있다. 멜라토닌은 체온을 내리고 수면을 부르는 작용을 한다.

렘수면과 논렘수면

수면은 **렘수면**과 **논렘수면**으로 나누어진다. 렘수면이란 눈동자의 **빠른 움직임**(급속안구운동Rapid Eye Movement= REM)이 보이는 수면으로, 전신의 근육은 이완해 있지만 뇌파가 마치 깨어있을 때처럼 변화를 보인다.

논렘수면은 뇌파의 특징을 기준으로 비교적 얕은 수면인 1단계부터 깊은 4단계까지 나뉜다. 3단계와 4단계는 뇌파에서 서파라 불리는 느린 파동이 보이기 때문에 서파수면이라고도 한다. 잠이 들면 1~2시간 만에 논렘수면의 4단계까지 깊어졌다가 그 뒤는 얕아지며 이를 주기적으로 반복한다. 그러다 차차 얕아지면서 잠이 깨는 것이다.

시험에 나오는 어구

렘수면
급속안구운동(Rapid Eye Movement)이 보이는 수면이다. 꿈은 렘수면일 때 꾼다고 한다.

논렘수면
급속안구운동이 보이지 않는 수면이다. 뇌파의 특징으로 4단계로 나뉜다. 3단계와 4단계는 서파수면이라고 불린다.

키워드

멜라토닌
솔방울샘에서 분비되어 수면과 서카디안 리듬(P.150 참조)에 관계하는 호르몬이다. 낮 동안에는 적고 밤중에 많이 분비된다. 기상 후 14~16시간이 지나면서 분비가 증가한다고 한다.

메모

성장호르몬
뇌하수체앞엽에서 분비되는 호르몬이다. 근육과 뼈, 피부의 성장과 신진대사를 촉진하고 수면 중에 많이 분비된다. 비교적 강한 강도의 운동과 무산소 운동에도 분비가 증가한다.

수면의 깊이와 사이클

성인의 수면은 하룻밤에도 여러 번 깊어졌다가 얕아졌다가를 반복한다. 고령이 되면 깊은 수면이 감소하는 경향이 있다.

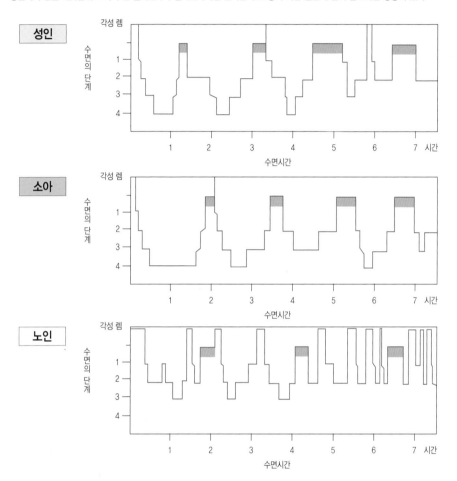

Athletics Column

근육을 키우고 싶으면 양질의 수면이 필요

강한 근력 트레이닝을 하면 근섬유가 파손된다. 하지만 그 뒤에 풍부한 영양(특히 단백질)과 휴식을 취하면 트레이닝 전보다 강하고 굵은 근육으로 회복된다. 이것을 초과회복이라고 한다. 몸을 회복시키는 성장호르몬 분비를 위해서도 트레이닝 후는 양질의 수면을 취하는 게 중요하다.

서카디안 리듬 *circadian rhythm*

- 서카디안 리듬이란 1일 주기의 생체기능의 변화를 말한다.
- 교차위핵에 있는 체내 시계가 생체 리듬을 만든다.
- 체온과 호르몬분비 등이 일내변동을 보인다.

체내 시계가 하루의 주기를 만든다

서카디안 리듬이란 다양한 생체기능이 하루를 주기로 변화하는 것과 그 양상을 말하는데 개일리듬이라고도 한다. 우리가 밤이 되면 졸려서 잠이 들고 아침이면 일어나서 활동을 시작하는 것은 사회가 그렇게 움직이고 있기 때문이 아니라 본래 우리 몸에 마련된 생리적인 변화 때문에 그런 것이다.

하루를 약 24시간으로 나눈 체내 시계가 **시상하부의 교차위핵**에 있는데 이것이 서카디안 리듬을 만들어낸다. 하지만 **체내 시계**는 정확하게 24시간이 아니라 아침에 밝은 빛으로 세팅되며 인간 사회의 생활시간에 연동된다. 따라서 빈번한 야근이나 불규칙한 생활이 계속되면 체내 시계와 서카디안 리듬이 틀어져서 결국 컨디션이 망가지고 만다. 해외여행에서의 시차부적응도 이와 같다. 건강을 유지하려면 규칙적인 생활을 해야 하고 아침의 밝은 빛을 쬐어서 체내 시계와 서카디안 리듬을 맞추는 게 중요하다.

서카디안 리듬을 만드는 것

체온(심부체온)은 아침부터 상승해서 한낮에 최고로 높고 밤에 잠이 들 때 차츰 낮아지다가 자는 동안이 가장 낮다.

솔방울샘(송과체)의 멜라토닌(P.148 참조)은 아침의 빛을 쬐고 나서 14~16시간이 지나면서 분비가 증가하고 **성장호르몬**은 수면 중에 분비량이 높아진다. 뇌하수체의 부신피질자극호르몬은 이른 아침에 높고 밤에 떨어지는데 이 때문에 부신피질호르몬도 똑같이 일내변동(日內變動)을 보인다.

서카디안 리듬
서카디안은 '대략 하루'라는 뜻으로 개일(槪日)과 같은 말이다. 생체의 다양한 기능이 약 24시간을 주기로 변화를 반복하는 것이다.

체내 시계
교차위핵에 있다고 한다. 약 24시간으로 나누고 호르몬 분비 등을 조절한다. 아침, 강한 빛을 받으면 리셋된다.

일내변동
호르몬분비 등이 하루 안에서 생리적으로 변화하는 것이다.

교차위핵
시상하부의 일부이며 시각 교차의 위쪽 뒤에 있다. 시각 정보를 받는 곳이며 빛을 보면 그 자극에 의해 체내 시계를 리셋한다.

서카디안 리듬을 만드는 것

곧창자(직장)에서 잰 곧창자체온, 혈중의 부신피질호르몬과 멜라토닌의 농도 등이 서카디안 리듬을 만든다.

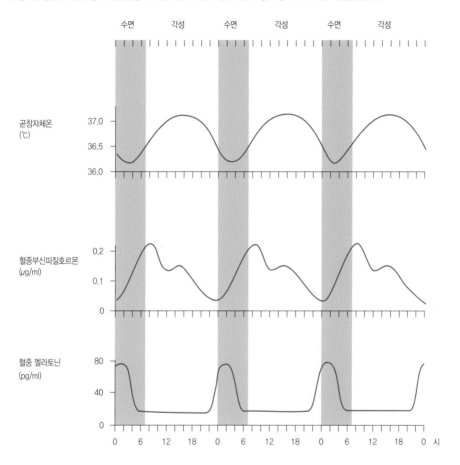

Athletics Column

건강을 위한 운동은 언제 하는 게 좋을까?

서카디안 리듬을 위해서라면 저녁 시간 후 가벼운 전신운동을 추천한다. 신체가 확실히 깨어 있기 때문에 운동하기 쉽고 이후 밤이 되면서 천천히 체온이 내려가 좋은 수면을 취할 수 있기 때문이다. 기상 후 곧바로 운동을 해서 체온을 올리고 싶을 때는 자는 동안 혈당치 저하와 체내 수분량 감소를 고려해서 꼭 어느 정도의 음식과 충분한 수분 보급을 한 후 운동을 시작하자.

손상 부위에 따라 달리 나타나는 척수 손상 증상

　교통사고나 스포츠 중의 부상으로 척수가 다친 것을 척수 손상이라고 한다. 척수가 완전히 절단된 것을 완전형, 일부가 다친 것을 불완전형이라고 한다. 척수손상에 의해 생기는 증상은 손상된 부위에 따라 다르다. 뇌에서 받은 명령과 말초에서 들어온 감각 보고가 손상된 부분에서 두절되기 때문에 손상부위보다 아래의 근육이 움직이지 않게 되고 감각이 없어진다. 자율신경의 작용도 손상되기 때문에 발한과 피부 혈관의 수축·확장이 안 돼서 체온조절도 어려워진다. 단 불완전형의 경우 연결이 남아 있는 신경의 기능은 유지된다.

　척수 손상에서 손상부가 위쪽일수록 증상이 커지고 생명에 연관된다. 예를 들어 호흡을 보조하는 가로막을 지배하는 가로막신경은 C3~5의 목신경얼기(경신경총)에서 나오기 때문에 여기보다 위에 있는 목척수가 손상되면 가로막이 움직이지 않게 되어 자발호흡이 불가능해진다. 상부 가슴척수(흉수)가 손상되면 하부 가슴척수에서 나온 신경의 지배를 받는 배곧은근(복직근)과 배바깥빗근·배속빗근(외·내복사근) 등이 마비되기 때문에 자신의 힘으로 안정되게 앉는 것이 힘들어진다.

　하부 목척수(경수)가 손상되어 전신의 근육과 감각이 마비되어도 대부분의 내장 기능은 유지된다. 이것은 왜 그럴까? 내장 기능 대부분은 제Ⅹ뇌신경의 미주신경에 의해 지배되고 있기 때문이다. 미주신경은 숨뇌(연수)에서 나오기 때문에 목척수 손상에도 내장 기능은 유지되는 것이다.

　배변·배뇨 기능의 중추는 엉치척수(천수)이기 때문에 이것보다 위쪽 척수가 손상되면 변의나 요의를 못 느끼게 된다. 이런 경우는 자신의 배설 리듬을 파악해서 타이밍에 딱 맞춰 화장실에 가고 관장이나 적변(摘便)(손가락으로 변을 끄집어내는 것), 자가도뇨(카테터를 요도에 삽입해서 배뇨하는 것) 등 개인의 상태에 맞춰서 배설 방법을 익힐 필요가 있다.

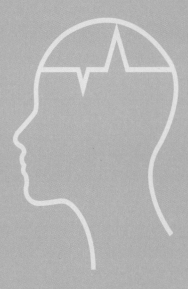

7장

운동기능

대뇌의 운동영역

- ●1차 운동영역은 대뇌의 중심전회에 있다.
- ●손 등의 섬세한 운동이 필요한 부위는 대뇌에서의 담당 영역이 넓다.
- ●고차운동영역과 소뇌, 대뇌기저핵 등도 운동의 명령에 관여한다.

운동명령을 내리는 1차 운동영역

신체를 움직이는 근육인 골격근은 자신의 의사로 움직일 수 있는 수의근이다. 그리고 골격근에 대해서 '수축하라'라는 명령을 내리는 부분이 대뇌의 운동영역이다. 운동을 할 때는 뇌의 다양한 장소가 활약하는데 가장 기본적인 중추는 대뇌 **중심고랑(중심구) 앞쪽**의 **중심앞이랑(중심전회)**에 있는 **1차 운동영역**이다.

1차 운동영역은 우뇌가 좌반신의 운동을, 좌뇌가 우반신의 운동을 담당하고 있다. 또 오른쪽 페이지의 아래 그림처럼 대뇌 부위에 따라 담당하는 신체 부위가 다르다. 예를 들면 손이나 얼굴 등 섬세한 움직임이 필요한 부위는 뇌의 담당 영역이 넓은데 이는 1차 운동영역의 뒤쪽에 있는 **1차 몸감각영역**(P.98 참조)과 매우 닮아 있다.

복잡한 동작의 명령과 운동을 조정하는 중추

어떤 운동을 수행할지 지시하려면 피부감각과 심부감각, 시각과 청각 같은 특수감각의 정보에다가 운동의 이미지, 심리상태까지 다양한 정보가 필요하다. 그렇기 때문에 1차 운동영역은 각종 감각기에서 받은 정보를 처리하는 대뇌의 **감각영역**, 인간으로서의 사고를 관장하는 **이마연합영역(전두연합영역)** 등 다양한 부위와 연계해서 작업하고 있다.

1차 운동영역의 앞쪽에 있는 **보조운동영역**과 **운동앞영역(운동전야)** 등은 좌우의 손, 손과 발의 협조운동 같은 복잡한 동작과 운동의 이미지 등에 관계하고 있다. 또 소뇌(P.78 참조)와 **대뇌기저핵**, **뇌줄기(뇌간)**와 척수는 보다 적절한 운동의 선택과 조절, 운동의 학습·숙달, 보행 등 자동적으로 일어나는 운동 등에 관여한다.

1차 운동영역
대뇌 중심구의 앞쪽(중심앞이랑)에 있다.

보조운동영역·운동전야 등
1차 운동영역의 앞쪽에 있는 보조운동영역, 운동앞영역, 앞조운동영역, 대상피질운동영역은 모두 고차운동영역이라고 불린다.

골격근
신체를 움직이기 위한 근육이며 자신의 의사로 움직이는 수의근이다. 현미경으로 보면 가로무늬가 보이는 것에서 가로무늬근이라고도 한다.

운동영역과 운동장애
1차 운동영역이 장애를 입으면 운동마비가 일어난다. 한편 보조운동영역 같은 고차운동영역이 장애를 입으면 마비는 일어나지 않으나 자발적으로 운동이 불가능해지는 등 원만한 운동이 힘들어진다.

대뇌의 운동영역

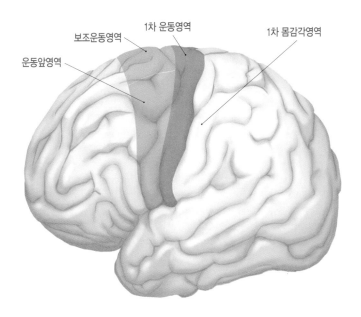

운동앞영역

보조운동영역

1차 운동영역

1차 몸감각영역

1차 운동영역의 신체 각 부의 분담

손가락 끝과 얼굴 등 특히 섬세한 움직임이 필요한 부위일수록, 1차 운동영역이 담당하는 영역이 넓다.

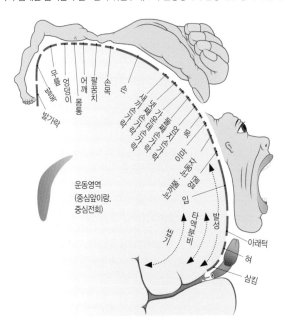

발가락

발목

무릎

엉덩이

몸통

어깨

팔꿈치

손목

손

새끼손가락

약손가락

가운뎃손가락

집게손가락

엄지손가락

목

눈썹

눈꺼풀·눈동자

얼굴

입

이마

아래턱

혀

삼킴

씹기

타액분비

발성

운동영역
(중심앞이랑,
중심전회)

운동의 명령을 근육에 전달하는 방식

POINT
- 운동영역에서 근육으로 명령이 전달되는 루트를 하행성전도로라고 한다.
- 신경과 근섬유는 신경근접합부에서 시냅스 구조를 만든다.
- 한 개의 뉴런이 연결된 근섬유를 신경근단위라고 한다.

대뇌에서 근육으로 명령이 전달된다

운동명령은 **1차 운동영역**의 뉴런에 의해 전달된다. 명령은 대뇌겉질(대뇌피질)에서 나와서 대뇌의 속섬유막(내포)을 지나 중간뇌(중뇌), 다리뇌, 숨뇌(연수), 척수를 하행하는 동안 좌우 반대로 교차하고 뇌줄기(뇌간)나 척수 앞뿔(전각)에서 뉴런을 새롭게 바꾼 다음 목표 근육으로 향한다. 이처럼 운동명령을 전달하는 루트를 **하행성전도로**라고 한다(P.74 참조). 그중 몸통과 팔다리에 운동명령을 전하는 전도로인 **겉질척수로**(피질척수로)는 숨뇌 앞쪽에 있는 원뿔모양인 피라밋을 지나기 때문에 **피라밋로**(추체로)라고도 불린다.

머리에서 운동명령을 전하는 또 다른 루트가 있는데 일정거리를 피질척수로와 가까운 루트로 하행하는 **겉질숨뇌로**(피질연수로)이다. 이밖에도 자세와 운동의 제어 등에 관여하는 신경이 지나는 루트가 있다.

신경이 근육에 명령을 전달하는 방식

운동명령을 전달하는 신경이 근육과 연결되는 지점을 **신경근접합부**라고 한다. 운동신경의 말단이 손가락을 쫙 펼친 모양인 **축삭종말**이 되어 근섬유의 표면에 있는 **운동종판**과 **시냅스** 구조를 만든다. 축삭종말에 임펄스가 닿으면 축삭종말과 운동종판 사이에 있는 **시냅스 틈**에 아세틸콜린이 방출된다. 이 신경전달물질이 운동종판의 수용체와 결합하면 근섬유가 흥분해 수축한다.

가지처럼 갈라진 뉴런의 축삭은 많은 근섬유와 결합하고 있다. 한 개의 뉴런이 연결하고 있는 근섬유를 **신경근단위**(운동단위), 그 수를 **신경지배비**라고 한다. 신경지배비의 수가 적으면 적을수록 섬세한 움직임이 가능하다.

 시험에 나오는 어구

하행성전도로
대뇌에서 근육으로 신경섬유를 통해 운동명령을 보내는 길을 말한다. 중추에서 말초로 가기 때문에 하행성전달로라고도 한다. 겉질척수로, 겉질숨뇌로 등이 있다.

신경근접합부
신경의 말단이 근섬유에 연결된 부분이다. 신경말단이 만든 축삭종말과 근섬유 표면의 운동종판이 시냅스 구조를 만든다.

 키워드

신경근단위
운동단위라고도 한다. 하나의 뉴런이 지배하는 근섬유를 말하는데 지배되는 근섬유 수를 신경지배비라고 한다. 신경지배비는 몇 가닥부터 몇 천 가닥까지 그 수가 다양하고, 수가 적을수록 섬세한 운동이 가능하다.

 메모

피라밋로 증상
피라밋로의 어느 부분에 상처가 나면 일어나는 특징적인 증상이다. 근긴장이 강화되는 경직마비, 힘줄반사의 강화, 병적인 반사의 출현 등의 증상이 나타난다.

운동명령을 전하는 하행성전도로

대뇌에서 골격근에 운동명령을 전하는 신경섬유는 다발이 되어 하행성전도로를 지난다.

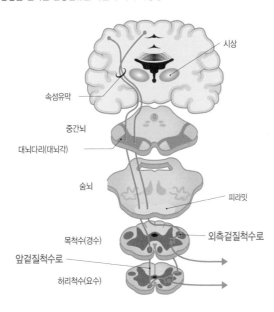

시상
속섬유막
중간뇌
대뇌다리(대뇌각)
숨뇌
피라밋
목척수(경수)
외측겉질척수로
앞겉질척수로
허리척수(요수)

신경근접합부의 구조

운동신경의 축삭종말과 근섬유 표면의 운동종판에서 시냅스를 이루고 있는 부분을 신경근접합부라고 한다. 축삭종말과 운동종판의 사이에는 시냅스 틈이 있다.

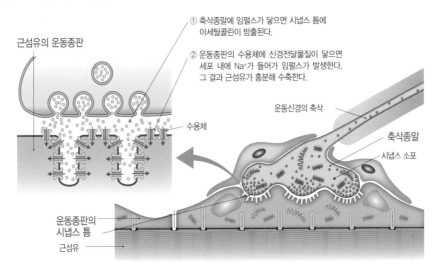

근섬유의 운동종판

① 축삭종말에 임펄스가 닿으면 시냅스 틈에 아세틸콜린이 방출된다.

② 운동종판의 수용체에 신경전달물질이 닿으면 세포 내에 Na^+가 들어가 임펄스가 발생한다. 그 결과 근섬유가 흥분해 수축한다.

운동신경의 축삭
축삭종말
시냅스 소포
수용체
운동종판의 시냅스 틈
근섬유

흉부·복부의 근육과 신경지배

POINT
- 목빗근은 뇌신경의 더부신경에 지배된다.
- 흉부의 근육은 주로 목신경에서 나온 신경에 지배된다.
- 복부의 근육은 주로 가슴신경에서 나온 신경에 지배된다.

흉부의 주요 근육과 신경지배

가슴(흉부)에 있는 주요 근육의 특징과 신경지배는 아래 설명과 같다.

① **목빗근**(흉쇄유돌근, 한쪽 작용이며 얼굴을 반대쪽 위 방향으로 향하게 한다)
- 복장뼈자루(흉골병)와 빗장뼈(쇄골)에서 기시(起始)하고 관자뼈(측두골) 꼭지돌기에 정지(停止)한다.
- 더부신경(제XI뇌신경), **목신경얼기**(경신경총, C2~3)에 지배된다.

② **어깨세모근**(삼각근, 팔을 바깥으로 벌린다)
- 빗장뼈(쇄골), 어깨뼈봉우리(견봉), 견갑가시(견갑극)에서 기시해서 위팔뼈(상완골)바깥쪽에서 정지한다.
- 겨드랑신경(액와신경, C5~6)에 지배된다.

③ **큰가슴근**(대흉근, 팔을 앞으로 들어 올리고, 몸 안쪽으로 모으고, 안쪽으로 돌린다)
- 빗장뼈, 복장뼈(흉골) 등에서 기시해 위팔뼈에 정지한다.
- **가쪽가슴근신경**(C5~7), **안쪽가슴근신경**(C8·T1)에 지배된다.

복부의 주요 근육과 신경지배

배(복부)에 있는 주요 근육의 특징과 신경지배는 다음과 같다.

④ **배곧은근**(복직근, 몸통을 앞으로 굽힌다. 골반을 뒤로 기울인다)
- 두덩뼈(치골)에서 기시해 제5~7조 갈비연골과 칼돌기에서 정지한다.
- 갈비사이신경(늑간신경, T5~12)에 지배된다.

⑤ **배속빗근**(내복사근, 한쪽 작용이며, 척주를 옆으로 굽히고 크게 휘돌린다)
- 등허리근막(흉요근막), 엉덩뼈(장골), 샅고랑(서혜)인대에서 기시해, 제10~12 갈비뼈, 백선 치골에서 정지한다.
- 갈비사이신경(T5~11), **갈비밑신경**(T12), **엉덩샅굴신경**(L1), **엉덩아랫배신경**(L1)에 지배된다.

⑥ **배바깥빗근**(외복사근, 한쪽 작용이며, 척주를 옆으로 굽히고 크게 휘돌린다)
- 제5~12갈비뼈(늑골)에서 기시해 배곧은근 한가운데에 있는 백색선(백선), 엉덩뼈(장골), 두덩뼈(치골)에서 정지한다.
- 갈비사이신경(T5~12)에 지배된다.

 시험에 나오는 어구

큰가슴근
가슴에 있고 위팔을 움직이게 하므로 본래는 위팔근육에 속한다. 넓은 근육이기 때문에 부위에 따라 작용이 다르다. 큰가슴근 윗부분은 팔 전체를 비스듬히 위로 뻗게 한다. 중앙과 아래 부분은 어깨부터 위팔을 수평으로 굽히고 안으로 모은다.

배곧은근
배의 중앙 좌우에 나란히 있는 근육이다. 전신이 배곧은근집(복직근초)에 싸여 있고 그 한가운데 부분을 백선이라고 한다. 3개(또는 4개)의 나눔힘줄로 나뉜 식스팩 혹은 에잇팩을 갖는다.

 키워드

'C' 'T' 'L'
C는 목신경(경신경, Cervical nerve), T는 가슴신경(흉수신경, Thoracic nerve), L은 허리신경(요수신경, Lumbar nerve)을 말한다. 뒤의 숫자는 신경의 번호이다. C5는 제5 목신경이다.

 메모

기시(이는곳)**와 정지**(닿는곳)
골격근의 양 끝이 어디에 붙어 있는가를 나타낸다. 일반적으로 몸통과 신체 중심에 가까운 쪽 또는 움직임이 적은 쪽이 기시이고, 반대쪽이 정지이다.

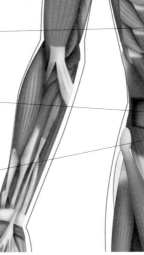

① 목빗근
- 작용: 한쪽 작용=얼굴을 반대쪽 위 방향으로 향하게 한다.
  양쪽 작용= 머리를 앞으로 숙인다. 머리를 뒤로 젖힌다.
- 더부신경 (제XI 뇌신경), 목신경얼기(C2~3)

② 어깨세모근
- 작용: 팔을 바깥으로 벌린다.
- 지배신경: 겨드랑신경 (C5~6)

③ 큰가슴근
- 작용: 팔을 앞으로 들어 올리고, 몸 안쪽으로 모으고, 안쪽으로 돌린다.
- 지배신경: 가쪽가슴근신경(C5~7), 안쪽가슴근신경 (C8 · T1)

④ 배곧은근
- 작용: 몸통을 앞으로 굽힌다. 골반을 뒤로 기울인다.
- 지배신경: 갈비사이신경(T5~12)

⑤ 배속빗근
- 작용: 한쪽 작용=척주를 옆으로 굽히고, 크게 휘돌린다.
  양쪽 작용= 몸통을 앞으로 굽힌다.
- 지배신경: 갈비사이신경(T5~11), 갈비밑신경 (T12), 엉덩샅굴신경(L1), 엉덩아랫배신경(L1)

⑥ 배바깥빗근
- 작용: 한쪽 작용=척주를 옆으로 굽히고, 크게 휘돌린다.
  양쪽 작용= 몸통을 앞으로 굽힌다.
- 지배신경: 갈비사이신경(T5~12)

7 장

운동기능

column **갈비뼈를 움직이는 갈비사이신경과 가로막을 움직이는 가로막신경**

가슴에 직사각 상자 모양의 공간을 만드는 갈비뼈는 등뼈 하나하나에 좌우 1쌍이 붙어서 가슴 앞쪽으로 빙 돌아 복장뼈(흉골)에 붙는다(제11 · 12갈비뼈는 등 중간에서 멈춘다). 그 갈비뼈의 사이에 붙어 호흡행위를 돕는 갈비사이근은 각각 갈비사이신경(T1~11)에 지배된다. 갈비사이신경은 위아래 등뼈 사이에서 나와서 각 갈비뼈의 아래로 뻗어 있다.

갈비사이근과 함께 호흡행위를 돕는 가로막은 가로막신경의 지배를 받는다. 가로막신경은 목신경(경신경. C3~5)이 만드는 목신경얼기(경신경총)에서 심장의 양쪽을 따라 내려가 가로막으로 뻗어 있다.

등 부위 근육과 신경지배

- 등세모근은 뇌신경의 더부신경에 지배된다.
- 넓은등근은 목신경에서 나온 신경에 지배된다.
- 큰·중간볼기근은 허리신경·엉치신경에서 나온 신경에 지배된다.

등 부위의 주요 근육과 신경지배

등에 있는 주요 근육의 특징과 신경지배는 다음과 같다.

① **등세모근**(승모근, 근 전체로는 어깨를 뒤로 당긴다. 넓은 근육이기 때문에 부위에 따라 작용이 다르다)

- 상부척추에서 기시해 빗장뼈(쇄골)와 어깨뼈(견갑골)에 정지한다.
- 전체의 형태가 카톨릭의 신부가 쓰는 큰 모자를 닮은 것에서 이런 이름이 붙었다.
- 더부신경(제XI뇌신경), **목신경얼기**(경신경총, C2~4)에 지배된다.

② **넓은등근**(광배근, 어깨에서 위팔을 안으로 모으고, 펴고, 안으로 돌린다)

- 제7~12 등뼈(흉추), 허리뼈(요추), 엉치뼈(천골), 엉덩뼈(장골), 등허리근막(흉요근막) 등부위~허리부위의 정중앙에서 기시해 위팔뼈(상완골) 안쪽에 정지한다.
- 가슴등신경(흉배신경, C6~8)에 지배된다.

③ **큰볼기근**(대둔근, 넓적다리를 편다)

- 엉덩뼈, 엉치뼈, 꼬리뼈(미골)에서 기시해 엉덩정강근막띠(장경인대)와 넓적다리뼈(대퇴골) 뒤면에 정지한다.
- 아래볼기신경(하둔신경, L5·S1~2)에 지배된다.

④ **중간볼기근**(중둔근, 넓적다리를 바깥으로 벌리고, 안으로 돌린다)

- 엉덩뼈에서 기시해 넓적다리뼈 가쪽에 정지한다.
- 위볼기신경(상둔신경, L4~5·S1)에 지배된다.

⑤ **척주세움근**(척주기립근, 척주를 세워 자세를 유지한다)

- 엉덩갈비근(장늑근, 목엉덩갈비근, 등엉덩갈비근, 허리엉덩갈비근), 가장긴근(최장근, 머리가장긴근, 목가장긴근, 등가장긴근), 가시근(극근, 머리가시근, 목가시근, 등가시근)의 총칭
- 척주의 양쪽에 붙어서 머리뼈와 목뼈(경추), 위아래 갈비뼈와 척추, 갈비뼈와 척추 그리고 엉덩뼈 등을 잇는다.
- 척수신경뒤가지(척수신경후지)에 지배된다.

시험에 나오는 어구

등세모근
머리에서 등으로 뻗어 있고 왼쪽과 오른쪽을 합하면 마름모꼴이 되는 근육이다. 전체로는 어깨를 뒤로 젖히지만 상부는 어깨를 움츠리는 작용이, 하부는 어깨뼈(견갑골)를 내리게 하는 작용이 있다. 위와 아래가 함께 어깨뼈를 위 방향으로 빙글빙글 돌리고 손을 들어 올리는 동작을 한다.

척주세움근
척주 양쪽에 붙는 엉덩갈비근, 가장긴근, 가시근의 총칭이다. 서 있는 자세에서 몸통을 확실히 지탱한다. 양옆으로 움직일 때는 한쪽 근육만 사용하고, 몸통을 옆으로 굽히고 회전한다.

키워드

'S'
엉치신경(Sacral nerve)을 말한다. 뒤의 숫자는 신경의 번호다. S1은 제1엉치신경이다.

메모

등세모근과 넓은등근은 위팔의 근육
등세모근은 몸통에서 빗장뼈와 어깨뼈로, 넓은등근은 몸통에서 위팔뼈에 붙는데 둘 다 팔을 움직이기 때문에 팔 근육에 속한다.

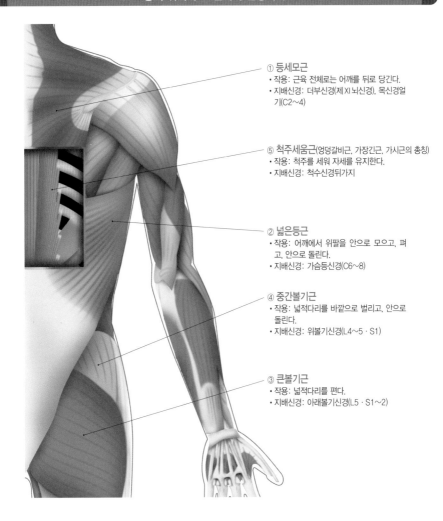

① 등세모근
• 작용: 근육 전체로는 어깨를 뒤로 당긴다.
• 지배신경: 더부신경(제 XI 뇌신경), 목신경얼기(C2~4)

⑤ 척주세움근(엉덩갈비근, 가장긴근, 가시근의 총칭)
• 작용: 척주를 세워 자세를 유지한다.
• 지배신경: 척수신경뒤가지

② 넓은등근
• 작용: 어깨에서 위팔을 안으로 모으고, 펴고, 안으로 돌린다.
• 지배신경: 가슴등신경(C6~8)

④ 중간볼기근
• 작용: 넓적다리를 바깥으로 벌리고, 안으로 돌린다.
• 지배신경: 위볼기신경(L4~5 · S1)

③ 큰볼기근
• 작용: 넓적다리를 편다.
• 지배신경: 아래볼기신경(L5 · S1~2)

7장

운동기능

column **요통은 제4~5허리뼈 주변의 문제로 일어날 때가 많다**

많은 사람이 경험하는 요통. 원인은 만성적 피로나 나쁜 자세, 즉 허리가 삐끗했다거나 추간판의 성능이 저하되어 일어나는 허리 추간판 디스크 등 다양하다. 이는 모두 제4~5허리뼈와 여기서 나온 신경에 문제가 생겨서 그럴 때가 많다. 허리뼈에는 다른 골격이 없고 잘 움직일 뿐만 아니라 특히 제4~5허리뼈 주변은 앞뒤로 완만하게 굽은 만곡이 강해서 무게 부하가 집중되기 쉽기 때문이다. 또한 요통은 신장과 요관, 위와 십이지장, 부인과계 등의 질병이 원인인 경우도 있으므로 통증이 길게 이어진다면 의사의 진찰을 받는 게 중요하다.

팔의 근육과 신경지배

- 어깨세모근과 돌림근띠근육은 경신경에서 나온 신경에 지배된다.
- 위팔두갈래근은 목신경에서 나온 근육피부신경에 지배된다.
- 위팔세갈래근은 목신경에서 노신경에 지배된다.

팔의 주요 근육과 신경지배

팔의 운동에 관계되는 주요 근육의 특징과 신경지배는 다음과 같다.

① 어깨세모근(삼각근, 어깨에서 위팔을 90도까지만 바깥으로 벌린다)

- 빗장뼈(쇄골)과 어깨뼈(견갑골)에서 기시해 위팔뼈(상완골) 바깥쪽에 정지한다.
- 겨드랑신경(액와신경, C5~6)에 지배된다.

② 돌림근띠근육(회전근개의 근육, 위팔뼈머리(상완골두)를 어깨뼈(견갑골) 방향으로 당긴다.)

- 돌림근띠는 어깨뼈에서 기시해 위팔뼈에 붙은 가시위근(극상근), 가시아래근(극하근), 작은원근(소원근), 어깨밑근(견갑하근)을 말한다. 이들 힘줄(돌림근띠= rotator cuff)은 위팔뼈의 뼈머리(골두)를 감싸듯이 붙으며 위팔뼈를 어깨뼈에 고정한다.
- 가시위근과 가시아래근은 **어깨위신경**(C5~6), 작은원근은 **겨드랑신경**(C5~6), 어깨밑근은 **어깨밑신경**(C5~7)에 지배된다.

③ 위팔두갈래근(상완이두근, 팔을 굽힌다)

- 긴갈래 · 짧은갈래 둘 다 어깨뼈에서 기시해 노뼈(요골) 안쪽에 정지한다.
- **근육피부신경**(근피신경, C5~6)에 지배된다.

④ 위팔세갈래근(상완삼두근, 팔을 편다)

- 안쪽갈래와 가쪽갈래는 위팔뼈 뒤, 긴갈래는 어깨뼈에서 기시해, 자뼈(척골)의 팔꿈치머리(주두)에 정지한다.
- **노신경**(요골신경, C6~8)에 지배된다.

⑤ 손목과 손가락관절을 펴고 굽히는 근육

- 손목과 손가락관절을 펴는 근육에는 긴노쪽손목폄근, 짧은노쪽손목폄근, 자쪽손목폄근, 손가락폄근 등이 있다.
- 손목과 손가락관절을 굽히는 근육에는 노쪽손목굽힘근(요측수근굴근), 자쪽손목굽힘근(척측수근굴근), 긴손바닥근(장장근) 등이 있다.

시험에 나오는 어구

어깨세모근
어깨의 둥그스름한 부분을 만드는 근육이다. 전체로는 위팔을 바깥으로 벌리는데, 앞부분은 팔을 앞쪽으로 들어 올리고(굽힘), 뒷부분은 뒤쪽으로 들어 올리는(폄) 움직임을 갖는다.

돌림근띠
가시위근, 가시아래근, 작은원근, 어깨밑근의 힘줄을 말한다. 모두 어깨뼈에서 가쪽으로 뻗으며 위팔뼈에 붙는 근육으로, 4개 근육의 힘줄이 위팔뼈머리를 양복의 소매처럼 감싸고 위팔뼈머리를 어깨뼈에 고정한다.

키워드

로테이터 커프
(Rotator cuff)
Rotator는 회전하는 것을 말한다. cuff는 소매입구를 의미한다.

메모

몸통에 있으면서 팔 운동을 수행하는 근육
등 부위의 등세모근과 넓은등근, 큰 · 작은 마름근(능형근), 가슴 부위의 큰가슴근과 작은가슴근(소흉근), 앞톱니근(전거근) 등은 어깨뼈와 위팔뼈에 붙기 때문에 팔 운동을 수행하는 근육이다.

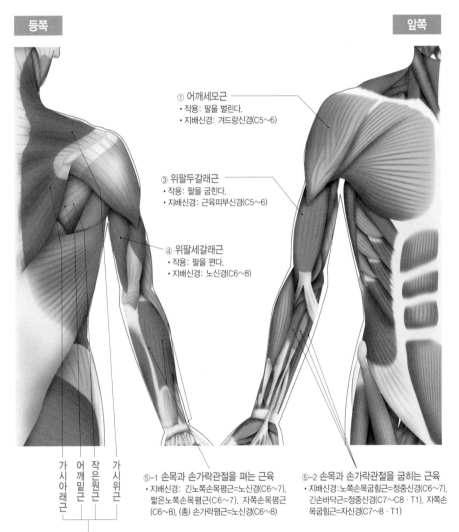

등쪽

앞쪽

① 어깨세모근
- 작용: 팔을 벌린다.
- 지배신경: 겨드랑신경(C5~6)

③ 위팔두갈래근
- 작용: 팔을 굽힌다.
- 지배신경: 근육피부신경(C5~6)

④ 위팔세갈래근
- 작용: 팔을 편다.
- 지배신경: 노신경(C6~8)

가시아래근　어깨밑근　작은원근　가시위근

⑤-1 손목과 손가락관절을 펴는 근육
- 지배신경: 긴노쪽손목폄근=노신경(C6~7), 짧은노쪽손목폄근(C6~7), 자쪽손목폄근(C6~8), (총) 손가락폄근=노신경(C6~8)

⑤-2 손목과 손가락관절을 굽히는 근육
- 지배신경:노쪽손목굽힘근=정중신경(C6~7), 긴손바닥근=정중신경(C7~C8ㆍT1), 자쪽손목굽힘근=자신경(C7~8ㆍT1)

② 돌림근띠
- 작용: 위팔뼈머리를 어깨뼈 방향으로 당긴다.
- 지배신경: 가시위근ㆍ가시아래근=어깨위신경(C5~6), 작은원근=겨드랑신경(C5~6), 어깨밑근=어깨밑신경(C5~7)

7장

운동기능

다리의 근육과 신경지배

- 큰허리근과 넙다리네갈래근은 허리신경에서 나온 신경에 지배된다.
- 햄스트링은 허리엉치신경에서 나온 신경에 지배된다.
- 종아리세갈래근은 엉치신경에서 나온 종아리신경에 지배된다.

다리의 주요 근육과 신경지배

다리의 운동에 관계하는 주요 근육의 특징과 신경지배는 다음과 같다.

① 엉덩허리근(장요근, 넓적다리(대퇴)를 굽힌다)

- 엉덩뼈(장골) 안에서 기시하는 엉덩근(장골근)과 갈비뼈와 척추에서 기시하는 큰허리근(대요근)의 총칭이다. 두 근육은 합류해서 넙다리뼈(대퇴골) 안쪽에 정지한다.
- 엉덩근은 **넙다리신경**(L2~4), 큰허리근은 **허리신경**(L2~4)에 지배된다.

② 넙다리네갈래근(대퇴사두근, 종아리를 편다)

- 4개의 갈래근(근두), 넙다리곧은근(대퇴직근), 안쪽넓은근(내측광근), 가쪽넓은근(외측광근), 중간넓은근(중간광근)으로 이루어진다. 넙다리곧은근만 엉덩뼈에서, 다른 3개는 넙다리뼈에서 기시하고 후에 합류해서 무릎뼈를 감싸고 무릎힘줄이 되어 정강뼈(경골)에서 정지한다.
- **넙다리신경**(L2~4)에 지배된다.

③ 햄스트링(종아리를 굽힌다)

- 넙다리 뒷면의 넙다리두갈래근(대퇴이두근), 반힘줄근, 반막근의 총칭이다. 넙다리두갈래근은 궁둥뼈(좌골)와 넙다리뼈(대퇴골)에서 기시해서 종아리뼈(비골)에 정지한다. 반힘줄근과 반막근은 궁둥뼈에서 기시해 정강뼈에서 정지한다.
- 넙다리두갈래근은 **정강신경**(L5 · S2)과 **온종아리신경**(L4~5 · S1)에, 반힘줄근과 반막근은 **정강신경**(L4 · S2)에 지배된다.

④ 종아리세갈래근(하퇴삼두근, 발을 발바닥 쪽으로 굽힌다)

- 표면의 2개 장딴지근(비복근)과, 아래층의 가자미근으로 구성된다. 장딴지근은 넙다리뼈에서, 가자미근은 종아리뼈와 정강뼈에서 기시하고 합류해 아킬레스건이 되어 발꿈치뼈(종골)에서 정지한다.
- **정강신경**(L4~5 · S1~2)에 지배된다.

엉덩허리근
큰허리근과 엉덩근의 총칭이다. 배 부위의 중앙에 있어서 바깥에서는 만질 수 없다. 보행 때 넓적다리를 들어 올리는 일을 한다. 이 근육이 약해지면 다리를 올리지 못해서 조금의 단 차이만 있어도 곧잘 걸려 넘어지는 원인이 된다.

넙다리네갈래근
인체에서 가장 크고 강한 근육의 하나이다. 이 근육의 힘줄을 무릎힘줄(슬개건)이라고 한다. 이 힘줄을 두드리면 다리가 튀어 오르는 무릎힘줄반사를 볼 수 있다.

햄스트링
직역하면 '햄을 매달은 것'인데 넓적다리 뒷면에 있는 3개의 근육을 부르는 이름이다.

허리 추간판 디스크와 다리의 근위축
허리 추간판 디스크가 제5허리뼈(요추)와 엉치뼈(천골)의 사이(L5=제5허리신경이 드나드는 곳)에 일어난 경우, 넙다리네갈래근에 위축이 일어나지는 않지만 햄스트링과 종아리세갈래근, 큰볼기근(대둔근) 등에는 위축이 일어날 가능성이 있다.

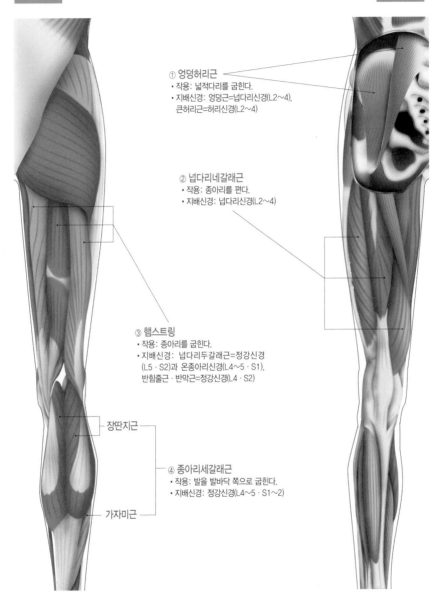

등쪽

앞쪽

① 엉덩허리근
• 작용: 넓적다리를 굽힌다.
• 지배신경: 엉덩근=넙다리신경(L2~4),
 큰허리근=허리신경(L2~4)

② 넙다리네갈래근
 • 작용: 종아리를 편다.
 • 지배신경: 넙다리신경(L2~4)

③ 햄스트링
• 작용: 종아리를 굽힌다.
• 지배신경: 넙다리두갈래근=정강신경
 (L5 · S2)과 온종아리신경(L4~5 · S1),
 반힘줄근 · 반막근=정강신경(L4 · S2)

장딴지근

④ 종아리세갈래근
• 작용: 발을 발바닥 쪽으로 굽힌다.
• 지배신경: 정강신경(L4~5 · S1~2)

가자미근

7장

운동기능

165

소뇌의 역할

- 운동명령과 운동의 결과를 조합해 조정한다.
- 동작을 반복 연습하면 잘 하게 되는 것은 소뇌 덕분이다.
- 소뇌성운동실조가 되면 마치 술에 취한 사람처럼 보행하게 된다.

연습하면 잘 하는 이유는 소뇌의 역할 덕분

소뇌는 운동을 잘 하려면 빠뜨릴 수 없는 부위다. 신체가 1차 운동영역에서 나온 명령에 착실히 따르는 운동을 하고 있을 때, 머릿속 소뇌에는 발신했던 운동명령만이 아니라 다양한 감각기로부터 어떤 운동이 실시됐는가를 보고하는 정보가 모여들기 때문이다. 그러고 나서 소뇌는 모인 정보들을 조합해 다음 번 운동이 보다 더 잘 실행되도록 조정한다.

예를 들어 아이가 난생 처음 자전거에 올라타면 일단은 다른 사람에게 배운 대로 타려고 페달을 밟는다. 이때 눈에서는 **시각**, 속귀에서는 **평형각**, 피부에서는 **피부감각**, 근육과 뼈에서는 심부감각의 정보가 소뇌로 모여든다. 아이는 비틀비틀 거리다 넘어질 것 같아서 발을 땅에 디디는 동작을 하면 소뇌는 이 다음번에는 균형을 잘 잡고 탈 수 있도록 조정을 하는 것이다. 그래서 반복해서 연습을 하면 서서히 잘 타게 된다.

소뇌가 다치면 일어나는 장애

질병 등으로 소뇌가 손상되면 특징적인 운동장애가 나타난다. 이것을 소뇌성운동실조(소뇌실조)라고 한다.

소뇌성운동실조가 되면 운동마비는 일어나지 않는다. 그러나 운동의 개시가 늦어서 타이밍을 맞추지 못한다거나 몸을 얼마만큼 움직여야 하는지 그 범위를 가늠하지 못한다. 또 평형감각이 잘 조정되지 않기 때문에 균형을 잃는다거나 여러 근육을 협조해서 움직이는 게 어려워서 몸의 움직임이 부자연스럽게 된다. 예를 들면 물건을 집으려고 손을 뻗었지만 물건에 제대로 닿지도 않았다거나 걸음을 걸으면 보폭과 속도가 불규칙한데다가 비틀거리기까지 해서 마치 술에 취한 사람처럼 걷게 된다.

 시험에 나오는 어구

소뇌
대뇌의 뒤 아래쪽에 있고 소뇌반구는 중앙의 소뇌벌레에서 좌우로 연결되어 있다. 대뇌와는 직접 연결되어 있지는 않고 대뇌다리(대뇌각)에 의해 다리뇌와 연결되어 있다. 대뇌에서 온 운동명령과 감각기에서 들어온 정보를 조합해 운동이 정확하게 일어나도록 조정한다.

 키워드

소뇌성운동실조
소뇌의 장애로 일어나는 운동실조이다. 마비는 없으나 운동이 원활히 되지 않는다. 팔을 쭉 폈다가 서서히 굽히면서 자신의 손가락으로 코를 건드리는 손가락코검사(finger nose test)를 하면 손가락이 좌우로 흔들리거나 코를 정확하게 만지지 못하기도 한다.

 메모

대뇌기저핵과 운동의 조정
대뇌기저핵도 대뇌, 소뇌와 연계하면서 운동을 조정한다. 대뇌기저핵은 자세를 유지하거나 불필요한 동작명령을 제거해 보다 적절하고 매끄러운 운동 수행이 가능하게 한다.

운동을 조정하는 소뇌

① 대뇌겉질(대뇌피질)의 운동 영역에서 나온 운동명령이 소뇌에 닿는다.

④ 운동을 조정하도록 소뇌에서 뇌줄기(뇌간)를 거쳐 대뇌겉질로 신호가 전해져 운동을 조정한다.

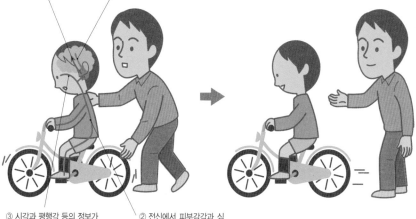

③ 시각과 평행각 등의 정보가 소뇌에 전달된다.

② 전신에서 피부감각과 심부감각의 정보가 소뇌에 도달한다.

소뇌성운동실조의 증상

소뇌성운동실조가 있는 사람의 걸음걸이는 보폭이 불규칙하고 비틀비틀하기 때문에 술주정뱅이보행이라 불린다.

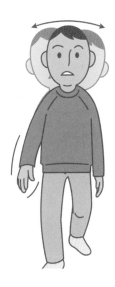

Athletics Column

운동을 잘 하기 위해서는 연습이 필수

어떤 운동이든 처음 할 때는 가르침을 받거나 눈으로 본 대로 수행하기 때문에 어딘가 어설픈 동작이다. 하지만 훈련을 반복하면 할수록 올바른 동작이 되고 부드러워지며 머리로 일일이 생각하지 않아도 몸이 자동적으로 움직이게 된다. 이것이 소뇌에 의한 조정 기능이다. 그러므로 동작을 훌륭하게 완성하고 싶다면 연습은 빠뜨릴 수 없는 일이다.

신체의 균형을 잡는 반사

POINT

- 근육이 갑자기 당겨지고 늘어나면 오히려 수축이 일어나는 반사를 폄반사라고 한다.
- 통증 같은 자극 때문에 손발이 움츠러드는 것은 움츠림반사 때문이다.
- 머리를 갑자기 돌리면 목과 눈동자가 반대방향으로 움직인다.

자세를 제어하기 위한 반사운동

비록 똑바로 서 있을 때도 신체의 중심은 아주 미세하게 흔들리고 있다. 언제나 무의식적으로 신체의 균형을 조정하고 있기 때문이다. 뜨거운 것에 닿아 손을 움츠리거나 넘어질 것 같다가 균형을 잡는 동작은 의식적으로 수행하는 게 아니라 다양한 반사에 의해 일어나는 것이다(반사운동).

■ 주요 반사운동과 자세의 제어

다음과 같은 반사운동이 자세의 제어에 관여하고 있다.

○ 폄반사(신장반사, 척수의 반사)

- 어느 근육이 갑자기 당겨지면 척수반사가 일어나 그 근육은 수축하고 대항근(길항근)은 제어된다. 예 무릎힘줄반사
- 근육의 긴장을 조정해서 근육의 길이나 장력을 일정하게 유지한다.

○ 움츠림반사(굴곡반사, 척수의 반사)

- 손이나 발에 통증이나 열 같은 강한 자극을 받으면 척수반사가 일어나 손 혹은 발을 움츠린다.
- 한쪽 발에 움츠림반사가 일어나면 다른 쪽 발에 체중을 싣기 때문에 다리를 뻗으라는 명령이 내려진다.

○ 전정경반사(뇌줄기(뇌간)의 반사)

- 머리가 갑자기 기울어졌다는 속귀의 정보가 뇌줄기의 전정신경핵에 전달되면 반사가 일어나 목 근육이 움직여져서 머리를 똑바로 세운다.
- 발이 걸려 앞으로 넘어지려 할 때 머리를 들어 올린다.

○ 전정안구반사(뇌줄기의 반사)

- 머리가 갑자기 오른쪽으로 움직였다는 속귀의 정보가 뇌줄기의 전정신경핵에 전달되면 반사가 일어나 안구가 왼쪽으로 향한다.
- 시선을 일정한 방향으로 유지하는 역할이다.

폄반사의 메커니즘(무릎힘줄반사의 예)

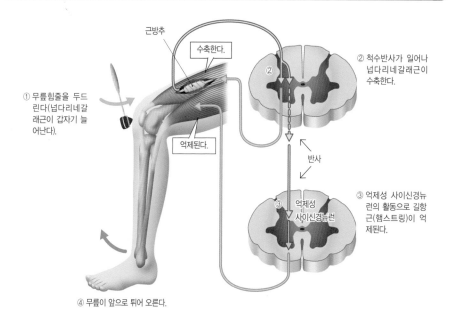

근방추

수축한다.

② 척수반사가 일어나 넙다리네갈래근이 수축한다.

① 무릎힘줄을 두드린다(넙다리네갈래근이 갑자기 늘어난다).

억제된다.

반사

③ 억제성 사이신경뉴런의 활동으로 길항근(햄스트링)이 억제된다.

억제성 사이신경뉴런

④ 무릎이 앞으로 튀어 오른다.

굽힘근반사의 메커니즘

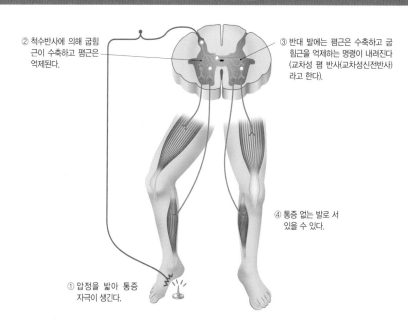

② 척수반사에 의해 굽힘근이 수축하고 폄근은 억제된다.

③ 반대 발에는 폄근은 수축하고 굽힘근을 억제하는 명령이 내려진다(교차성 폄 반사(교차성신전반사)라고 한다).

④ 통증 없는 발로 서있을 수 있다.

① 압정을 밟아 통증 자극이 생긴다.

운동기능

영유아기의 운동기능 발달

POINT

- ●출생 직후의 원시반사는 신경계의 발달과 함께 소실한다.
- ●대근육운동이 발달하려면 감각기와 운동 조정기능의 발달이 필요하다.
- ●미세운동 발달에는 호기심과 인지기능의 발달도 관계한다.

성장과 함께 사라지는 원시반사

갓 태어난 아기에게는 원시반사라 불리는 동작을 볼 수 있다. 원시반사에는 신생아의 상체를 받쳐 들어 올린 뒤 머리를 뒤쪽으로 살짝 떨어뜨리면 팔을 활모양으로 활짝 뻗었다가 무언가를 붙들려는 듯 팔을 모으는 **모로반사**, 뺨이나 입술 한쪽에 부드러운 자극을 주면 고개를 그쪽으로 돌려 입을 벌리는 **탐색반사**, 입에 닿은 것을 빠는 **흡입반사**, 발바닥을 발꿈치에서 발가락 쪽으로 가늘고 부드러운 것으로 문지르면 엄지발가락이 발등 쪽으로 젖혀지는 **바빈스키반사** 등이 있다. 이 반사들은 신경의 발달과 함께 사라지게 되는데 약 6개월부터 1세 경에는 사라진다.

운동기능의 발달에는 순서가 있다

아기의 운동기능 발달에는 순서가 있다. 3~4개월에 머리를 가누다가 이윽고 몸을 뒤집게 된다. 기어 다니다가 점차 무언가를 붙잡고 서고, 붙잡고 걷다가 드디어 걷는다. 이러한 운동을 **대근육운동**이라고 한다. 대근육운동이 발달하려면 평형감각의 발달, 감각기에서의 정보와 운동명령과의 연계, 이들을 조정하는 힘의 발달이 필수다.

손과 팔의 동작 같은 섬세한 동작을 **미세운동**이라고 한다. 사물을 잡을 때 처음에는 주먹 쥔 손으로 그저 덥석 잡을 뿐이지만 점차 엄지손가락과 다른 네 개의 손가락이 마주보는 모양으로 제법 잘 잡게 되며 1세 쯤 되면 엄지손가락과 둘째손가락으로 작은 것을 집을 수 있게 된다. 미세운동 발달에는 운동을 알맞은 때에 원활하게 수행하는 **조정기능**과 사물에 대한 **호기심**, 인지기능 등의 발달도 관여하고 있다.

시험에 나오는 어구

원시반사
생후 곧바로 볼 수 있는 반사다. 모로반사와 흡입반사 등이 있다. 생후 몇 개월부터 1년 정도 되면 사라진다.

바빈스키반사
가늘고 부드러운 것으로 발꿈치에서 발가락을 향해 문지르면 엄지발가락이 발등 쪽으로 젖혀지는 반사다. 2세 미만이면 소실한다. 반면 성인의 경우 피라밋로(추체로) 장애가 있으면 나타난다.

키워드

엄지손가락의 대립
인간의 손가락은 엄지손가락이 다른 손가락과 마주보게 움직이도록 되어 있다. 이것을 대립이라고 하며 원숭이에게서는 볼 수 없다.

메모

발달의 개인차
일반적으로 생후 3~4개월쯤에 머리를 가누고 12개월이면 혼자서 걸을 수 있다지만 개인차가 크다. 또 그다지 기어 다니지 않고 붙잡고 서는 과정으로 곧바로 들어가는 아기도 있다. 과도하게 표준치를 신경 쓰는 건 바람직하지 않다.

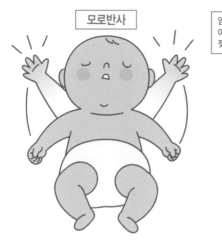

모로반사

엄지발가락이 바깥으로 젖혀진다.

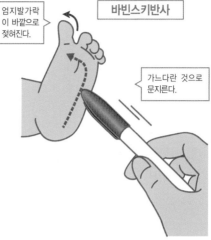

바빈스키반사

가느다란 것으로 문지른다.

상체를 받쳐 들어 올린 뒤 머리를 뒤쪽으로 살짝 떨어뜨리면 팔을 활모양으로 활짝 뻗었다가 팔을 모은다.

부드럽고 가느다란 것으로 발바닥을 발꿈치에서 발가락 쪽으로 문지르면 엄지발가락이 밖으로 젖혀진다. 성인에게 일어나는 경우는 질병일 때 뿐이다.

대근육운동의 발달

앉기, 기기, 서기, 걷기의 대근육운동 발달에는 순서가 있다.

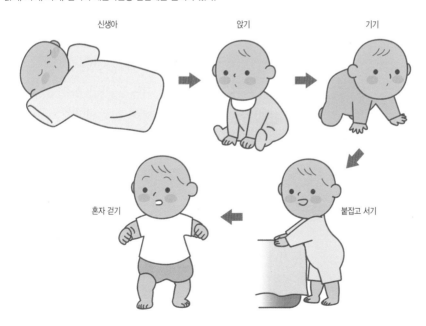

신생아

앉기

기기

혼자 걷기

붙잡고 서기

7장 운동기능

운동뉴런이 손상되어가는 난치병, 근위축측삭경화증

　세계적으로 저명한 이론물리학자 스티브 호킹 박사가 걸렸던 질병이 근위축측삭경화증(amyotrophic lateral sclerosis)이다. 머리글자를 따서 ALS라고 부르며 후생노동성의 난치병으로 지정되어 있다. 후생노동성에 의하면 일본에는 약 9,200명(2013년도 특정질환 의료수급자증 소지자 집계에서)의 환자가 있다고 한다.

　ALS는 운동명령을 뇌에서 전신의 골격근에 전달하는 운동뉴런이 서서히 손상되어 가는 질병이다. 본래 골격근 자체에는 이상이 없지만 운동뉴런의 명령이 전달되지 않아 움직일 수 없게 되면서 차츰 위축된다.

　그러나 피부감각과 시각ㆍ청각 등의 감각, 내장의 기능에는 이상이 일어나지 않는다. 안구의 움직임도 유지되는 일이 많아서 눈으로 문자를 가리키는 방식으로 커뮤니케이션을 하는 환자도 적지 않다. 또 호킹 박사의 케이스로도 알 수 있듯이, 지적 기능도 저하되지 않는 게 보통이다.

　손가락 끝 혹은 아래팔이 잘 안 움직이고 힘이 빠진 듯하며 근육이 경련을 일으키듯 실룩실룩 하거나 당기는 느낌이 드는 등 몸에 이상이 와서 병원에 검진하러 오는 사람이 많다. 발 근육에 이상을 느끼는 경우나 말을 잘 못하겠고 음식도 먹기 힘들다는 증상부터 시작하는 사람도 있다. 이 질병은 진행성이므로 점차적으로 움직이기 어려워지는 부위가 넓어지다가 결국은 혼자 힘으로 서고 걸을 수 없게 된다. 더 진행되면 호흡근이 마비되어 자발 호흡이 불가능해져 인공호흡기가 필요하게 된다.

　원인은 해명되어 있지 않는데, 일반적으로는 유전되지 않는다고 한다. 그러나 5~15%의 환자에게는 가족에서도 같은 케이스가 발견되는데 이를 가족성 ALS라고 한다. 이 질병과 연관되는 것으로 여겨지는 유전자의 이상이 꾸준히 발견되고 있으므로 질병의 해명에 희소식이 되지 않을까 기대한다.

8장

고차뇌기능 (1)
총론 · 언어기능

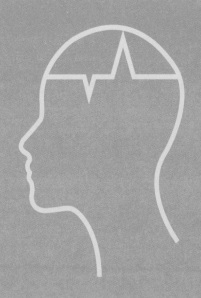

고차뇌기능이란 무엇인가?

POINT

- 인지, 사고, 기억, 정동, 언어 등을 고차뇌기능이라고 한다.
- 고차뇌기능은 대뇌겉질의 연합영역이 관장한다.
- 뇌 손상으로 고차뇌기능 장애가 발생하는 경우가 있다.

인간다운 복잡하고 고도한 기능

지금까지 살펴봤던 각종 감각, 운동기능과 생명기능의 조절 기능은 생명체로 살아가는 데 필요한 기본적인 기능이며 많은 동물들이 이와 비슷한 기능을 갖고 있다. 그러나 인간은 전신의 감각기에서 모인 다양한 정보를 종합·분석하고 때로는 감정을 동반해 상황을 판단하며 목표를 설정해 행동한다. 또 이것들을 기억하며 이미지를 확장할 수도 있다. 이와 같은 복잡하고 고도한 기능을 **고차뇌기능**이라고 한다. 즉 고차뇌기능은 특정 기능을 가리키는 게 아니라 그 사람의 퍼스낼리티를 결정하는 복잡하고 고도한 기능을 말한다.

고차뇌기능은 **대뇌겉질**(대뇌피질)의 **연합영역**이 관장하고 있다. 연합영역이란 대뇌겉질의 감각영역과 운동영역 이외의 부분을 말한다. 연합영역은 뇌의 나머지 부위가 담당하는 정보를 **통합**하는 일을 하고, 인간에게 특히 발달해 있다.

뇌가 손상되어 일어나는 고차뇌기능장애

뇌졸중이나 뇌경색 같은 질병과 교통사고 때문에 뇌가 손상을 입어 고차뇌기능에 문제가 생긴 상태를 **고차뇌기능장애**라고 한다. 고차뇌기능장애에서는 **기억장애**(새로운 것을 배울 수 없는 것), **주의장애**(집중력 저하와 작업 실수 등), **지남력장애**(자신이 있는 장소와 시간을 알지 못하는 것), **실행**(어떤 행동을 순서대로 하지 못하는 것), **실어**(언어의 읽기, 쓰기, 대화를 하지 못하는 것) 등의 증상이 나타난다. 또한 갑자기 매우 화를 내고 충동적으로 행동하게 되는 등 **인격**이 변하는 일도 있다.

시험에 나오는 어구

고차뇌기능
인지, 사고, 기억, 언어, 정동, 행동의 제어 등의 인간다운 고도하고 복잡한 기능을 말한다. 대뇌겉질의 연합영역이 관장하고 있다.

연합영역
대뇌겉질의 감각영역과 운동영역 이외의 부분이다. 뇌 전체의 3분의 2 정도를 차지한다. 이마연합영역(전두연합영역), 마루연합영역(두정연합영역), 관자연합영역(측두연합영역)이 있다. 고차뇌기능을 관장하고 있다.

키워드

지남력
지금 내가 있는 곳이 어디인지, 오늘은 몇 년 몇 월 며칠인지 아는 것 또는 그러한 인식을 말한다.

메모

고차뇌기능장애의 특징
고차뇌기능장애라도 뇌손상이 없는 부위가 담당하는 기능에는 문제가 없고 마비도 없기 때문에 외견으로는 알 수 없을 때가 많다. 적절한 치료와 재활훈련에 의해 상태가 개선될 가능성이 있다.

고차뇌기능이란 무엇인가?

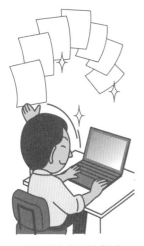

의욕, 집중력, 사고, 판단, 창조성

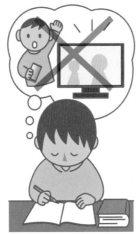

행동 억제

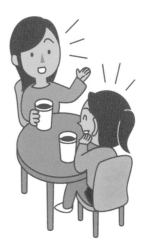

커뮤니케이션, 인격

고차뇌기능장애의 예

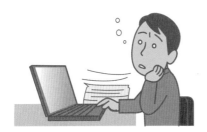

의욕 · 집중력 저하, 사고 · 판단력 · 창조성 저하 등

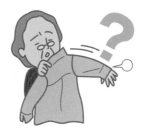

실행(옷을 올바르게 입지 못한다, 도구를 쓸 수 없다 등)

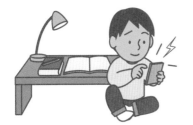

행동의 억제가 되지 않는다.

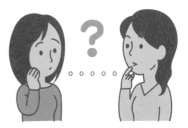

실어, 이름이 기억나지 않는다(기억장애), 상대방에 대한 흥미 상실 등

전두연합영역의 활동

POINT
- 전두엽의 운동영역을 제외한 부분이 전두연합영역이다.
- 계획수립, 실행, 조정 등의 수행기능을 담당한다.
- 감정 조절, 이성적 행동, 사회성 등을 담당한다.

전두엽의 앞쪽이 전두연합영역

고차뇌기능은 대뇌겉질의 연합영역이 담당하고 있으며 그 총사령탑이라 할 수 있는 부위가 **이마엽**(전두엽)의 **이마연합영역**(전두연합영역)이다. 이마연합영역은 가장 인간다운 뇌라고 할 수 있다.

이마엽이란 중심고랑(중심구)의 앞, 가쪽고랑(외측구)의 윗부분을 말하고 대뇌의 약 3분의 1을 차지한다. 이마엽의 뒷부분에는 **1차 운동영역**과 **고차 운동영역**이 있고 이들을 제외한 나머지 부분을 **이마연합영역**이라고 한다. 이마연합영역은 **이마앞영역**(전두전야), **이마앞겉질**(전두전피질) 등으로도 불린다.

수행기능과 인격형성의 뇌

이마연합영역은 **관자연합영역**(측두연합영역)과 **마루연합영역**(두정연합영역)으로부터 정보를 모으고 종합해서 복잡한 사고와 판단, 사회적 행동, 인격, 창조성 등을 발휘한다.

이마연합영역의 중요한 기능에 **수행기능**(실행기능)이 있다. 이것은 목표를 설정하고 달성 방법을 고안해 계획을 세워 실행하는 한편 보다 적절하고 효과적인 행동이 가능하도록 수정해 가는 기능이다. 이 기능이 장애를 입으면 **판단력**과 **의욕** 저하, **계획성** 결여, **행동** 조정이 되지 않는 등의 증상이 나타난다.

또 이마연합영역은 **인격**을 결정하고 **감정**을 컨트롤해 **사회성**을 조정한다. 이 기능이 장애를 입으면 걸핏하면 매우 화를 내게 되거나 반대로 이상할 정도로 안도감이 생기거나 한다. 또 타인이나 사회에 대한 흥미가 없어지기도 하고 이성적인 행동을 할 수 없어서 제멋대로 행동하거나 변덕, 조급한 인격이 되고 만다.

 시험에 나오는 어구

이마연합영역
중심고랑의 앞, 가쪽고랑 위에 해당하는 이마엽의 앞부분이다. 이마엽의 운동영역을 제외한 부분에 해당한다. 수행기능과 인격, 창조성, 사회성 등을 담당한다.

수행기능
목표설정, 계획수립, 실행, 평가, 조정 등을 적절하게 실시하는 기능이다.

 키워드

창조성
창조성은 인간에게만 있다고 한다. 창조성에는 오감의 기능, 지식과 정보의 종합력, 보상 회로의 활동, 영감, 이 모든 것들을 표현하는 언어기능과 운동기능 등이 종합적으로 필요하다.

 메모

이마연합영역의 손상 예
이마연합영역의 기능 연구에 크게 영향을 준 사고가 있었다. 1848년, 폭발사고로 쇠막대기가 이마연합영역을 관통한 남성의 사례이다. 다행히 생명은 구했지만 사고 후 그는 무책임하고 무계획적이며 화만 내고 변덕이 심한 성격이 되었다고 한다.

이마연합영역의 부위

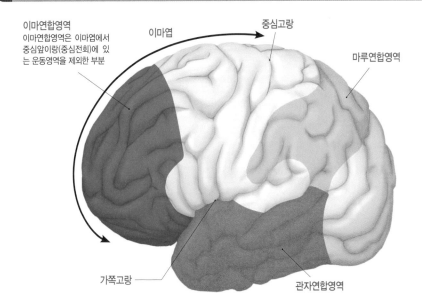

이마연합영역
이마연합영역은 이마엽에서
중심앞이랑(중심전회)에 있
는 운동영역을 제외한 부분

이마엽

중심고랑

마루연합영역

가쪽고랑

관자연합영역

이마연합영역의 활동

이마연합영역은 복잡한 사고와 판단, 창조성 등 인간다운 보다 고도한 기능을 관장한다.

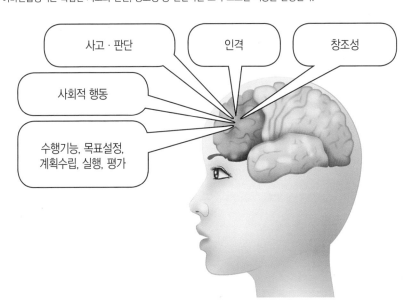

사고·판단

인격

창조성

사회적 행동

수행기능, 목표설정,
계획수립, 실행, 평가

대뇌의 언어영역

- 언어 기능은 감각성언어영역과 운동성언어영역이 관장한다.
- 감각성언어영역은 베르니케 영역이라고 불린다.
- 운동성언어영역은 브로카 영역이라고 불린다.

언어를 받아들이는 기능과 표현하는 기능

언어의 기능에는 듣고 읽어서 정보를 받아들이는 기능과 말하고 적어서 언어를 표출하는 기능이 있다. 이처럼 언어 기능 중추에는 2종류가 있고 언어의 정보를 받아들이는 중추를 **감각성언어영역**(베르니케 영역 22, 39, 40), 언어를 표출하는 중추를 **운동성언어영역**(브로카 영역 44, 45)이라고 한다.

감각성언어영역은 **관자엽**(측두엽)의 **위관자이랑**(상측두회)의 **위 뒤쪽**에 있고 운동성언어영역은 **이마엽**(전두엽)의 **아래이마이랑**(하전두회) 뒤에 있다. 그리고 이들 두 영역은 **활신경다발**(궁상속)이라 불리는 신경섬유다발로 묶여 있다.

많은 사람들이 좌반구에 언어중추를 갖는다

언어 기능의 중추는 오른손잡이 사람의 95% 이상, 왼손잡이 사람의 70% 정도가 **좌대뇌반구**에 있음이 알려져 있다. 그리고 언어중추가 있는 쪽의 대뇌반구를 **우성대뇌반구**, 반대쪽을 **열성대뇌반구**라고 부른다.

그렇다 해서 좌대뇌반구에 언어중추가 있는 사람의 우대뇌반구는 언어 기능에 관해 아무것도 하지 않는가 하면, 그렇지 않다. 언어에 관한 활동을 하고 있을 때 뇌의 어느 부분이 활성화 하는가를 조사해 봤더니 열성대뇌반구도 활발하게 움직이고 있던 것이다. 언어 기능에서 열성대뇌반구가 어떤 역할을 하는지는 아직까지 확실치 않다. 그러나 **언어의 리듬**(운율), 유머나 아이러니, 언어의 정서적인 의미부여 등 언어를 이해하는 데 중요한 역할을 하는 게 아닐까 추정된다.

감각성언어영역
베르니케 영역(Wernicke's area)이라고도 한다. 관자엽의 위관자이랑의 위 뒤쪽에 있다.

운동성언어영역
브로카 영역(Broca's area)라고도 한다. 이마엽의 아래이마이랑 뒤에 있다.

활신경다발
감각성언어영역(베르니케 영역)과 운동성언어영역(브로카 영역)을 연결하는 섬유다. 연합섬유의 위세로다발(상종속)의 일부이다(P.46 참조).

브로카와 베르니케
피에르 폴 브로카(1824~1880)는 프랑스인 의사이고 해부학자, 인류학자이다. 대뇌의 기능국재를 처음으로 발견한 사람이다. 칼 베르니케(1848~1905)는 독일인 신경내과의다.

감각성언어영역과 운동성언어영역

언어영역에는 청각정보의 이해에 관계하는 감각성언어영역과 발성에 관계하는 운동성언어영역의 2종류가 있다.

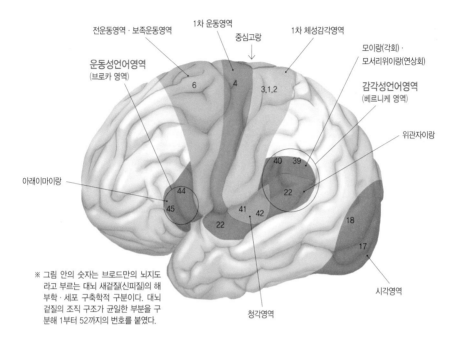

※ 그림 안의 숫자는 브로드만의 뇌지도
라고 부르는 대뇌 새겉질(신피질)의 해
부학·세포 구축학적 구분이다. 대뇌
겉질의 조직 구조가 균일한 부분을 구
분해 1부터 52까지의 번호를 붙였다.

언어영역은 좌대뇌반구에 있다

오른손잡이의 95% 이상, 왼손잡이의 70% 정도가 좌대뇌반구에 언어영역을 갖는다. 우대뇌반구는 언어의 운율 등에 관계한
다고 한다.

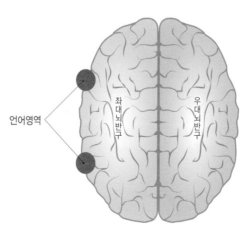

언어를 듣고 · 읽는 기능

- 언어를 받아들이고 이해하는 '감각'의 기능을 담당하는 감각성언어영역은 청각영역과 시각영역 인근에 있다.
- 감각성언어상실증의 경우 말은 유창하게 하지만 의미가 불분명하다.

언어를 듣고 읽어서 이해하는 중추

귀로 듣거나 눈으로 읽은 정보를 집약해 이해하는 활동의 중추를 감각성언어영역이라고 한다. 감각성언어영역은 발견한 의사의 이름에서 베르니케 영역이라고도 부른다. 감각성언어영역은 관자엽(측두엽)에 있고 시각영역의 옆, 청각영역과도 가까운 곳에 위치한다.

어떤 말을 듣거나 봤을 때 그 소리와 빛의 정보 그 자체는 의미를 형성하지 않는다. 예를 들어 '말'이라는 소리를 들었을 때 그 뜻을 모르는 사람에게는 그것이 '의사를 전달하기 위해 쓰거나 말하거나 하는 것'이란 의미로 이해되지 않는다. 감각성언어영역에 도착한 소리와 빛의 정보를 다른 연합영역과 연계하고 기억(지식)과 조합하며 분석해야 비로소 그 의미를 이해할 수 있게 되는 것이다.

감각성언어상실증의 경우 언어의 의미를 이해할 수 없다

감각성언어영역의 작용은 그 부위가 손상되어 일어나는 감각성실어를 이해하면 잘 알 수 있다.

감각성실어에서는 귀로 듣고 눈으로 본 말을 이해하지 못한다. 특히 들어서 이해하는 기능이 손상된 경우가 많아서(청각성실어) 전달받은 언어를 똑같이 반복하지 못한다. 또한 언어를 말하는 기능에는 이상이 없기 때문에 음성 표현은 매우 유창해서 달변이지만 의미에 맞지 않는 말을 하거나 본인이 조합해 만든 조어일 때가 많아서 맥락 없는 의미 불명확한 말이 된다(자르곤실어라고도 불린다). 또 질문을 하면 전혀 딴 대답을 할 때도 있다.

시험에 나오는 어구

감각성언어영역
듣거나 본 말을 이해하는 중추이다. 발견한 사람의 이름에서 베르니케 영역이라고도 한다. 위관자이랑의 위 뒤쪽에 있다.

감각성실어
시각성(브로드만39영역)과 청각성(브로드만40영역)이 있다. 말하는 기능에는 이상이 없기 때문에 유창하게는 말하지만 내용이 불명확해서 그 뜻을 알아들을 수 없다.

키워드

실어
언어기능이 뇌의 질병이나 외상 등으로 손상된 상태이다. 감각성실어와 운동성실어로 나뉜다.

자르곤실어
'자곤'으로 표기하기도 한다. 자르곤(jargon)은 프랑스어인데 사투리, 이유를 알 수 없는 말이라는 뜻이다. 의도하는 말과 다른 말을 자꾸만 해서 무슨 말을 하는 것인지 알아들을 수 없다.

메모

언어장애와 실어
언어장애는 실어와 언어 발달장애로써의 언어기능장애 그리고 구음장애와 말더듬증 같은 언어의 음성과 발음에서의 장애(음성장애)로 나뉜다.

감각성언어영역의 활동

들은 말의 음은 청각영역으로, 읽은 글자의 정보는 시각영역으로 들어와 감각성언어영역에 모인다. 감각성언어영역은 연합영역 등과 연계해 의미를 이해한다.

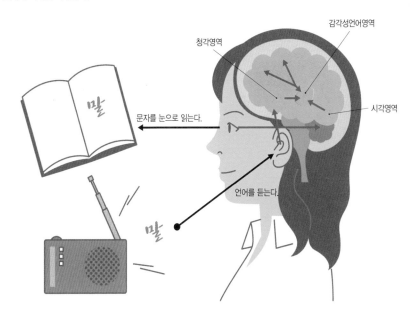

감각성언어영역

청각영역

시각영역

문자를 눈으로 읽는다.

언어를 듣는다.

말

말

감각성언어상실증의 특징

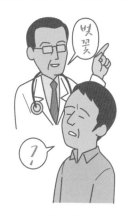

들은 말을 반복할 수 없다.

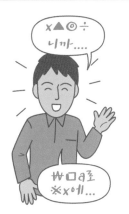

유창하게 말은 하지만 그 뜻을 알 수 없다.

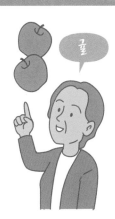

잘못 말할 때가 많다.

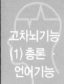
언어를 말하고 · 적는 기능

POINT

- 언어를 적고 말하는 '운동' 기능을 담당하는 운동성언어영역은 운동영역 인근에 있다.
- 운동성실어가 되면 말하는 게 어렵다.

언어를 말하고 적는 기능의 중추

자신의 생각을 언어로 말하거나 문자로 적는 활동의 중추를 **운동성언어영역**이라고 한다. 운동성언어영역을 발견한 의사의 이름에서 **브로카 영역**이라고도 불린다.

예를 들어 무슨 질문을 받았을 때, 우선 그 정보를 **감각성언어영역**이 받고 **연합영역** 등과 연계해서 들은 내용을 이해한 뒤 질문의 대답을 내놓는다. 그런 뒤에야 **운동성언어영역**이 그 대답을 언어나 문장으로 바꿔서 목소리로 내보내거나 문자로 적거나 하는 것이다. 말할 때는 입술과 혀, **뺨**의 운동이 적을 때는 손과 눈의 운동이 필요하기 때문에 운동성언어영역은 전신의 근육에 운동명령을 내리는 운동영역 인근에 있는 것이다.

운동성실어의 경우 말을 잘 할 수 없다

운동성언어영역이 하는 역할은 그 부위가 손상됐을 때 발생하는 **운동성실어**의 사례를 살펴보면 잘 이해할 수 있다.

운동성실어에서 소리를 내는 기능에는 이상이 없는데도 말을 잘 할 수가 없다. 말을 더듬거리고 조사나 조동사가 **빠져서** 마치 전화가 널리 쓰이기 이전의 통신수단이던 전보 같은 문장이 된다. 또 '사과'가 '시고'나 '사기'가 되는 등 단어에서 몇 글자가 틀리거나 바뀌기도 한다(음소말이상증(음운성착어)).

한편 언어를 듣고 이해하는 기능에는 큰 장애가 없는 경우가 많아서 다른 사람의 말은 잘 알아듣는다. 따라서 운동성실어를 앓는 당사자가 말을 잘 못하니 다른 사람의 말까지 못 알아듣는 건 아닐까 오해하기 쉬운데, 그렇지 않다.

운동성언어영역의 활동

연합영역 등에서 모여진 자신의 생각을 운동영역과 연계해서 목소리로 내거나 문자로 적는다.

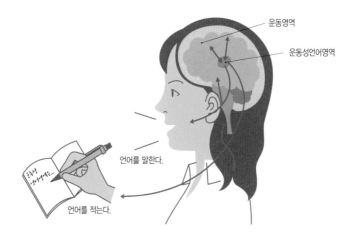

운동영역

운동성언어영역

언어를 말한다.

언어를 적는다.

운동언어상실증의 특징

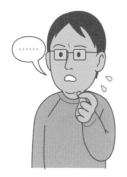

무언가를 말하려고 하지만 말이 나오지 않는다.

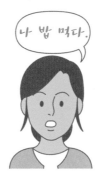

나 밥 먹다.

평소처럼 말을 하지만 '은 · 는 · 에서 · 을 · 를'같은 조사가 없다. 잘못 말할 때가 많다(음소말이상증).

Athletics Column

시합이나 훈련의 일지를 적으면 의욕이 생긴다

언어를 손으로 적기 위한 메커니즘은 본문을 통해 이해했을 것이다. 그렇다면 언어를 적으면 어떤 좋은 일이 있을까? 스포츠 멘탈 트레이닝 전문가들은 일지 기록의 중요성을 언제나 강조한다. 훈련이나 시합을 하면 그것으로 끝낼게 아니라 실제로 했던 활동과 좋았던 점 혹은 깨달은 점. 반성이나 순간 떠올랐던 아이디어 등을 노트에 적어 두는 것이다. 이를 반복하면 자신의 문제점이나 개선방법이 명확해져서 더욱 의욕이 충만해진다.

자폐증 스펙트럼 장애라는 발달장애

'말을 잘 못하고 다른 사람의 표정에서 그 의미를 알아채지 못한다. 상대의 입장에 서서 생각하는 것을 어려워한다. 사람과의 커뮤니케이션이 잘 되지 않고 물건에 대한 집착이 강한 편이다. 절차적인 행동을 반복하거나 어느 행동을 꼭 그 순서로 하지 않으면 혼란스러워 한다.' 이것은 자폐증의 특징이다. 예전에는 자폐증을 성격이 나쁜 아이라든가 양육방식과 자라난 환경이 나빴기 때문에 '방구석에 틀어박혔다'라고 여겨서 그 부모를 비난했다. 하지만 지금은 진실이 밝혀졌다. 자폐증은 선천적인 뇌 기능장애에 의한 발달장애 일뿐 부모의 양육방식 등과는 관계가 없던 것이다.

자폐증과는 관련 없는 발달장애로 여겨졌던 아스퍼거 증후군은 특정 분야에서 보이는 비상하게 높은 지능과 예술적 재능이 특징이지만 커뮤니케이션이 원활하지 못한 점은 자폐증과 같다. 또한 다른 발달장애에서도 동일한 특징을 보일 경우가 있는데, 최근에는 이를 모두 통틀어 '자폐증 스펙트럼 장애'라고 부르게 되었다. 스펙트럼이란 연속체라는 의미다. 자폐증 스펙트럼 장애는 어디부터 어디까지라고 명확하게 선을 그을 수 있는 게 아닌 연속된 장애이다. 사람에 따라 그 양이나 질에서 차이가 있을 뿐 서로 동떨어진 장애가 아니라는 의미다. 자폐증 스펙트럼 장애의 원인은 해명되지 않았으나 뇌의 발육 이상이 발병 원인으로 여겨지고 있으며 특정 염색체의 이상 같은 유전적 요인, 태아기 때 바이러스 감염, 대사이상 등이 지목되고 있다.

자폐증을 겪고 있으면서 육우를 도살할 때 비학대적으로 접근할 수 있는 시설을 설계한 템플 그란딘(Temple Grandin)이라는 여성이 있다. 현재 동물학자로 미국의 대학에서 강의를 하면서 자폐증에 관한 계발을 위한 강연 활동도 활발히 하고 있다. 그란딘 씨의 활동은 책과 영화로도 소개됐는데 자폐증의 이해에 큰 도움이 되고 있다.

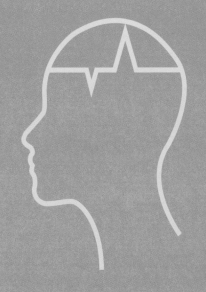

9장

고차뇌기능 (2)
의식

의식이란 무엇인가?

POINT

- 의식이란 자신과 주변을 올바르게 인식하고 있는 상태를 말한다.
- 어느 정도 각성하는가를 나타내는 의식 레벨과 어떻게 인식하고 있는가를 나타내는 인식기능으로 평가할 수 있다.

자신과 주변의 상황을 알고 있는 상태

의식이란 자신과 주변의 일을 올바르게 인식하고 있는 상태를 말한다. 의식은 얼마나 확실히 정신을 차리고 있는가, 반응할 수 있는가를 나타내는 **의식 레벨**(각성도)과 주변을 어떻게 인식하고 있는가를 나타내는 **인식기능**의 두 가지 요소로 나눠서 생각할 수 있다.

확실히 각성하고 있고(의식 레벨이 정상) 자신이 어디에 있고 무엇을 하고 있는지, 주변에 무엇이 있고 거기에 있는 사람이 무엇을 하고 있는지를 이해하고 있으며(인식기능이 정상) 그 상황에 확실히 반응할 수 있는 상태를 **의식청명**이라고 한다. 한편 말을 거는 등의 자극에 대한 반응이 저하(의식 레벨이 저하)된 상태를 **의식혼탁**이라 한다. 또, 눈은 뜨고 있지만 환각이 있거나 흥분이나 기묘한 언동 등이 있는 상태(인식기능의 이상)를 **의식변용**이라 한다.

의식을 유지하는 뇌줄기망양체

의식은 **뇌줄기그물형성체**(뇌간망양체)에 있는 **상행성그물활성화계통**이라 불리는 시스템이 컨트롤하고 있다. 사이뇌(간뇌)의 중심부에는 뉴런과 신경섬유가 덩어리를 만들지 않고 가닥가닥 떨어진 부분이 있는데 이것이 **뇌줄기그물형성체**이다. 전신에서 들어온 다양한 감각 정보와 대뇌·소뇌 등에서 전달된 명령이 이곳으로 들어올 뿐 아니라 이곳에서 척수와 뇌의 넓은 범위로 정보를 보내는 **신경섬유가 뻗어** 있다. 이처럼 상행성그물활성화계통은 말초에서 온 감각 정보를 받아 흥분하고 대뇌겉질(대뇌피질) 전체를 각성상태로 유지한다.

 시험에 나오는 어구

의식
각성해 있고 자신과 주변을 올바르게 인식하고 있는 상태다. 의식 레벨과 인지기능 두 가지 요소가 포함된다.

상행성그물활성화계통
뇌줄기(뇌간)가 대뇌겉질을 향해 상행성으로 명령을 내려 의식을 활성화시키는 시스템이다.

 키워드

뇌줄기그물형성체
뉴런과 신경섬유가 덩어리나 다발로 되어 있지 않고 가닥가닥 산재하고 있는 부위이다. 뉴런과 신경섬유가 그물코처럼 모양지어 있는 것에서 이런 이름이 붙었다.

 메모

의식변용
자신과 주변의 인식에 문제가 있는 상태로, 있을 리가 없는 것이 보인다거나 흥분해서 막 돌아다닌다거나 하는 상태이다. 섬망, 몽롱한 상태, 착란 등이 있다.

의식 레벨과 인식기능의 이상

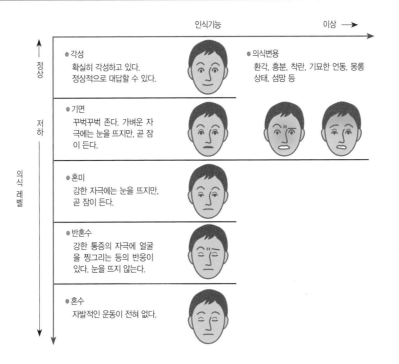

인식기능　　　　　　　　　　　이상 ━━▶

● 각성
확실히 각성하고 있다.
정상적으로 대답할 수 있다.

● 의식변용
환각, 흥분, 착란, 기묘한 언동, 몽롱
상태, 섬망 등

● 기면
꾸벅꾸벅 존다. 가벼운 자
극에는 눈을 뜨지만, 곧 잠
이 든다.

● 혼미
강한 자극에는 눈을 뜨지만,
곧 잠이 든다.

● 반혼수
강한 통증의 자극에 얼굴
을 찡그리는 등의 반응이
있다. 눈을 뜨지 않는다.

● 혼수
자발적인 운동이 전혀 없다.

정상

저하

의식
레벨

뇌줄기그물형성체와 상행성그물활성화계통

뇌줄기그물형성체는 말초에서 온 감각 정보를 받아서 흥분해 대뇌겉질 전체를 각성상태로 유지한다.

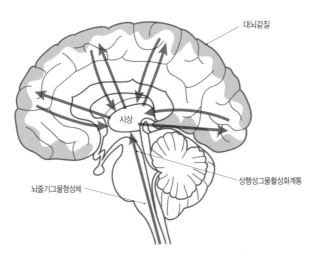

대뇌겉질

시상

상행성그물활성화계통

뇌줄기그물형성체

의식 레벨을 측정하는 지표

- 의식저하의 중증도는 기면, 혼미, 혼수 등으로 표현된다.
- 의식장애의 정도를 평가하는 지표는 일본 국내에서는 JCS, 세계적으로는 GCS 등이 쓰이고 있다.

의식저하의 중증도를 나타내는 표현

의식을 구성하는 요소 중 의식 레벨의 중증도는 정상적인 상태에서 현저하게 저하된 상태까지 5단계로 표현할 수 있다.

■ 의식 레벨의 저하(의식혼탁) 표현

의식 레벨은 다음과 같이 나눌 수 있다.

① **각성**: 확실히 각성하고 있다.

② **기면**: 꾸벅꾸벅 졸고 있다. 말을 걸거나 어깨를 쓰다듬는 등의 가벼운 자극에 눈을 뜨지만, 곧 잠이 든다.

③ **혼미**: 강한 자극에 눈을 뜨지만, 곧 잠이 든다.

④ **반혼수**: 강한 통증의 자극에 대해 얼굴을 찡그리거나 손발을 움직이는 등의 반응이 있다. 눈은 뜰 수 없다.

⑤ **혼수**: 자발적인 운동이 전혀 없다.

의식 상태를 수치화한 지표

의식장애를 일으킬 수 있는 중대한 외상과 질병의 경우 의식 상태를 객관적이고도 정확하게 시간의 순서에 따라 평가할 필요가 있다. 그래서 누구든지 신속하게 의식 상태를 평가해서 수치화할 수 있는 지표가 개발되었다. 일본 국내에서는 JCS(Japan Coma Scale)가, 세계적으로는 GCS(Glasgow Coma Scale)가 많이 쓰이고 있다.

JCS는 의식 레벨과 의식 내용을 합쳐서 평가한다. 정상은 0이고 점수가 높을수록 의식 상태가 나쁨을 나타낸다. GCS는 의식 레벨을 재는 **개안기능**과 의식 내용을 재는 **언어기능·운동기능**을 관찰해 점수의 총합으로 평가한다. 점수가 낮을수록 의식상태가 나쁨을 나타낸다.

 시험에 나오는 어구

기면, 혼미, 반혼수, 혼수
의식 레벨이 저하한 상태의 중증도 표현이다. 기면과 혼미는 자극을 주면 눈을 뜨는 상태이다. 반혼수와 혼수는 자극을 줘도 눈은 뜨지 않는다.

JCS
Japan Coma Scale의 줄임말이다. 일본 국내에서 많이 쓰이는 의식장애 평가 지표이다.

GCS
Glasgow Coma Scale의 줄임말이다. 세계적으로 많이 쓰이고 있는 의식장애 평가 지표이다.

 키워드

Coma
혼수를 말한다.

 메모

JCS+GCS=ECS
JCS는 간편하지만 평가자에 따라 차이가 나기 쉬운 경향이 있다. 반면 GCS는 평가자에 따라 차이가 나진 않지만 복잡하고 시간이 걸린다. 그래서 JCS에 GCS의 요소를 포함한 ECS(Emergency Coma Scale)가 개발되었다.

JCS(Japan Coma Scale)

의식 상태를 수치화한 지표로 일본 국내에서 널리 쓰이고 있다.

I. 각성하고 있는 상태(한 자리 숫자로 점수 표현)

0. 의식청명
1. 멍하니 있어서 의식청명이라고 말할 수 없다.
2. 지남력장애가 있다(시간, 사람, 장소를 알지 못한다).
3. 자신의 이름, 생년월일을 말할 수 없다.

II. 자극하면 각성하는 상태(두 자리 숫자로 점수 표현)

10. 평소처럼 부르면 눈을 뜬다.
20. 큰 소리 또는 몸을 흔들면 눈을 뜬다.
30. 통증 있는 자극과 호명을 반복하면 간신히 눈을 뜬다.

III. 자극해도 각성하지 않는 상태(세 자리 숫자로 점수 표현)

100. 통증 자극에 대해 뿌리치는 듯한 동작을 한다.
200. 통증 자극에 대해 살짝 손발을 움직인다거나 얼굴을 찡그린다.
300. 통증 자극에 전혀 반응하지 않는다.

위의 표에 R (불안동요), I (분변실금(대변이 무의식적으로 나와 옷이나 침구에 묻는 현상-역주)), A(자발성상실) 등의 정보를 추가해 'JCS30-R' 등으로 나타낸다. 예를 들어 30R 또는 30불온, 20I 또는 20실금으로 표기한다.

출처_오타 토미오(太田富雄), 와가시로(和賀志郎), 한다 하지메(半田肇), 외 급성기의식장애의 새로운 grading과 그 표현법(이른바 3-3-9도 방식), 제3회 뇌졸중의 외과연구회강연집 1975, p61~69, 일부 변경)

GCS(Glasgow Coma Scale)

의식 상태를 수치화한 지표로 구미 등 세계에서 많이 쓰이고 있다.

1. 개안기능(Eye opening, E)	E
자발적으로 눈을 뜬다.	4
호명하면 눈을 뜬다.	3
통증자극으로 눈을 뜬다.	2
전혀 눈을 뜨지 않는다.	1
2. 최상언어반응(Best Verbal response, V)	**V**
지남력이 있다.	5
대화가 혼란스럽다.	4
부적절한 단어구사	3
이해불명의 소리(통증에 신음하는 소리)	2
말소리를 들을 수 없다.	1
3. 최상운동반응(Best Motor response, M)	**M**
명령에 따라 운동한다.	6
통증 자극에 대해 뿌리치는 듯한 동작을 한다.	5
통증 자극에 대해 도피반응을 한다.	4
비정상적 움추림반응(굴곡반응)이 있다.	3
근늘임반응(신전반응)이 있다(제뇌자세).	2
움직임이 없다.	1

정상에서는 E, V, M의 합계가 15점, 심혼수에서는 3점이 된다.
Teasdale G, Jennett B, Assessment of coma and impaired consciousness. A practical scale. Lancet 1974 ; 2 : P.81~84, 일부 변경)

뇌파의 종류와 의식상태

POINT

● 뇌파는 대뇌겉질에 있는 뉴런의 전기적 활동을 기록한 것이다.
● 주파수에 따라 α파, β파 등으로 나뉜다.
● 어떤 것을 생각하거나 집중하고 있을 때는 β파가 나타난다.

뇌파를 보면 뇌의 활동 레벨을 알 수 있다

두피에 전극을 붙이고 대뇌겉질(대뇌피질)에 있는 뉴런의 전기적 활동을 기록한 것이 뇌파이다. 따라서 뇌파를 보면 대뇌겉질의 **활동 레벨**을 알 수 있다. 만약 뇌의 활동이 완전히 정지해 뇌사상태가 되었다면, 진동이 전혀 없는 평탄한 뇌파가 기록된다.

뇌파는 진동의 주파수에 따라 α파, β파, θ(세타)파, δ(델타)파 등으로 나뉜다.

■ 뇌파의 종류와 특징

주요 파형과 특징은 다음과 같다.

① α파(8~13Hz)

- 성인이 각성하고 있는 상태이며 눈을 감고 조용히 있을 때에 나타난다. 눈을 뜨면 억제된다.
- 특히 뒤통수부위(후두부)에 나타난다.

② β파(주파수 14~30Hz)

- 눈을 뜨고 어떤 것을 생각하거나 집중하는 등의 정신활동을 하고 있을 때 나타난다.
- 특히 이마부위(전두부)에서 중심부위에 나타난다.

③ θ파(4~7Hz)

- 얕은 잠을 잘 때, 렘 수면일 때 나타난다.

④ δ파(1~3Hz)

- 깊은 잠을 잘 때 나타난다.

소아의 뇌파는 일반적으로 주파수가 낮고 θ파와 δ파를 자주 볼 수 있다. 또 간질 같은 뇌질환에서는 그에 따라 특징적인 진동 형태가 나타난다.

뇌파의 측정방법

두피 등에 전극을 붙이고 뇌에 있는 뉴런의 전기적 활동을 기록한 것이 뇌파이다.

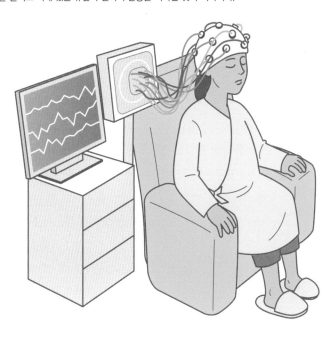

뇌파의 종류와 특징

뇌파는 주파수에 따라 α(알파)파, β(베타)파, θ(세타)파, δ(델타)파 등으로 나뉘고 각각은 아래의 표 같은 상태일 때 나타난다.

뇌파의 종류	파형	주파수	특징
α파		8~13Hz	성인이 각성하고 있는 상태로, 눈을 감고 조용히 있을 때 나타난다. 눈을 뜨면 억제된다.
β파		14~30Hz	눈을 뜨고 어떤 것을 생각하거나 무언가에 집중하는 등 정신활동을 하고 있을 때 나타난다.
θ(세타)파		4~7Hz	얕은 잠을 잘 때, 렘 수면일 때 나타난다.
δ(델타)파		1~3Hz	깊은 잠을 잘 때 나타난다.

머리를 열지 않고
뇌를 검사하는 방법

엑스레이로 머리 부위를 찍으면 머리뼈 때문에 폐 엑스레이처럼 나오지 않는다. 이전에는 뇌의 상태를 알려면 뇌파검사 정도 밖에 없었고 나머지는 머리뼈를 열어서 볼 수밖에 없었다. 하지만 1970년대에 CT(X선 컴퓨터 단층촬영)가 개발·실용화되면서 상황이 변했다. 머리를 열지 않고 짧은 시간에 뇌 속의 상태를 관찰할 수 있게 된 것이다. 현재의 CT는 검사 시간이 더 짧아졌고(즉 피폭선량이 적어짐) 고정밀도·고해상도의 화상을 얻을 수 있게 되었다. 또한 조형제를 써서 뇌동맥혹 같은 혈관 이상이나 뇌종양, 뇌경색 등의 질병을 조기에 발견할 수 있게 되었다. X선을 쐬긴 하지만 최근의 CT는 선량이 저감되었기 때문에 단기간에 몇 번이나 찍어야 할 일이 없는 한, 피폭에 의한 걱정은 없다.

CT와 유사한 화상을 얻을 수 있는 검사에 MRI(핵자기공명 단층촬영)가 있다. 이것은 자기와 전파로 체내 수소원자의 움직임을 조사해서 신체 각 부위의 상태를 영상화하는 검사이다. 머리 부위의 단면(수평단면)만이 아니라 세로 단면(야상단면) 같은 화상도 얻을 수 있는 게 특징이다. 또 CT에서는 찾기 어려웠던 뇌종양과 최근 발병한 뇌경색의 발견도 MRI가 탁월하다. 방사선을 쓰지 않기 때문에 피폭의 걱정은 없지만 강력한 자기를 사용하기 때문에 심장 페이스메이커(cardiac pacemaker:심장박동조율기-역주)나 뼈 치료용 볼트 등 체내에 금속이 있는 사람은 이 검사를 받을 수 없다.

뇌 검사에는 PET(양전자방출단층촬영)도 이용되고 있다. PET는 1970년대에 발표된 것인데 방사선을 내는 약제를 주사한 후 방사선의 양자를 스캔해서 약제가 어디에 얼마만큼 들어가 있는가를 화상으로 나타낸 검사이다. 뉴런이 활동할 때에 들어가는 포도당과 유사한 약제를 투여하면 뇌 각부의 활동 상황이 색깔별로 찍혀서, 활동이 극단적으로 저하 또는 항진하고 있는 장소를 찾아낼 수 있다고 한다.

고차뇌기능 (3)
감정 · 정동

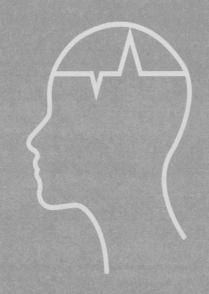

정동이란 무엇인가?

POINT

- 정동은 원시적인 일시성 감정으로, 신체적 변화를 동반한다.
- 가장 먼저 대상의 위험 여부를 즉시 판정하고 그 판정에 따라 신체적 변화와 감정을 체험한다.

원시적인 감정＋신체적 반응

우리는 자기 자신과 사회에서 일어난 일에 대해 언제나 다양한 감정을 갖고 있다. 사람의 감정은 지극히 복잡하기 때문에 그리 간단하게 분류할 수 있는 게 아니다. 그러나 크게 보면 **공포와 놀람, 쾌감, 불쾌감, 기쁨,** 슬픔 같은 원시적이고 비교적 일시성의 감정과 **사랑, 존경, 근심, 미움** 등 복잡하고 인간다운 감정으로 나눌 수 있다. 일반적으로 정동이라 하면 전자를 가리킨다.

정동은 우연히 만난 대상이나 사건이 위험한지, 자신에게 불이익이 되는지를 직감적으로 판정하는 프로세스를 가장 먼저 작동한다. 예를 들면 갑자기 눈앞에 사자가 나타난다면 적어도 대부분의 사람은 그 즉시 '위험'이라고 판정할 것이다.

그런 다음 판정의 결과를 받아서 표정이 변하거나 어떤 동작을 한다. 심박수의 증가나 **두근거림, 얼굴의 홍조 · 창백,** 손떨림 같은 신체적 변화도 경험한다. 이러한 변화는 주로 **자율신경계**와 **내분비계**의 활동에 의한 것이며 **정동표출**이라고 한다. 예를 들어 사자를 우연히 만났다면 얼굴은 두려움에 굳을 것이고 심장은 두근두근할 것이며 온몸은 부들부들 떨지 않겠는가?

그리고 동시에 쾌감, 불쾌감, 기쁨 등 앞에서 말했던 감정이 용솟음친다. 사자를 만났을 때 체험한 감정은 '공포'와 다름없을 것이다.

이처럼 정동은 감정만이 아니라 신체적인 반응이 한 세트가 된 것이며 동물이 위험을 회피하기 위해 마련된 기능이라고 추측된다. 주로 **대뇌변연계**의 **편도체**가 정동을 담당하고 있다.

정동
일시성의 감정으로 신체적 반응을 동반한다. 쾌감, 불쾌감, 공포, 기쁨 등 비교적 원시적인 감정이다.

정동표출
어느 감정과 함께 나타나는 신체적 반응이다. 표정의 변화, 심박수의 증가, 대상을 피하는 동작 등을 들 수 있다.

감정
사람이 체험하는 다양한 기분을 말한다. 정동으로 분류될 수 있는 감정 외에도 사랑, 그리움, 후회, 애도 같은 복잡한 감정이 있다.

정동과 감정의 정의
감정은 간단히 분류할 수 있는 게 아니기 때문에 학문 분야에 따라 정동의 정의에 다소 차이가 있다. 예를 들어 기쁨과 분노도 정동으로 보는 경우와 감정으로 보는 경우가 있다.

194

정동의 종류

정동은 비교적 원시적인 감정이며 신체적 변화를 동반한다.

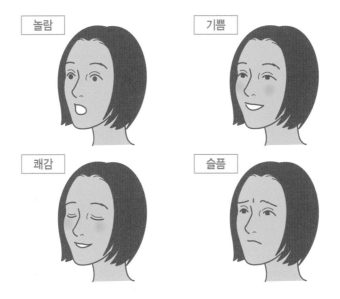

놀람

기쁨

쾌감

슬픔

정동의 방식

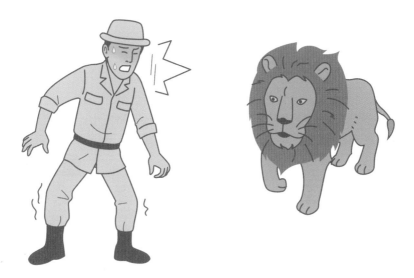

무서운 것을 갑자기 만나면 공포감과 함께 얼굴이 굳고 심장이 두근거린다. 정동은 동물이
스스로 위험을 회피하기 위해 갖게 된 것이라 추측된다.

정동은 편도체에서 생긴다

- 편도체는 대뇌변연계의 일부다.
- 대뇌 등에서 들어온 정보에 기반을 두어 편도체가 판정한다.
- 편도체가 시상하부 등에 명령을 내려 신체적 반응을 일으킨다.

정동의 중추인 편도체는 원시적인 뇌

정동의 중추는 **대뇌변연계**(P.58 참조)의 일부인 **편도체**이다. 대뇌변연계란 좌우 대뇌반구의 안쪽에 있고 사이뇌(간뇌)와 대뇌기저핵의 바깥쪽을 감싸듯이 위치하는 **후각망울(후구), 띠이랑(대상회), 해마, 해마곁이랑(해마방회), 유두체** 등을 포함한 부위이다. 대뇌변연계는 원시적인 뇌로, **정동** 외에도 **식욕과 성욕 등의 본능적 행동, 후각과 기억** 등을 담당하고 있다.

편도체를 없앤 원숭이는 정동에 이상이 생겨서 정상일 때라면 무서워해야 할 뱀을 무서워하지 않고 입으로 가져가기까지 한다. 또 먹을 수 있는 것과 아닌 것을 구별할 수 없게 되고 동성이나 종이 다른 동물과 교미하려고도 한다.

편도체가 자율신경 등을 자극한다

대뇌 연합영역에서의 모든 감각 정보는 편도체로 들어간다. 편도체는 그 정보들을 바탕으로 대상이 위험한지 아닌지, 내 기분이 좋은지 불쾌감한지 등을 즉시 판정한다. 동물실험을 통해, 좋아하는 과일에 반응하는 세포와 싫어하는 뱀에 강하게 반응하는 세포가 편도체 중심에서 발견되었다. 또 편도체는 **후각망울**과 직접 연결되어 있기 때문에 **후각**이 정동과 깊이 관계되어 있음을 알 수 있다.

쾌감·불쾌감 등을 판정한 편도체는 **시상하부와 시상, 뇌줄기그물(뇌간망양체)** 등에 다양한 명령을 내리는데 **자율신경**을 자극해 **심박수와 혈압**을 변화시키기도 하고 **내분비계**를 자극해서 다양한 **호르몬**을 분비시킨다. 또 편도체와 대뇌의 **이마연합영역(전두연합영역)** 그리고 해마는 서로 연락하며 정동의 제어와 내용의 기억 등을 컨트롤하고 있다.

편도체
대뇌변연계의 일부로 정동의 중추이다. 좌우의 해마 바로 옆에 있다. 편도란 아몬드를 말하는데 형태가 닮아서 이런 이름이 붙었다.

대뇌변연계
후각망울, 띠이랑, 해마, 해마곁이랑, 유두체 등을 포함한 부위를 말하며 좌우 대뇌반구의 안쪽에 있다. 옛겉질과 피질(피질)에서 만들어진 원시적인 뇌이다. 정동, 식욕 같은 본능적인 행동, 기억 등을 담당한다.

후각과 정동
썩은 냄새를 맡으면 즉시 얼굴을 찡그리고 코를 움켜잡는다. 좋아하는 향기를 맡으면 표정이 풀어지고 기분 좋게 느낀다. 후각은 정동과 깊이 관계되어 있다.

편도체가 망가진 원숭이
관자엽(측두엽)과 편도체 부위가 망가진 원숭이가 위험한 물건을 두려워하지 않고 먹을 수 있는 것인가도 구별하지 못하는 등의 행동을 보이는 상태를 연구자의 이름에서 클뤼버 부시 증후군(Kluver−Bucy syndrome)이라고 한다.

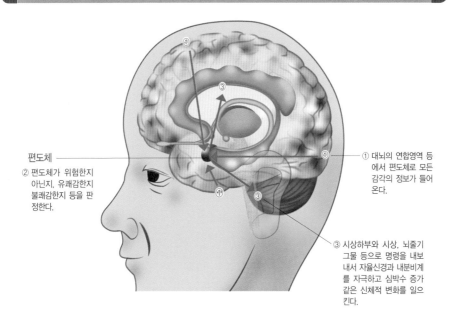

편도체 —
② 편도체가 위험한지 아닌지, 유쾌감한지 불쾌감한지 등을 판정한다.

① 대뇌의 연합영역 등에서 편도체로 모든 감각의 정보가 들어온다.

③ 시상하부와 시상, 뇌줄기 그물 등으로 명령을 내보내서 자율신경과 내분비계를 자극하고 심박수 증가 같은 신체적 변화를 일으킨다.

10장 고차뇌기능 (3) 감정·정동

정동의 방식

편도체가 망가지면 위험한지 먹을 수 있는 것인지 같은 구별을 할 수 없게 된다.

정상 원숭이

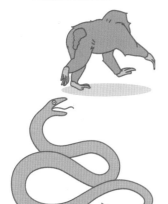

편도체가 망가진 원숭이

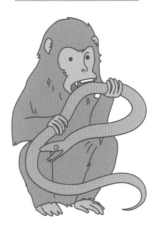

197

보상 회로, 동기의 메커니즘

POINT

- 행동으로 욕구가 만족되면 쾌감을 느끼는 것은 보상 회로의 작용 때문이다.
- 배쪽피개영역에서 기댐핵으로 들어가는 보상 회로는 A10신경이라고도 한다.
- 보상 회로가 방출하는 도파민이 쾌감과 행복감을 일으킨다.

욕구가 만족되면 활동하는 보상 회로

목이 마를 때 차가운 물을 마시면 온 몸이 시원해지면서 기분이 좋아진다. 필사적으로 수능 공부를 한 결과 희망했던 학교에 합격하면 더할 나위 없는 기쁨을 느낀다. 이처럼 우리는 어떤 욕구가 만족되었을 때 쾌감을 느낀다. 뇌에 그런 일을 담당하는 **보상 회로**라 불리는 회로가 있기 때문이다.

보상 회로는 **중간뇌(중뇌)**의 **배쪽피개영역**(도파민을 생산하고 분배하는 대표적인 영역-역주)에서 시작해서 **앞뇌(전뇌)**의 **기댐핵**과 **편도체** 등이 포함되는 **대뇌변연계, 대뇌기저핵, 시상하부** 나아가 **이마연합영역**(전두연합영역)에 이르는 회로이며 **A10신경**이라고도 불린다. 신경전달물질에서 쾌감과 행복감이 생기는 **도파민**을 사용하는 **도파민작동성 뉴런**이 이 회로를 만들고 있다.

쾌감의 보상은 행동을 강화한다

어떤 행동을 한 결과, 욕구가 충족되면 **중간뇌**의 **배쪽피개영역**이 활성화한다. 배쪽피개영역은 **기댐핵**을 자극해 도파민을 방출시켜 쾌감과 행복감이 생기게 한다. 도파민의 작용으로 느껴진 큰 쾌감은 우리에게 보상이 되고 앞선 행동을 **강화**해 '또 해야지'라거나 '좀 더 하자' 같은 의욕이 생기게 한다.

따라서 보상 회로는 **기억과 학습**과도 관계가 있다. 작년에 열심히 준비했던 이벤트가 대성공했던 경험은 올해도 성공시켜보겠다는 의욕을 일으킨다. 나아가 성공을 이미지화하는 것만으로도 보상 회로가 자극되어 비록 지금은 준비 중일지라도 쾌감과 행복감을 느끼게 한다.

시험에 나오는 어구

보상 회로
도파민작용성 뉴런군으로 구성된 회로의 하나이다. 배쪽피개영역, 기댐핵, 대뇌변연계, 대뇌기저핵, 시상하부, 이마연합영역 등을 포함한다.

도파민
중추신경계의 신경전달물질로, 카테콜아민의 하나이다. 쾌감과 행복감이 생기게 하는 것 외에도 운동기능의 조절과 호르몬의 조절 등에도 관여하고 있다.

키워드

강화
심리학 용어이다. 어떤 행동에 의해 보상이 얻어지면 그 뒤에 동일 행동이 증가한다 (정적 강화:positive reinforcement).

메모

A10신경
중추신경계의 뉴런은 노르아드레날린신경계의 A1~7, 도파민신경계의 A8~15, 세로토닌신경계의 B계 등으로 분류되어 있다. A10신경은 도파민신경계의 10번째이다.

보상 회로 (A10신경)

보상 회로는 쾌감이 생기게 하는 도파민을 신경전달물질로 사용하는 도파민작동성 뉴런의 집합체이다. 중간뇌의 배쪽피개영역에서 나와 대뇌변연계와 시상하부, 이마연합영역 등으로 뻗어 있다.

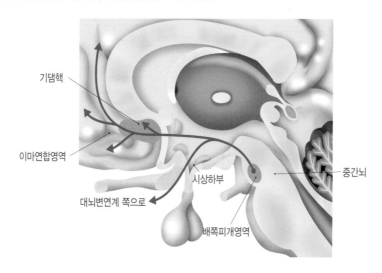

기댐핵

이마연합영역

대뇌변연계 쪽으로

시상하부

배쪽피개영역

중간뇌

쾌감이 행동을 강화하는 방식

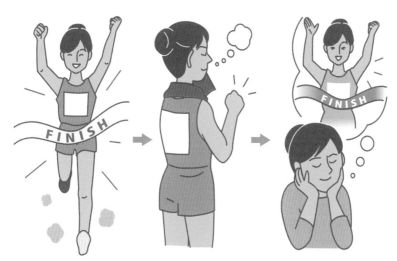

연습을 열심히 한 결과 완주를 했을 때 중간뇌의 배쪽피개영역이 활성화해 방출한 도파민에 의해 쾌감과 행복감을 얻는다.

'다음에도 열심히 해야지'라는 의욕이 생긴다.

성공을 생각하는 것으로도 보상 회로가 자극되어 쾌감과 행복감을 느낄 수 있게 된다.

의존증의 메커니즘

POINT

● 보상 회로의 작용으로 얻은 쾌감이 의존증의 계기가 된다.
● 게임에서 이길 것이라는 기대감만으로도 보상 회로가 활성화한다.
● 보상 회로를 자극해 활성화시키는 약물이 의존증을 초래한다.

보상 회로가 활성화되어 멈출 수 없다

의존증에는 게임 의존증, 알코올 의존증, 약물 의존증 등이 있다. 이러한 의존증에는 **보상 회로**(P.198 참조)가 깊이 관계하고 있다.

도박장에서 돈을 크게 따면 보상 회로가 활성화되어 쾌감을 느낀다. 이 체험이 강렬했다거나 이후에 또다시 조금이라도 돈을 땄던 체험이 반복되면 또 돈을 딸 거라는 소위 기대감을 갖게 되며, 그것을 연상시키는 음악이나 소리를 듣기만 해도, 가게에 내걸린 광고를 보기만 해도 보상 회로가 활성화된다. 그래서 그 쾌감을 잊지 못해 행동을 멈추지 못하게 되는 것이다.

게임에서 크게 돈을 딴 사람 전부가 의존증에 걸리지는 않는다. 의존증으로의 진행 여부는 위험을 좋아하는 모험적 성격과 생활환경, 경제상황 등 다양한 요인이 관련되어 있다.

약물이 보상 회로를 활성화하고 만다

약물에 의한 의존증은 보상 회로와 보상 회로가 일으키는 쾌감과 행복감에 깊이 연관된다고 한다.

보통 보상 회로는 **억제성 뉴런**에 의해 억제되어 있지만 어떤 약물은 억제성 뉴런의 활동을 방해해서 보상 회로를 개방해 버린다. 또 어떤 약물은 **시냅스**에서의 **도파민 회수**를 저해해 도파민이 작용하는 시간을 연장시킨다. 또 어떤 약물은 직접 기댐핵 등에 작용해서 보상 회로를 활성화시킨다.

그런데 의존증을 일으키는 모든 물질의 작용이 명확히 밝혀져 있지 않다.

시험에 나오는 어구

의존증
쾌감정동의 체험이 반복된 것으로, 그것을 하지 않으면 견딜 수 없게 된 상태이다. 또는 그것이 없으면 참기 어려운 불쾌감증이 생기는 상태이다.

키워드

약물 의존증
알코올, 진통제, 마약 등의 물질에 대한 의존증이다. 의존증을 일으키는 약물에는 담배(니코틴), 대마, 헤로인, 코카인, 각성제(암페타민), MDMA, 위험 약물 등이 있다.

메모

의약용 모르핀
질병 때문에 만성적이고 심한 통증이 있는 경우는 의약용 모르핀이 사용된다. 이런 경우 투여량이 언제나 컨트롤 되어 있고, 또 통증 때문에 체내에서 분비되는 물질이 보상 회로를 억제하기 때문에 의존증이 될 우려는 없다.

게임 의존증의 메커니즘

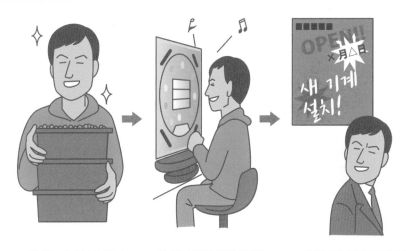

도박에서 크게 따면 보상 회로가 활성화되고 쾌감을 느낀다.

몇 번인가 이겼던 체험을 하면 '또 이길 것이다', '반드시 이긴다'는 기대감을 갖는다.

매장의 소리나 광고만으로도 보상 회로가 자극되어 행동을 그만둘 수 없게 된다.

어떤 약물은 보상 회로를 활성화한다

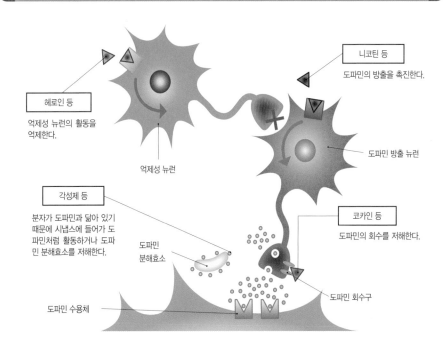

니코틴 등
도파민의 방출을 촉진한다.

헤로인 등
억제성 뉴런의 활동을 억제한다.

도파민 방출 뉴런

억제성 뉴런

각성제 등
분자가 도파민과 닮아 있기 때문에 시냅스에 들어가 도파민처럼 활동하거나 도파민 분해효소를 저해한다.

도파민 분해효소

코카인 등
도파민의 회수를 저해한다.

도파민 회수구

도파민 수용체

웃는 것·우는 것의 생리

- 웃음에는 혈당치 상승 억제, 혈압강하 등의 효과가 있다.
- 감정이 차올라서 우는 것은 다른 사람에 대한 공감과 관계가 있다.
- 울면 부교감신경 우위로 스위치를 바꿀 수 있다.

웃는 것의 생리와 효과

웃음은 사람에게만 있는 감정표현이라 하며 우아한 미소, 즐거울 때의 웃음, 배가 아플 정도의 폭소 등 다양한 웃음이 있다. 유쾌한 감정을 동반한 웃음은 **편도체**와 **보상 회로**, **이마연합영역(전두연합영역)** 등의 활동이 서로 관계하고 있다. 또 웃음에는 문화와 환경, 그 사람의 경험과 지식, 스트레스 정도 등이 연관되기 때문에 개인차가 있다. 누구에게나 잘 웃는 사람과 그렇지 않은 사람 사이에는 유전자 레벨에서 차이가 있다는 연구도 있다.

웃음에는 운동효과와 호흡근의 자극 외에도 스트레스 경감, 혈당치 상승 억제, 혈압 강하, 면역기능의 향상 등의 효과가 있다고 한다. 또 웃고 싶지 않을 경우 억지로 웃는 표정만 지어도 뇌는 속아서 결국 즐거운 기분이 된다고 한다.

울면 부교감신경이 우위에 선다

눈물은 눈을 촉촉하게 하려고 또는 눈에 먼지가 들어가는 등의 자극에 의해 분비된다. 그리고 이러한 눈물과는 별도로 슬픔, 기쁨 같은 감정이 강렬해졌을 때 흐르는 눈물이 있다. 이처럼 눈물은 다른 사람에 대한 **공감**이 동반되고 **이마연합영역(전두연합영역)**과 **뇌줄기(뇌간)**, **자율신경**의 중추인 **시상하부** 등이 관계하고 있다.

스트레스 등으로 **교감신경**이 우위에 놓여 있을 때는 영화를 보며 소리 내어 울면 기분이 상쾌감해진다. 이것은 울면 **부교감신경**이 강하게 자극되기 때문이며 그 효과는 웃는 것보다 훨씬 강력하다.

눈물
눈물샘에서 분비된다. 평소 언제나 소량씩 분비되어 눈 표면을 촉촉하게 해 주고 있다. 눈에 자극을 받았을 때 분비가 증가하거나 감정이 동반되었을 때 눈물이 흐른다.

부교감신경
자율신경계 중에서 릴랙스 상태일 때 우위로 활동하는 신경이다. 혈압과 심박수를 낮추고 소화기능과 배설 기능을 촉진한다.

공감
다른 사람의 생각과 감정을 공유하는 것 또는 그런 감정을 말한다. 공감은 대뇌의 이마연합영역이 담당한다.

뇌는 속일 수 있다
즐겁지 않은데도 미소를 지으면 즐거워진다. 영화 관람처럼 자신의 스트레스와 직접 관계없는 것 때문에 울어도 스트레스가 줄어든다. 뇌는 속일 수 있다는 사례이다.

웃는 효과

웃음에는 다음과 같은 효과가 있다고 한다.

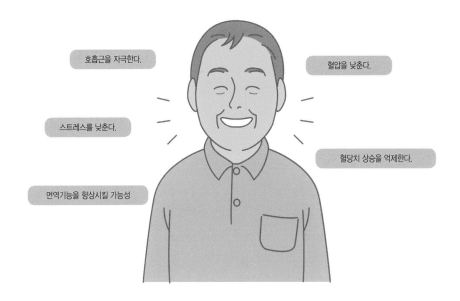

호흡근을 자극한다.

혈압을 낮춘다.

스트레스를 낮춘다.

혈당치 상승을 억제한다.

면역기능을 향상시킬 가능성

우는 효과

소리 내어 크게 울면 자율신경계가 교감신경에서 부교감신경으로 전환된다.

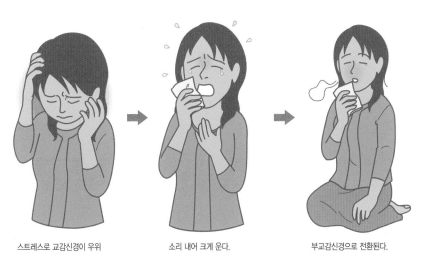

| 스트레스로 교감신경이 우위 | 소리 내어 크게 운다. | 부교감신경으로 전환된다. |

스트레스와 뇌 stress and brain

- 스트레스 반응은 시상하부의 뇌실곁핵이 컨트롤하고 있다.
- 뇌실곁핵은 뇌하수체를 경유해 부신에서 코티솔을 분비시킨다.
- 뇌실곁핵은 교감신경을 자극해서 심박수와 혈압을 상승시킨다.

스트레스 반응은 시상하부의 뇌실곁핵이 일으킨다

스트레스란 자신에게 위협이 되는 사건과 우연히 맞닥뜨려 그것 때문에 심신이 '일그러진' 상태를 말한다. 스트레스의 원인을 스트레스인자라 하고 인간에게는 재해나 사고, 가혹한 업무, 인간관계의 문제, 새로운 환경, 어렵고 힘든 역할 등 다양한 스트레스인자가 있다. 신체가 감지한 스트레스인자 정보가 시상하부의 뇌실곁핵(실방핵)에 전달되면 스트레스인자에 반응하기 위해 뇌실곁핵이 내분비계와 자율신경계에 명령을 내린다. 그 결과 혈압상승 등의 신체적 반응이 일어난다. 이 신체적 반응을 스트레스 반응이라고 한다.

스트레스 반응이 일어나는 방식

불안이나 걱정 등을 일으키는 심리적 스트레스 정보는 편도체(P.196 참조)와 대뇌겉질(대뇌피질)이 인식하고 그 정보가 시상하부의 뇌실곁핵에 전송된다. 한편 신체적인 과로나 견디기 힘든 폭서, 외상 같은 신체적 스트레스는 전신의 감각기에서 직접 뇌실곁핵으로 보낸다.

그러면 뇌실곁핵은 뇌하수체를 경유해서 부신피질에서 코티솔(당질코티코이드)을 분비시킨다. 코티솔은 당질과 단백질 등의 대사를 조절해 혈당치를 올리고 상처 등에 생긴 염증을 억제한다. 또 뇌실곁핵은 자율신경의 교감신경을 자극해 심박수와 혈압을 올리고 기관지를 확장한다.

그러나 스트레스가 만성화되면 스트레스 반응이 지속되어 결국은 심신이 피폐해진다.

시험에 나오는 어구

뇌실곁핵
시상하부의 신경핵 중 하나이다. 심리적 또는 신체적 스트레스가 전달되면 내분비계와 자율신경계의 교감신경에 명령을 보내 스트레스에 대비한다.

코티솔
부신피질호르몬의 하나로, 당질코티코이드라고도 한다. 스트레스호르몬이라고도 불리며 스트레스가 있을 때 뇌하수체를 경유해 분비가 촉진된다. 혈당치의 조절, 항염증작용 등을 담당한다.

키워드

뇌하수체와 부신피질호르몬
시상하부에서 나온 부신피질자극호르몬을 방출시키는 호르몬은 뇌하수체에 작용해서 부신피질자극호르몬을 분비시킨다. 이 과정을 거쳐 부신에서 부신피질호르몬인 코티솔이 분비된다.

메모

스트레스와 교감신경
스트레스 때문에 교감신경이 흥분되면 심박수와 혈압·혈당치 상승 등이 일어나는 한편, 소화기능과 배설 기능은 억제된다. 스트레스가 있을 때 식욕 부진과 변비 등이 일어나는 것은 이 때문이다.

시상하부의 구조와 뇌실곁핵의 위치

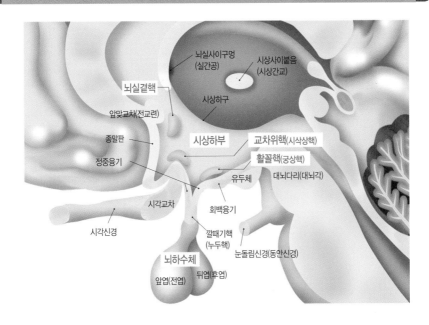

스트레스 반응이 일어나는 방식

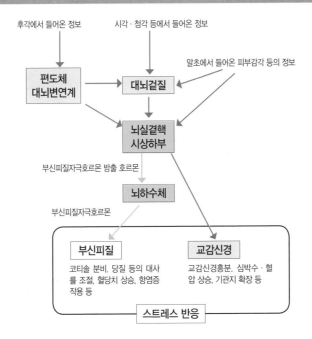

거울뉴런의 활동

POINT
- 타인의 행동을 보고도 자신의 행위인 것처럼 뇌가 반응한다.
- 타인의 행동을 흉내 내거나 타인의 감정에 공감할 때 관여한다.
- 사물을 학습하기 위해 필요한 기능이라고 추측된다.

거울뉴런이란 무엇인가?

본인이 어느 행동을 하고 있을 때와 타인이 그 행동을 하는 것을 봤을 때 동일한 활동을 하는 뉴런을 거울뉴런이라고 한다. 다른 사람의 행동을 자신의 행동처럼 반응하는 것이 거울을 보고 있는 것과 닮아서 이런 이름이 붙었다.

원래는 원숭이의 실험에서 우연히 발견된 것이라고 한다. 실험자가 음식을 먹고 있을 때 그 모습을 보고 있던 원숭이의 뇌에 먹이를 먹고 있을 때와 동일한 반응이 나타났다고 한다. 거울뉴런은 인간의 **운동앞영역(운동전야)**과 **아래마루소엽(하두정소엽)** 등에 있다고 한다.

타인의 모방과 공감에 관여할 가능성

갓 태어난 아기는 어머니가 혀를 내밀면 흉내 내서 같은 동작을 할 수 있다. 이처럼 다른 사람의 행동을 흉내 내는 능력은 사람이 학습하고 성장하기 위해 필요한 것이며 이러한 일에 거울뉴런이 관여하고 있다고 추측된다. 특히 언어 습득에 거울뉴런이 중요한 역할을 하는 것은 아닐까 하는 견해들이 있다.

타인의 표정을 보고 똑같은 기분이 들거나 그 사람의 감정을 미루어 공감할 때 거울뉴런이 활동하고 있을 가능성이 크다. 또 타인의 행동을 보고 그 의도를 짐작한다거나 이후의 행동을 예측할 때도 거울뉴런이 활동하고 있다고 한다.

세계의 연구자들이 거울뉴런에 관한 연구를 실시하고 있으며 앞으로의 연구 성과가 기대된다.

시험에 나오는 어구

거울뉴런
자신이 행동할 때와 타인의 행동을 봤을 때 똑같은 활동을 하는 뉴런이다. 운동앞영역과 아래마루소엽에 있다고 한다.

키워드

운동앞영역
중심앞이랑(중심전회)에 있는 1차 운동영역의 앞쪽 부분이다.

아래마루소엽
마루엽(두정엽)의 바깥 아래쪽 부분이며, 관자엽(측두엽)의 바로 위 부분이다.

메모

거울뉴런의 연구
거울뉴런은 1996년, 이탈리아의 대학에서 원숭이 연구 중에 우연히 발견되었다. 따라서 이제 막 첫발을 뗀 연구라 할 수 있다.

거울뉴런 발견의 계기

먹고 있을 때와 먹고 있는 것을 보고 있을 때 같은 부위가 활동하고 있었다. 거울처럼 활동하는 것에서 거울뉴런이란 이름이 붙었다.

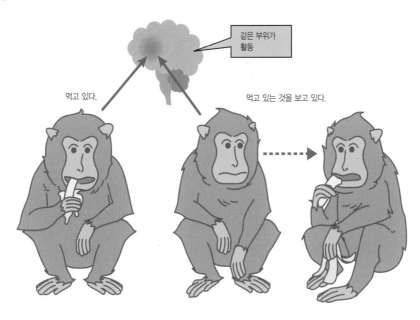

같은 부위가 활동

먹고 있다.

먹고 있는 것을 보고 있다.

거울뉴런의 활동

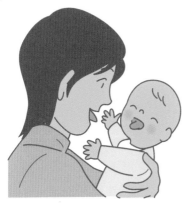

아기가 사람의 행동을 흉내 낼 수 있는 것은 거울뉴런의 활동 때문?

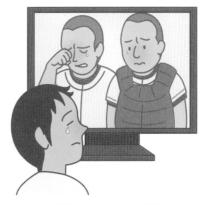

타인과의 공감에 거울뉴런이 관여하기 때문?

우울증은 누구에게나 일어날 수 있는 현대병

최근 우울증을 앓는 사람이 늘어나고 있다. 스트레스가 많은 현대 사회가 원인이라 여겨진다. 사람들은 흔히 우울증을 놓고 '마음의 감기'라고도 하는데 이 말은 누구든지 걸릴 가능성이 있는 감기 같은 질병이라는 것과 아무 조치 없이 놔두면 덧나서 악화된다는 특징에서 붙은 별명이다. 덕분에 우울증에 대한 이해가 확산되면서 이전과 달리 가벼운 마음으로 진찰을 받는 사람이 늘었다고 한다. 하지만 한편에서는 '우울증은 감기와 같으니 가만히 놔두면 나을 거야'라든가 '이게 우울증 증상이라고? 에이 뭐, 그렇게 큰일인가?'라는 오해도 생겼다.

우울증은 다양한 스트레스가 겹쳐진 결과 뇌의 기능이 저하되어 일어나는 기분 장애이다. 무기력하고 우울한 기분이 되며 사물에 흥미와 의욕이 있는지조차 알 수 없게 된다. 무엇을 해도 즐겁지 않고 집중력도 없으며 불면증, 기운 없음, 졸음, 초조함, 자책하는 마음에 사로잡힌다. 비관적인 생각만 떠오르며 자신은 가치 없는 인간이라고 느끼고 급기야 죽고 싶어진다는 증상이 나타난다. 나쁜 일이 일어나 기분이 가라앉는 것은 누구에게나 있는 일이고, 많은 경우 시간이 지나고 긍정적으로 기분이 전환되면 원래대로 건강한 마음이 된다. 하지만 우울증의 경우 우울한 기분이 하루 종일 또는 매일 지속된다.

우울증은 뇌의 모노아민(세로토닌, 도파민, 노르아드레날린)이라 불리는 신경 전달물질이 부족하기 때문에 일어난다는 '모노아민 설'이 있다. 착실하고 꼼꼼하면서 무엇이든 열심히 하고 완벽주의이며 부탁을 받으면 거절하지 못하는 성격 등 우울증이 되기 쉬운 기질과 성격 경향이 있다고도 한다. 또 우울증 환자는 가족에게도 우울증인 사람이 있는 것에서 유전적 요인이 지적되어 유전자 연구도 진행되고 있다. 하지만 현재, 우울증의 원인과 발병 메커니즘은 해명되지 않았다. 단지 몇 가지의 요인과 스트레스, 환경 등이 복잡하게 관련되어 발병한다고 여겨지고 있을 뿐이다.

고차뇌기능 (4)
기억

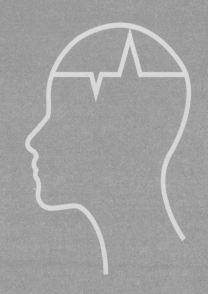

기억이란 무엇인가?

POINT

- 기억을 내용으로 분류하면 진술기억과 비진술기억으로 나뉜다.
- 진술기억에는 에피소드기억과 의미기억이 있다.
- 짧은 시간 안에 잊는 단기기억, 잊지 않는 것이 장기기억이다.

진술기억과 비진술기억

기억이란 사물을 잊지 않고 있다가 필요할 때 꺼내는(상기하는) 기능이다. 기억을 내용으로 분류하면 **진술기억**(진술적 기억)과 **비진술기억**(비진술적 기억)으로 나눌 수 있다.

진술기억이란 언어와 이미지 등으로 표현할 수 있는 기억을 말하는데, **에피소드기억**과 **의미기억**으로 나눌 수 있다. 에피소드기억은 일화기억이라고도 하며 자신에게 일어난 일이나 체험을 말한다. 어린 시절 여름 방학 추억은 에피소드기억이다. 의미기억이란 고유명사나 언어의 의미 같은 일반 지식을 말한다. 필사적으로 외운 영단어나 역사상 인물 등이 의미기억이다.

비진술기억이란 자전거를 타는 것이나 컴퓨터 키보드로 글자를 입력하는 등 신체가 기억하고 있는 행동이나 기능을 말하고 **절차기억**이라고도 한다.

단기기억과 장기기억

기억이 유지되는 시간으로 분류하면 **단기기억**과 **장기기억**으로 나눌 수 있다. 단기기억이란 비교적 짧은 시간 안에 잊어버리는 기억이다. 전화번호를 듣고는 메모로 적을 때까지는 기억하고 있다가도 적고 난 뒤에는 잊어버린다. 이에 비해 장시간 잊지 않고 기억하고 있는 기억을 장기기억이라고 한다. 몇 번이나 전화를 걸면 전화번호를 외우듯, 단기기억도 반복하면 장기기억이 된다. 또 앞서 설명한 **진술기억**과 **비진술기억**은 둘 다 장기기억이라 할 수 있다.

시험에 나오는 어구

진술기억
말하거나 문장으로 적거나 하는(진술하는) 것이 가능한 기억을 말한다. 에피소드기억과 의미기억이 있다.

비진술기억
신체가 기억하는 것으로, 자전거를 타는 것 등이 있다. 절차기억이라고도 한다. 레몬을 보면 저절로 타액이 나온다는 조건화(고전적 조건화)도 포함된다.

키워드

한순간의 단기기억
대부분의 눈에 보이는 것들은 주의를 기울이지 않으면 한순간에 잊힌다. 이러한 기억을 감각기억이라고 한다.

메모

단기기억의 시간
짧은 시간에 잊는 것이 단기기억인데, 그 시간적 길이에 대해서는 30초 정도, 몇 분 정도, 몇 시간 정도 등 다양한 의견이 있다.

기억의 내용에 의한 분류

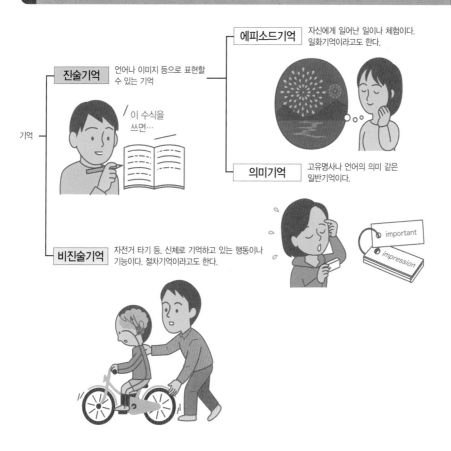

에피소드기억 자신에게 일어난 일이나 체험이다. 일화기억이라고도 한다.

진술기억 언어나 이미지 등으로 표현할 수 있는 기억

이 수식을 쓰면…

의미기억 고유명사나 언어의 의미 같은 일반기억이다.

기억

비진술기억 자전거 타기 등, 신체로 기억하고 있는 행동이나 기능이다. 절차기억이라고도 한다.

important

impression

기억의 시간적 분류

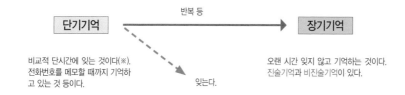

반복 등

단기기억 → **장기기억**

잊는다.

비교적 단시간에 잊는 것이다(※). 전화번호를 메모할 때까지 기억하고 있는 것 등이다.

오랜 시간 잊지 않고 기억하는 것이다. 진술기억과 비진술기억이 있다.

(※) 슬쩍 보기만 했을 뿐 주의를 기울이지 않아서 곧 잊는 것은 감각기억이라고 한다.

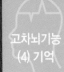
단기기억과 워킹메모리
short-term memory and working memory

POINT
- 몇 초에서 몇 분 정도에 잊는 기억을 단기기억이라고 한다.
- 뇌에 들어온 다양한 정보는 해마에서 선별되고 있다.
- 작업기억은 필요한 정보를 꺼내 두는 작업대이다.

단기기억은 해마에서 처리된다

오가는 사람으로 혼잡한 거리를 걷고 있을 때 지나가는 사람의 얼굴이나 패션을 보기도 하고 대화하는 소리를 언뜻 듣거나 향수의 향기를 느껴도 그 대부분은 금세 잊는다. 이러한 기억은 **감각기억(감각성 기억)**이라고 부른다.

이에 비해 들은 전화번호를 메모할 때까지는 기억하고 있는 것을 **단기기억**이라고 부른다. 단기기억은 그대로 두면 몇 초에서 몇 분 안에 잊히지만, 반복해서 같은 번호로 전화를 걸거나 말놀이 게임을 하며 외우려고 노력하면 장기기억이 된다.

기억의 열쇠를 쥐고 있는 것은 대뇌변연계의 해마라고 알려져 있다. 시각과 청각 등에서 들어온 정보가 **대뇌겉질(대뇌피질)**을 경유해 해마로 보내지고 거기서 불필요해서 소거할 것인지 아니면 중요한 것으로 **장기기억할 것**인지를 정하는 것이다.

머릿속의 작업대, 워킹메모리

우리는 리포트를 작성할 때 책상에 컴퓨터와 수업노트, 전문서 등을 꺼내서 작업하듯 우리의 뇌에도 이러한 작업대가 있다. 그것은 바로 **워킹메모리(작업기억)**이다. 워킹메모리의 중추는 **이마연합영역(전두연합영역)**이다. 그리고 해마를 포함한 **대뇌변연계**와 장기기억을 보관하고 있는 **대뇌겉질** 등과 연락을 하며 필요한 정보를 모아 책상에 펼쳐놓고선 생각하고 판단한다.

하지만 워킹메모리의 용량에는 한계가 있다. 성인의 경우 7±2개를 30초 외우는 정도의 용량이라고 한다.

 시험에 나오는 어구

단기기억
몇 초에서 몇 분 정도 외우고 있는 것이다. 몇 시간이나 된다는 말도 있다. 해마가 관계하고 있다.

워킹메모리
어떤 것을 생각하거나 판단할 때 필요한 정보를 여기저기에서 꺼내와 올려 두는 작업대이다. 작업이 끝나면 필요 없는 것은 사라지고 작업한 결과가 중요하면 기억한다.

 키워드

해마
대뇌변연계에 속한다. 대뇌의 안쪽에서 조금 아래 부위에 위치한다. 바로 옆에 정보의 중추인 편도체와 후각을 담당하는 후각망울(후구)이 있다.

 메모

해마란 이름의 유래
바다의 신 포세이돈이 타는 가상의 동물이 해마인데 뇌의 해마가 이 동물의 꼬리와 닮았다는 것에서 붙었다고 한다. 그리고 바다의 해마와 닮았기 때문이라는 이야기도 있다.

기억과 해마의 활동

해마는 시각과 청각 등에서 들어온 정보를 받고선 중요해서 기억할 것인가 아니면 단기기억인 채 뒀다가 소거할 것인가를 결정한다.

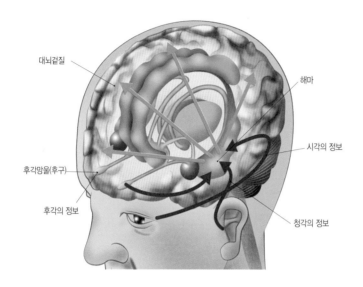

워킹메모리란

워킹메모리는 어떤 것을 생각하거나 판단할 때, 해마와 대뇌겉질 등과 연락하며 필요한 정보를 꺼내 펼쳐 두는 작업대이다.

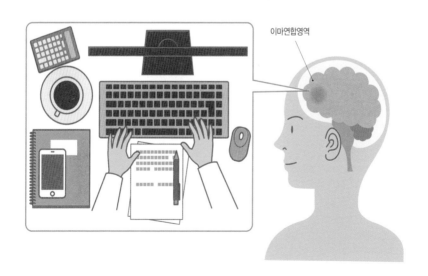

장기기억으로 정착하는 방식

- 반복하거나 과거의 기억과 연결 지으면 쉽게 장기기억이 된다.
- 강한 감정을 동반하면 쉽게 장기기억이 된다.
- 시냅스에 변화가 일어나 기억이 고정된다.

강한 감정과 결합한 기억은 잊지 않는다

단기기억이 어떻게 장기기억으로 고정되는지 그 방식은 아직 해명되어 있지 않다. 하지만 ① 몇 번이고 반복한다. ② 이미 고정된 장기기억과 결합한다. ③ 강한 감정을 동반한다처럼 하면 쉽게 장기기억이 된다고 알려져 있다. 영어단어를 몇 번씩 적으며 외우거나 필수 아미노산을 말놀이로 바꿔서 외우는 방법이 예시가 될 수 있겠다.

무서운 사건과 맞닥뜨리면 편도체에서 강한 공포감이 일어나 '무섭다'고 느낀다. 이때 **편도체**는 **해마** 등에서의 기억 활동을 강화한다. 강한 감정을 동반한 체험을 잘 기억하는 까닭은 이 때문이다.

시냅스가 변화해서 장기기억이 고정된다

정보는 **전기적 신호**가 되어 뉴런의 회로를 타고 이동한다. 정보의 입력이 반복되면 회로를 구성하는 뉴런 사이에 시냅스 변화가 일어나고 나아가 그 상태가 유지되면 정보가 **장기기억**으로 고정된다. 이처럼 시냅스에 변화가 일어나고 그 상태가 유지되는 성질을 **시냅스의 가소성**이라고 한다.

시냅스에서는 신경전달물질의 증가, 신호를 받는 수용체의 감수성 향상 등이 일어나 신호 전달 효율이 좋아지는데 이러한 변화를 **장기증강**(LTP)이라고 한다. 나아가 정보가 반복적으로 입력되면 새로운 시냅스가 형성되기도 하고 시냅스의 구조 자체에 변화가 일어나기도 해서 보다 강력하고 고정된 기억이 된다.

시험에 나오는 어구

장기기억
오랫동안 잊지 않는 기억이다. 진술기억과 비진술기억으로 나뉜다. 단, 외운 것도 시간이 지나면 잊는 경우가 있다.

장기증강
Long-term potentiation의 첫 글자를 따서 LTP라고 표기한다. 자극이 반복되면 시냅스에서의 전달 효율이 높아져 그 상태가 지속되는 것이다.

키워드

가소성
형태가 있는 것에 힘을 주면 변형하고 힘을 거두면 원래의 형태가 유지되는 것이다. 소성이라고도 한다.

메모

강한 감정과 기억
동물에게 공포 같은 엄청난 감정을 일으킨 사건은 장래를 위해 확실히 기억해 둘 필요가 있었을 것이다. 그러므로 강력한 감정이 장기기억이 되어 오래 고정되도록 촉진하는 어떤 프로세스가 발달해 온 게 아닐까 추측할 수 있다.

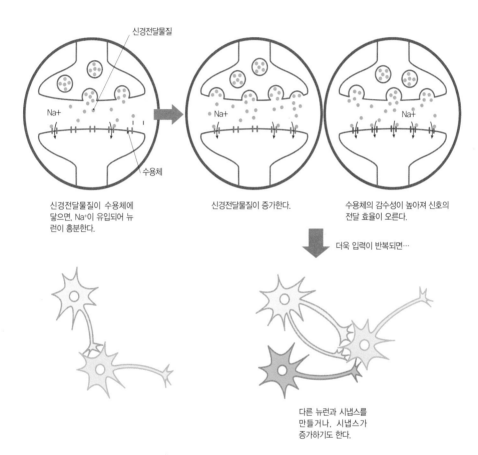

보통의 시냅스

정보가 반복해서 입력되는 경우

신경전달물질

Na+

수용체

신경전달물질이 수용체에 닿으면, Na+이 유입되어 뉴런이 흥분한다.

신경전달물질이 증가한다.

수용체의 감수성이 높아져 신호의 전달 효율이 오른다.

더욱 입력이 반복되면…

다른 뉴런과 시냅스를 만들거나, 시냅스가 증가하기도 한다.

11장

고차뇌기능 (4) 기억

의미기억 · 에피소드기억과 장기기억

기억에는 진술기억과 비진술기억이 있고, 진술기억에는 의미기억과 에피소드기억이 있다(P.210 참조). 의미기억과 에피소드기억 중 에피소드기억이 장기기억화되기 쉽다고 한다. '체험'에는 장소와 등장인물, 본 것과 들은 것 등 많은 정보와 당시의 감정이 담겨 있기 때문이다. 따라서 통째로 암기해야 하는 것은 에피소드기억으로 변환하면 쉽게 외울 수 있다. 친구들과 서로 퀴즈를 내본다거나 단순한 단어만 있는 정보에 기발한 스토리를 붙이는 등 재미있게 즐기면서 외우는 것도 좋을 것이다.

기억을 꺼내는 방식

- 대뇌겉질에 보존된 기억의 회로를 재생하면 기억이 난다.
- 해마가 실마리를 써서 기억 회로를 찾아낸다.
- 해마는 나중에 찾기 쉽도록 정리를 해서 기억하고 있다.

기억의 상기에도 해마가 활동한다

대뇌겉질(대뇌피질)은 장기기억을 보존하고 있다. 따라서 해마가 손상되면 새로운 것을 외우는 게 어려워지지만 대뇌겉질에 손상이 없으면 언어와 일상생활의 다양한 동작, 어린 시절 추억 등은 사라지지 않고 기억한다.

대뇌겉질에 담겨 있는 장기기억을 꺼내는 것을 상기라고 한다. 상기가 어떻게 일어나는지 그 방식은 아직 해명되어 있지 않으나 여기에도 해마가 중요한 역할을 맡고 있다고 여겨진다.

해마가 기억의 회로를 재생한다

어떤 것을 기억해내려 할 때, 맨 처음에는 실마리가 있어야 한다. 오랜만에 만난 사람의 이름을 기억하려고 할 때는 그 사람의 얼굴과 패션의 특징 등이 실마리가 된다. 해마는 그 실마리를 바탕으로 해당 정보를 기억하고 있는 뉴런의 회로를 찾아내 재생하면 기억이 되살아나는 것이다.

해마는 정보를 덩어리째 그대로 대뇌겉질에 보존하고 있는 건 아니다. 나중에 상기할 때 필요한 기억 회로를 찾기 쉽도록 정보의 내용을 항목별로 정리해서 계층화하거나, 연관되는 지식과 결합하거나, 중요한 곳곳에 표지를 세워두는 등 갖가지 스킬을 사용하고 있다.

때로는 어떤 감정이나 냄새가 기억을 상기시킬 때도 있다. 감정을 담당하는 편도체와 후각을 담당하는 후각망울(후구)과 해마와 같은 대뇌변연계의 일부이기 때문이다.

상기
장기기억으로 보존되어 있던 것을 꺼내 기억하는 것을 말한다. 기억할 때에 구축된 뉴런의 회로를 재생하면 기억이 난다.

편도체
정동의 중추인 해마 옆에 있다. 시각과 청각 등의 정보를 입력받고 그것이 위험한지, 유쾌한지, 불쾌한지 등을 판정한다.

해마의 뉴런은 증가한다?
예전에는 일단 태어나면 다시는 뉴런이 증가하지 않는다고 보았지만, 적어도 동물에게는 해마의 뉴런이 늘어난다는 사실이 확인되었다.

기억이 나는 방식

기억의 회로가 재생되면 기억이 상기된다고 한다.

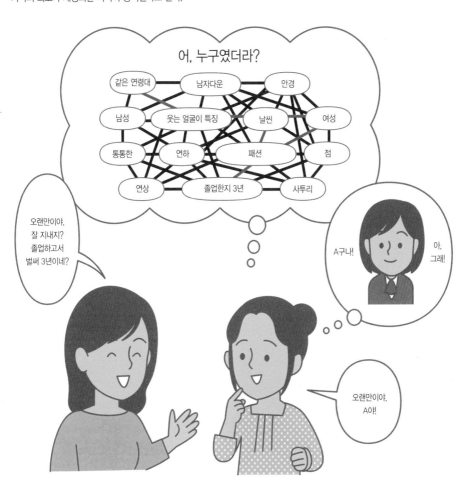

11 장 고차뇌기능 (4) 기억

Athletics Column

기억력을 높이고 싶으면 유산소운동을 하자

워킹이나 조깅 같은 운동을 실시한 결과, 해마에서의 새로운 세포 생성이 촉진되거나 해마가 커졌다는 연구결과가 있다. 또 운동을 하면 뇌 안의 신경전달물질인 노르아드레날린 분비가 늘어나 집중력과 동기, 기억의 기능을 높인다고 알려져 있다. '몇 분 동안 어떤 운동을 하면 학력 신장에 어떤 영향이 있을까?'는 명백히 밝혀지진 않았지만 적어도 책상에 앉아서 오로지 공부를 지속하는 것보다 휴식을 취하며 가볍게 운동을 한 쪽이 성과가 오르지 않을까 싶다.

기억력 향상의 방법

POINT

- 반복해서 외운 후 복습하면 보다 확실하게 기억할 수 있다.
- 그대로 기억하기보다 무언가에 관련지어서 기억하면 좋다.
- 잠을 충분히 자야 기억력이 향상된다.

반복하고 한 번 더 복습한다

무언가를 외울 때 어떻게 하면 효과적이고도 상기하기 쉽게 장기기억에 보존할 수 있을까?

지금까지 살펴봤듯이 **되풀이**하면 단기기억을 장기기억으로 바꿀 수 있다. 몇 번이나 종이에 적고, 소리로 내서 읽고, 동작을 연습하는 이런 **반복**이 필요하다. 단, 이렇게 해서 기억하고는 그 뒤 아무것도 안 하면 기억은 흐릿해진다. 여기서 중요한 것이 **복습**이다. 복습을 하면, 반복에 의해 늘어난 **시냅스의 수용체**가 사라지지 않고 유지되며 새롭게 스파인(spine)(가지돌기상에 있는 돌기)도 만들어져 **시냅스**가 늘어난다. 따라서 시험 직전에 외운 것을 며칠 후에는 거의 기억할 수 없는 이유는 복습을 하지 않았기 때문인 것이다.

알고 있는 것과 연결지어 기억한다

순서가 없는 것을 그대로 외우기보다 이미 알고 있는 것(**장기기억**)과 연결 짓거나 어떤 스토리로 꾸며 외우면 효율이 높아진다. 여러분 중에는 12쌍의 뇌신경을 하나씩 외우기보다 말놀이 방식으로 외우고 있는 사람이 많을 것이다. 같은 12개의 십이지신과 연결해 '쥐가 치즈의 냄새를 맡고(제I 뇌신경: 후각신경) 있는 곳을 소가 물끄러미 바라보고(제II 시각신경) 있다'처럼 스토리를 만들어서 외우는 것 말이다.

또 **수면**도 매우 중요(P.222 참조)하다. 여러분이 잠을 자는 동안 해마는 해당 정보를 기억해야 할 것인지 아닌지 정리하고 있는 것이다. 따라서 밤을 지새우기보다는 잠을 자는 편이 학습효과가 높다.

(P.222 참조)

시험에 나오는 어구

(시냅스의) 수용체
시냅스에서 신호를 받아들이는 뉴런의 막에 있다. 신호를 전하는 뉴런에서 방출된 정보 전달 물질이 수용체에 닿으면 받는 쪽 뉴런에 임펄스가 생긴다.

키워드

반복과 복습
반복이란 같은 것을 되풀이하는 것이다. 복습은 시간을 두고 다시 한 번 공부한다거나 반복하는 것이다.

메모

뇌신경 말놀이
Oh, Once One Takes The Anatomy Final
Very Good Vacations Are Heavenly.
뇌신경을 외우기 위한 여러 가지 말놀이가 있다.

반복과 복습

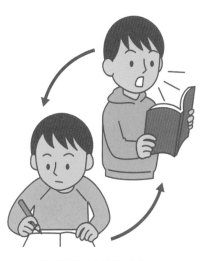

반복해서 적거나 소리 내어 읽으면
기억할 수 있다.

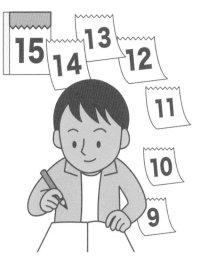

나중에 복습하면 쉽게 장기기억이
된다.

이미 알고 있는 지식과 결합해서 외운다

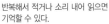

1592
일 오 구 이 쓸 때가 아니다.
임진왜란

말놀이 혹은 스토리로 만들면 외우기
쉽다.

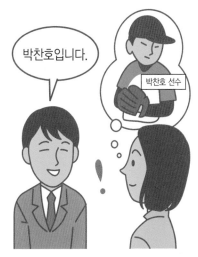

박찬호입니다.

박찬호 선수

이미 갖고 있는 기억과 결합해 두면
금세 외울 수 있다.

잊었다는 것

POINT

● 뉴런의 사멸과 시냅스의 변화가 일으킬 가능성이 있다.
● '잊었다'는 '기억나지 않는다'일 가능성이 있다.
● 심적 외상후 스트레스 장애로 괴로운 기억을 잊기도 한다.

왜 잊는 걸까, 뇌에서 무슨 일이 일어나고 있는가

일단 장기기억으로 당연히 고정된 기억인데도 상기되지 않는 경우가 있다. 그 이유는 한계가 있는 뇌의 기억 용량을 잘 활용하기 위해 필요 없는 정보를 소거하기 때문이라고들 하는데, 진실은 아직 밝혀지지 않았다.

'잊었다'할 때, 뇌에서는 무슨 일이 일어날까? 어쩌면 기억이 적혀 있던 뉴런이 망가졌는지도 모른다. 예를 들어 치매가 되면 많은 뉴런이 망가져서 뇌가 위축해 기억장애가 일어난다. 또 시냅스에서 신경전달물질의 자극을 받는 수용체에 변화가 일어나서 기억을 잃게 된다고도 하며 관련 연구는 지금도 진행되고 있다.

하지만 '잊었다'하더라도 사실은 기억 데이터에는 남아 있으나, 기억의 회로와 표시를 찾을 수 없어서 기억나지 않는 것일지도 모른다. 실제로 완전히 잊고 있다가 어떤 계기로 인해 과거의 일을 기억하는 일도 있지 않은가 말이다.

괴로운 기억을 잊는 마음의 활동

재해나 전쟁, 학대 피해 등 너무나 괴로운 경험을 했기 때문에 지금까지도 심신에 엄청난 고통이 가해지는 상태를 **외상후 스트레스 장애**(PTSD)라고 한다. PTSD에서는 그 괴로운 경험의 일부 혹은 전부를 '잊는' 경우가 있다고 한다. 자신을 지키기 위해서 그 경험을 기억하는 것이나 그것에 관련하는 것을 의식적 혹은 무의식적으로 피하는 것이다. 그렇다고 마음이 가벼워지는 게 아니라 감정이 마비된 것처럼 되거나 세상에 무관심하게 된다고 한다.

 시험에 나오는 어구

잊다
망각이다. 닮은 용어로 건망이 있는데, 건망은 질환의 증후나 병의 상태를 가리키는 경우에 쓰인다. 예 역행성건망 등

 키워드

치매
여러 가지 원인으로 뇌의 세포가 소멸하거나 활동이 나빠져서 다양한 장애가 발생하고 생활하는 데 지장이 생기는 상태이다(대개 6개월 이상 계속). 〈치매의 의료와 생활의 질을 높이는 긴급 프로젝트 보고서〉(후생노동성)

**외상후 스트레스 장애
(PTSD)**
너무나 괴로운 경험(큰 재해, 사고, 범죄나 학대 피해, 전쟁 테러 등)에 의해 정신적으로 강한 충격을 받아서 정신적 불안정, 관련된 것들을 회피하는 경향, 플래시백 등의 증상이 생기는 상태이다.

 메모

뇌의 기억 용량
뇌의 기억 용량에 대해서는 다양한 전문가의 의견이 있는데 대개 테라바이트(TB)의 정도가 아닐까 하는 의견이 대부분이다. 그러나 아직 정확히 밝혀지지 않았다.

뇌가 위축하면 기억장애가 일어난다

치매가 되면 뉴런이 소멸되므로 대뇌겉질이 위축하고 기억을 잃을 수 있다.

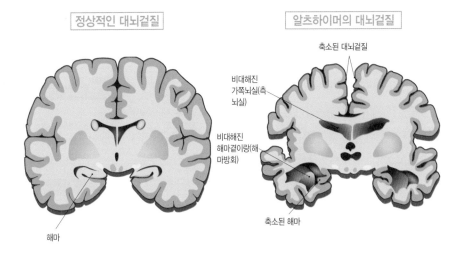

정상적인 대뇌겉질

알츠하이머의 대뇌겉질

축소된 대뇌겉질

비대해진
가쪽뇌실(측
뇌실)

비대해진
해마겉이랑(해
마방회)

축소된 해마

해마

외상후 스트레스 장애(PTSD)

PTSD에서는 괴로운 경험의 일부 혹은 전부를 잊어버리는 일이 있다. 예를 들면 사고로 큰 부상을 입은 환자가 회복 후에 사고를 기억하지 못하는 것 등이다.

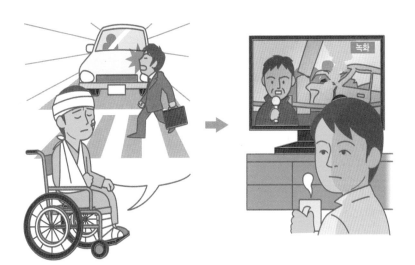

녹화

수면과 꿈 그리고 기억과의 관계

POINT
- 수면은 기억의 고정과 향상을 위해 필요하다.
- 꿈에는 기억의 정리와 재구축을 위한 활동이 있다고 여겨진다.
- 논렘수면이 진술기억을 향상시킬 가능성이 있다고 한다.

렘수면과 꿈이 기억을 정리한다?

어떤 것을 기억시키고서 수면의 전후 변화를 알아보기 위해 테스트를 하면, 수면 후가 훨씬 좋은 결과였다는 연구가 있다. 이렇듯 수면은 기억을 정리하고 고정하기 위해 빠뜨릴 수 없는 것이다. 수면에는 **급속안구운동** (Rapid Eye Movement)이 보이는 얕은 수면인 렘수면과 급속안구운동이 보이지 않는 깊은 수면인 **논렘수면**이 있다(P.148 참조). 기억은 렘수면과 논렘수면에서 각각 다른 활동을 한다고 알려졌다.

꿈은 주로 **렘수면**일 때 꾼다. 대부분의 꿈은 등장인물과 장면, 시간축 등이 뒤죽박죽이고 스토리도 황당무계하다. 이것은 렘수면일 때 이성과 논리를 담당하는 **이마연합영역**(전두연합영역)이 억제되어 있기 때문이다. 한편 해마 등 **대뇌변연계**는 렘수면에서도 활동하기 때문에 최근에 있었던 일이나 과거의 기억을 재구축하고 있으며 그중 필요한 기억과 그렇지 않은 것을 정리하고 있다.

또한 렘수면 중에는 특히 절차기억이 향상할 가능성이 있다고 한다.

논렘수면에서 진술기억이 향상한다?

논렘수면 중 보다 깊은 잠인 3단계와 4단계를 **서파수면**이라고 한다. 단어를 외우게 하고 서파수면만 한 그룹과 아예 수면을 취하지 않은 그룹을 테스트한 결과, 서파수면을 취한 그룹의 성적이 향상했다고 한다. 이것은 서파수면이 **진술기억**(에피소드기억과 의미기억)의 고정에 관계할 가능성을 시사하는 결과이다.

시험에 나오는 어구

꿈
수면 중에 꾸는 것으로 주로 렘수면일 때 꾼다고 한다.

키워드

진술기억(P.210 참조)
글로 적거나 말할 수 있는 기억이다. 과거의 일을 진술하는 에피소드기억과 단어의 의미를 진술하는 의미기억이 있다.

절차기억
자전거 타는 법 등 신체로 배운 기억이다.

메모

꿈은 누구나 꾼다
꿈을 안 꾼다는 사람이 있는데 이것은 그저 기억하지 못할 뿐이며 누구나 꿈을 꾼다는 게 통설이다. 렘수면은 수면 중에 몇 번이나 나타나는데 깨어났을 때 기억하는 꿈은 맨 마지막 렘수면일 때에 꾼 것이라고 한다.

수면과 기억수면은 기억의 정리와 고정에 빠뜨릴 수 없는 것이다.

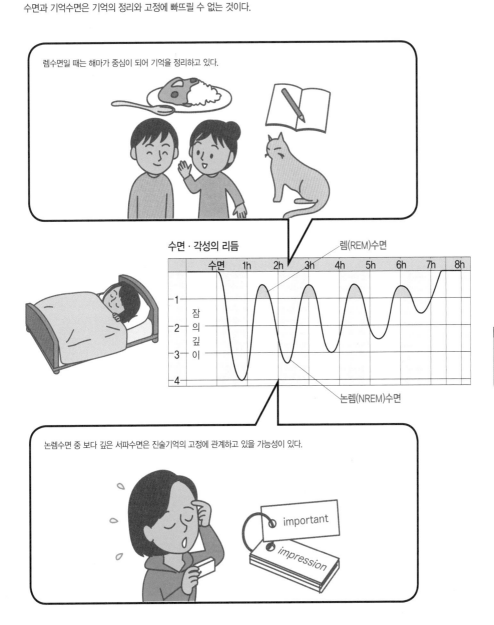

렘수면일 때는 해마가 중심이 되어 기억을 정리하고 있다.

수면 · 각성의 리듬

렘(REM)수면

| 수면 | 1h | 2h | 3h | 4h | 5h | 6h | 7h | 8h |

잠의 깊이

1
2
3
4

논렘(NREM)수면

논렘수면 중 보다 깊은 서파수면은 진술기억의 고정에 관계하고 있을 가능성이 있다.

important

impression

11 장

고차뇌기능 (4) 기억

뇌의 활동을 활성화하는 것

POINT
- 익숙하지 않은 일을 하면 새로운 신경회로가 만들어진다.
- 창조성이 필요한 예술이나 요리 등은 뇌를 활성화한다.
- 적당한 운동은 뇌혈류를 증가시켜 뇌의 활동을 향상시킨다.

익숙하지 않은 것은 뇌를 자극한다

뇌의 활동을 활성화하려면 뇌를 자극해야 한다. 자극이란, 예를 들어 새로운 체험과 학습이다. 매일 반복하는 생활습관처럼 **절차기억**으로 이미 고정되어 있는 동작이나 그저 바라보기만 하는 텔레비전은 자극이 되지 않는다.

오른손잡이인 사람은 왼손으로 글자를 쓰거나 젓가락을 잡아 보도록 하자. 언제나 다니는 길을 피해서 다른 길로 간다거나 가 본적 없는 길을 걷고, 항상 읽던 장르가 아닌 다른 장르의 책을 읽어 보자. 학생 시절 잘 하지 못했던 과학 공부에 다시 도전하는 등 지금까지와는 다른 것을 해서 뇌에 새로운 회로를 만들자.

그림그리기나 조각하기, 시 쓰기, 옷 만들기, 수공예, 요리 등은 높은 창조성이 필요한 것으로, 해마에서 이마연합영역(전두연합영역)까지 넓은 범위의 뇌를 자극한다. 더욱이 손끝을 사용하면 **운동영역**도 자극된다. 중요한 것은 매뉴얼대로가 아니라 나만의 자유로운 발상으로 즐기는 것이다. 예를 들면 냉장고 안에 있는 재료들을 이렇게 저렇게 활용해 요리책에는 없는 나만의 요리를 만들 때 뇌는 무척이나 활발하게 활동을 한다.

적당한 운동과 저작

워킹 같은 가벼운 운동을 하면 전신의 혈류가 활발해지고 운동 후에 뇌**혈류량**도 증가한다. 스트레스를 해소하고 **자율신경**을 **부교감신경**으로 전환해 집중력을 향상시킨다. 또 운동이 뉴런의 **성장인자**를 증가시킨다는 연구도 있다. 껌 등을 씹는 저작은 뇌를 활성화해 집중력을 높이는 효과가 있다. 조심할 것은 씹는 동작을 하는 게 아니라 실제로 어떤 것을 씹어야 효과가 있음을 기억하자.

 시험에 나오는 어구

절차기억 (P.210 참조)
비진술기억이다. 자전거를 타는 등 신체로 배운 기억을 말한다.

이마연합영역
이마엽(전두엽)의 운동영역 이외의 부분이다. 사고, 판단, 창조성, 인격 등 가장 인간다운 부분을 담당한다.

 키워드

요리
요리는 메뉴를 정하고 재료를 사고 조리를 하는 절차 계획, 몇 가지의 요리 도구를 쓰는 조리, 미각과 후각, 맛에 집중해 먹는 즐거움을 만끽하는 등 이마연합영역(전두연합영역)과 감각영역, 운동영역을 넓게 자극하는 일이다.

 메모

뇌를 활성화하는 향기
레몬과 로즈마리 같은 향기에는 뇌를 활성화하는 효과가 있다고 한다. 이 향기를 치매의 증상 악화 방지에 활용하려는 연구가 있다.

적당한 운동과 창조성이 필요한 활동, 익숙하지 않은 것에 대한 도전 등은 뇌 기능의 활성화와 새로운 신경회로의 구축에 도움이 된다.

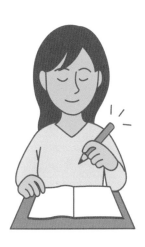

오른손잡이가 왼손으로 글씨를 쓴다.

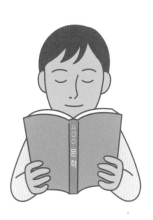

전문분야 외의 책을 읽는다.

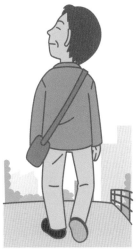

모르는 길을 걷는다.

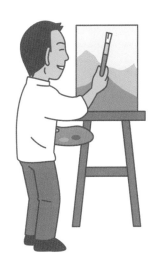

그림을 그린다.

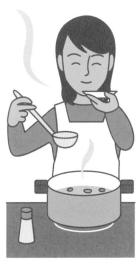

요리를 한다.

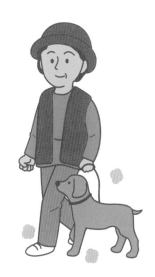

적당한 운동을 한다.

11 장

고치보기능 (4) 기억

운동을 해서 치매를 막자

치매는 '생후 일단 정상적으로 발달한 여러 정신 기능이 만성적으로 감퇴 · 소실하는 것으로 일상생활 · 사회생활을 영위하지 못하는 상태'라고 정의되어 있다. 일본에서는 치매의 약 60%가 알츠하이머병, 약 20%가 뇌혈관성 치매라 하며 이밖에 레비소체 치매, 전측두형 퇴행 등이 있다.

치매의 증상은 순서대로 활동을 할 수 없고 사물을 정확하게 판단하지 못하며 우울과 불안, 건망, 수면장애, 배회, 환각 등 다양하다. 이 중 많이 나타나는 증상이 기억장애이다.

알츠하이머병은 초기의 단계에서 새로운 기억을 처리하는 해마의 위축이 시작되기 때문에 방금 있던 일을 기억할 수 없게 된다. 방금 식사를 했는데도 '안 먹었다'고 호소하는 건 이 때문이다. 그러나 옛날에 했던 일에 대한 이야기나 자신의 자녀가 어렸을 때 있던 일 등 옛날 기억은 비교적 좋다.

뇌혈관성 치매는 뇌의 동맥경화가 진행되어 혈류가 나빠진 부위의 뉴런이 망가져서 발생한다. 그 때문에 망가진 뉴런에 수록되어 있던 기억만 잃어버리고 다른 기억이나 인지기능에는 문제가 없는 '얼룩 치매'가 될 가능성이 있다.

치매가 되기 이전 단계를 경도 인지장애(Mild Cognitive Impairment: MCI)라고 한다. MCI는 물건을 왜 이렇게 자꾸만 잊어버리나 하는 스스로의 자각이 있고 말을 시작하기 힘들며 계획적으로 가사 일을 할 수 없는 등 가벼운 인지장애가 있는 상태로 이것을 방치하면 4년 후에는 절반 정도의 사람이 치매에 걸린다고 한다. 하지만 이 단계에서 적절하게 대처하면 치매가 되는 것을 막아 인지기능을 개선시킬 수 있다. 특히 운동은 매우 중요하다. 다양한 연구에 의하면, 평소 적절한 운동을 하는 사람은 치매에 걸릴 위험이 낮다고 밝혀졌다.

12장

뇌의 일생

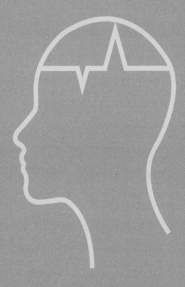

뇌의 발달

POINT

- 외배엽 유래의 중추신경계는 태아기에 신경관에서 형성된다.
- 수정 후 20주 경에는 중추신경계의 기본 구조가 만들어진다.
- 생후 뇌가 커지고 무거워지는 것은 시냅스 등이 증가하기 때문이다.

출생 전에 뇌의 기본 구조는 완성되어 있다

중추신경계는 외배엽 유래로, 태아 18일 경에 형성이 시작된 신경관에서 만들어진다. 뉴런의 생성과 뇌 각 부분의 형성, 신경섬유의 말이집화와 뉴런의 네트워크 구축 등이 급속하게 진행되고 수정 후 20주 경에는 중추신경계의 기본 구조가 거의 완성된다고 한다.

시냅스가 증가해서 중량이 늘어난다

출생 때의 뇌는 400g 정도이다가 생후 1년에 2배인 800g 정도 된다. 성장과 함께 뇌가 커지고 무거워지는 것은 뉴런이 증가하기 때문이 아니다. 뉴런의 시냅스가 늘어나고 신경섬유의 말이집화가 진행되며 나아가 뉴런을 지지하는 글리아세포가 늘어나기 때문이다. 아기는 전신의 감각기에서 다양한 자극을 받고 주변의 일에 반응해 경험을 쌓는다. 그러는 동안 뇌 안에서는 뉴런이 점차 새로운 축삭과 가지돌기를 뻗고, 많은 뉴런과 시냅스를 형성하면서 새로운 신경회로를 빠른 속도로 구축하는 것이다.

생후 2세까지는 어떤 자극을 받을 때마다 많은 시냅스를 형성한다고 한다. 그래서 경험을 쌓는 동안에 쓸모없어진 회로와 축삭이 삭제되어 신호가 부드럽게 흐르는 회로만 남게 된다. 2세 전후의 아이가 뛰어다니는 동작을 보면 넘어질까 위태로우면서 산만하기도 하고 불필요한 동작이 많이 보이다가 4~5세가 되면 제법 제대로 달릴 수 있게 되는 것은 이 때문이다.

시험에 나오는 어구

뇌의 중량
뇌의 무게는 출생 때 약 400g, 생후 1년에 약 800g, 4~5세에 1,000g 정도 된다. 성인의 뇌는 1,200~1,400g 이다. 뇌의 무게와 지능은 반드시 비례하지 않는다.

키워드

뉴런의 수
인간의 대뇌에는 140억 개의 뉴런이 있다고 하며 출생 시에 그 수가 마련되어 있다. 그런데 지금까지는 태어난 이후 뉴런이 늘어나는 일은 없다고 여겨졌지만 해마의 뉴런은 늘어날 가능성이 시사되고 있다.

메모

수정 후 ○주
수정 후의 주 수는 만으로 센다. 첫날(1일째)은 0일이며 7일째까지를 0주로 센다. '○주째'가 아닌 것이다.

태아기의 신경계 형성

중추신경계는 태아기의 극초기부터 형성이 시작되고 20주 경에는 기본 구조가 거의 완성된다.

신경관의 형성(태아기 18일 경)

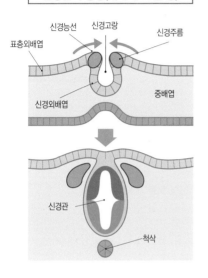

신경능선　신경고랑　신경주름
표층외배엽
신경외배엽　중배엽
신경관
척삭

신경계의 형성

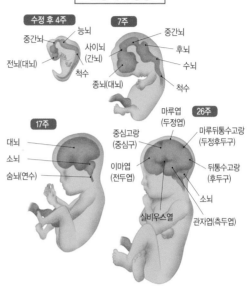

수정 후 4주
중간뇌
전뇌(대뇌)
능뇌
사이뇌(간뇌)
척수

7주
중간뇌
후뇌
수뇌
척수
종뇌(대뇌)

17주
대뇌
소뇌
숨뇌(연수)

26주
마루엽(두정엽)
중심고랑(중심구)
이마엽(전두엽)
마루뒤통수고랑(두정후두구)
뒤통수고랑(후두구)
소뇌
실비우스열
관자엽(측두엽)

출생 후 뉴런 네트워크의 발달

출생 후는 뉴런이 점차 새로운 축삭과 가지돌기를 뻗고 다른 뉴런과 시냅스를 형성해 새로운 신경회로를 구축해 간다.

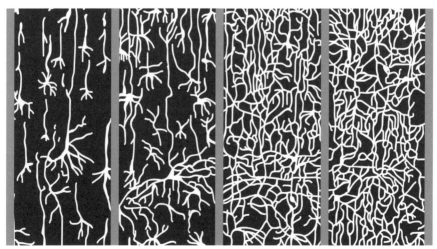

출생 시　　　생후 3개월　　　생후 15개월　　　생후 2년

뇌의 노화

 POINT

- ●중년 이후, 뉴런은 점점 사멸한다.
- ●고령이 되어도 새로운 신경회로는 구축된다.
- ●뇌혈관질환 같은 생활습관병은 뇌의 노화를 가속한다.

뉴런이 줄어들어도 걱정 없다

뇌의 뉴런은 20세를 넘기면 확실히 사멸되기 시작한다고 한다. 최근 뉴런이 재생할 가능성이 시사되고 있지만 적어도 간세포처럼 왕성한 재생 능력이 아니므로 소멸되는 수만큼 뉴런이 늘어나지는 않는다고 생각하는 게 타당하다.

어쨌든 뇌의 기능은 뉴런의 개수로 결정되는 게 아니고 **신경 회로**의 개수와 질로 결정되는 것이므로 희망을 가질 일이다. 뇌가 손상될 질병에 걸리지 않는 한, 고령이 되어도 다양한 자극에 의해 새로운 시냅스와 신경회로가 형성되어 지적능력이 향상될 수 있다는 사실이 알려져 있다. 게다가 나이와 함께 경험도 쌓여서 쓸모없는 신경회로가 배제되고 사고와 판단이 보다 정확해지는 경우도 빼놓을 수 없다. 실제로 100세이면서 두뇌가 명석한 고령자는 많기 때문이다.

단, 고령이 되면 새로운 정보를 단기기억을 통해 인식해 두는 것은 힘들어지는 것 같다.

뇌의 위축과 손상을 초래하는 요인

중장년 이후가 되면 뇌의 수축과 손상을 부르는 질병에 많이 걸린다. 뇌경색이나 뇌출혈 같은 **뇌혈관질환, 치매** 등이 대표적이다. 또 당뇨병과 고혈압증, 지질이상증, 통풍, 비만 같은 **생활습관병**은 뇌 질병의 위험 요인이고 과음과 흡연, 스트레스는 위험을 더욱 높인다. 뉴런을 잃는 현상이 필요 이상으로 가속되지 않도록 생활습관병을 예방하는 게 중요하겠다.

 시험에 나오는 어구

뉴런의 사멸
뉴런은 20세를 넘기면서 줄어들기 시작해 40대 이후에는 그 스피드가 빨라진다고 한다. 어느 정도의 스피드로 사멸하는지에 대해서는 여러 의견이 있다.

치매
알츠하이머병과 뇌혈관성 치매가 대부분을 차지한다. 알츠하이머병은 뇌에 이상한 단백질이 축적되어 뉴런이 사멸하는 질환이다. 원인은 잘 알려져 있지 않지만 당뇨병과의 관계가 주목되고 있다.

 키워드

생활습관병
생활습관이 문제가 되어 일어나는 질환의 총칭이다. 당뇨병, 고혈압증, 뇌경색·뇌출혈, 협심증, 심근경색, 통풍, 비만 등이 있다.

 메모

뇌의 위축
영상진단에서 뇌 사진을 찍었는데 뇌의 고랑(구)이 깊어졌다거나 이랑(회)이 좁아져 시든 것처럼 보일 경우, 뉴런과 글리아세포의 감소가 예측된다. 한편 영상에는 어느 정도 위축이 보여도 지적능력이 저하되지 않는 사람도 있다.

신경회로의 구축

고령이 되어 뉴런은 감소해도 새로운 신경 회로는 구축되어 지적능력은 향상될 수 있다.

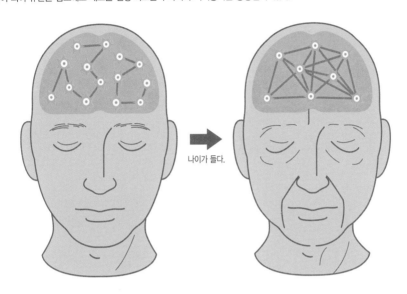

나이가 들다.

뇌의 위축과 손상을 일으키는 요인

뇌혈관 질환과 당뇨병 같은 질병, 비만, 스트레스 등의 생활습관은 뇌의 위축 위험 요인이다. 이것을 예방해야 뇌의 노화 가속도를 늦추는 데 도움이 된다.

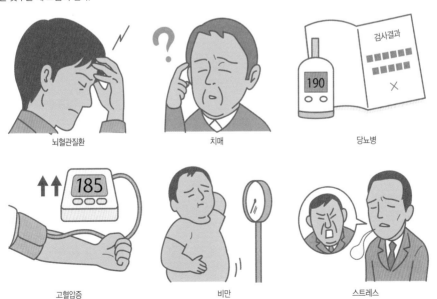

뇌혈관질환   치매   당뇨병

고혈압증   비만   스트레스

뇌사와 식물인간 상태 그리고 심장사

POINT

- 뇌사란 뇌 전체가 완전히 기능을 정지한 상태를 말한다.
- 현재는 뇌사도 사망으로 인정하고 있다.
- 식물인간 상태에서는 생명기능을 관장하는 뇌줄기가 기능을 하고 있다.

뇌사는 뇌 전체의 완전한 죽음이다

뇌의 기능이 완전히 정지해 버리면 인간은 자력으로 살 수 없다. 사고와 판단, 사람과의 대화뿐만 아니라 호흡과 심장 기능도 멈춰 버리기 때문이다. 이처럼 뇌의 기능이 완전하게 정지한 상태를 뇌사라고 한다. 뇌사 상태가 되면, 뇌의 기능이 원래대로 회복하지 못한다.

뇌사 상태에서도 인공호흡기 등을 쓰면 잠시 동안은 심박과 호흡을 유지할 수 있다. 하지만 자력으로 조절하는 기능을 잃었기 때문에 언젠가는 한계가 오거나 기계를 떼면 심장이 멈춘다.

예전에는 인간의 사망은 심장이 멈추는 심장사만 해당한다고 정의되어 있었다. 하지만 현재는 장기이식의 관점에서 뇌사도 인간의 죽음으로 인정하고 있다. 자신의 죽음에 대해 뇌사를 사망으로 할 것인가 아니면 심장사를 사망으로 할 것인가. 어떻게 결정하든 자유다.

식물인간 상태와 뇌사는 어떻게 다른가

의식이 거의 없고 대화와 식사는 불가능하지만 호흡과 심장은 움직이고 있는 상태를 천연성(遷延性)의식장애, 일명 식물인간 상태라고 한다. 식물인간 상태와 뇌사의 차이는 무엇일까?

식물인간 상태의 경우, 대뇌와 소뇌의 기능은 광범위하게 잃었지만 생명기능을 관장하는 뇌줄기(뇌간)가 살아 있어서 자력으로 호흡과 심장 박동이 가능하다. 또 대뇌와 소뇌의 기능이 일부 남아 있는 경우를 포함해 그 중증도도 다양하다. 진행되어 뇌사 상태가 된 케이스도 있지만 의식이 회복한 케이스도 다수 보고되고 있다.

시험에 나오는 어구

뇌사
뇌 전체의 기능이 완전히 정지한 상태이다. 뇌파는 평탄하게 된다. 뇌사가 되면 회복하는 일은 없다.

천연성 의식장애
지속적 의식장애라고도 불린다. 사람들이 흔히 말하는 식물인간 상태를 말한다. 뇌줄기의 기능이 유지되어 자발 호흡과 심장 박동이 있다. 뇌손상의 정도에 따라 중증도가 다양하다.

키워드

심장사
심장이 멈췄을 때를 사망으로 한다.

메모

장기기증 희망등록서
본인이 사망했을 때 장기기증에 협력할 것인지, 협력할 경우 뇌사를 사망으로 할 것인지, 심박 정지를 사망으로 할 것인지의 의사표시를 해 두는 카드이다. 어떤 의사표시를 할 것인지는 자유이며 장기기증에 협력하지 않겠다고 생각하는 사람도 일단 기록해 갖고 있으면 도움이 된다.

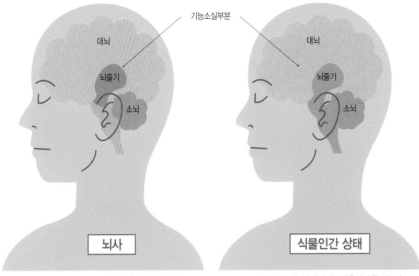

기능소실부분

대뇌
뇌줄기
소뇌

대뇌
뇌줄기
소뇌

뇌사

식물인간 상태

뇌 전체의 기능이 완전히 정지한 상태이다.
회복하는 일은 없다.

뇌줄기의 기능이 유지되어 호흡과 순환 기능이
유지되고 있다. 중증도가 다양하고 회복할 가
능성도 있다.

장기기증 희망등록서

장기기증에 관한 의사를 운전면허증, 건강보험증 등에 표시해 둘 수 있다. 기증형태는 뇌사시에 기증할 것인지, 생존시 기증할
것인지 등으로 표시하여 신청할 수 있다.

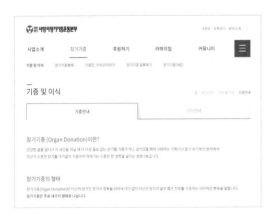

(출처) 사랑의장기기증운동본부(https://www.donor.or.kr)

한글 찾아보기

찾아보기

236

영어 찾아보기

T~V

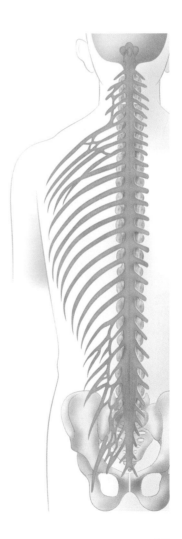

그림으로 이해하는 인체 이야기

뇌·신경 구조

2021. 9. 8. 초 판 1쇄 인쇄
2021. 9. 16. 초 판 1쇄 발행

감 수 | 이시우라 쇼이치
감 역 | 윤관현
옮긴이 | 윤경희
펴낸이 | 이종춘
펴낸곳 | [BM] ㈜도서출판 **성안당**

주소 | 04032 서울시 마포구 양화로 127 첨단빌딩 3층(출판기획 R&D 센터)
       10881 경기도 파주시 문발로 112 파주 출판 문화도시(제작 및 물류)
전화 | 02) 3142-0036
       031) 950-6300
팩스 | 031) 955-0510
등록 | 1973. 2. 1. 제406-2005-000046호
출판사 홈페이지 | www.cyber.co.kr
ISBN | 978-89-315-8966-5 (03510)
       978-89-315-8977-1 (세트)
정가 | 16,500원

이 책을 만든 사람들
책임 | 최옥현
진행 | 최동진
본문·표지 디자인 | 신묘순
홍보 | 김계향, 유미나, 서세원
국제부 | 이선민, 조혜란, 권수경
마케팅 | 구본철, 차정욱, 나진호, 이동후, 강호묵
마케팅 지원 | 장상범, 박지연
제작 | 김유석

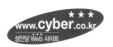

UNDO·KARADA ZUKAI: NO·SHINKEI NO SHIKUMI supervised by Shoichi Ishiura
Copyright ⓒ 2016 Shoichi Ishiura, Mynavi Publishing Corporation
All rights reserved.
Original Japanese edition published by Mynavi Publishing Corporation

This Korean edition is published by arrangement with Mynavi Publishing
Corporation, Tokyo in care of Tuttle-Mori Agency, Inc.,
Tokyo, through Imprima Korea Agency, Seoul.

Korean translation copyright ⓒ 2021 by Sung An Dang, Inc.

편집: 유한회사 view기획(카네마루 요코, 다케우치 히로유키) | 커버디자인: 이세 타로(ISEC DESIGN INC.)
본문디자인: DTP 주식회사 ARENSKI | 집필협력: 스즈키 야스코, 칸다 켄토
일러스트: BACKBONEWORKS, 이케다 토시오, 미야게 야스코

이 책의 한국어판 출판권은 Tuttle-Mori Agency, Inc., Tokyo와
Imprima Korea Agency를 통해 Mynavi Publishing Corporation와의
독점 계약으로 [BM] ㈜도서출판 **성안당**에 있습니다. 저작권법에 의해
한국 내에서 보호를 받는 저작물이므로 무단전재와 무단복제를 금합니다.